Le monde des médecins au XXe siècle

La publication de cet ouvrage
a été encouragée par le Fonds d'Aide à l'Edition
de la Communauté française.

ISBN 2-87027-642-7
D/1638/1996/29

Bénédicte Vergez

Le monde des médecins au XXᵉ siècle

Le Monde de

EDITIONS COMPLEXE

SOMMAIRE

PROLOGUE
UN SIÈCLE DE MÉDECINE

Au long de ce siècle, les structures médicales françaises ont beaucoup changé.

De nombreux facteurs objectifs ont transformé l'exercice médical. Le nombre de médecins a été multiplié par onze. Cette progression est sans mesure avec celle de l'ensemble de la population française et, pourtant, elle répond à des besoins de santé rendus peu à peu solvables par la protection sociale.

Jadis presque exclusivement masculin, le corps médical se féminise rapidement depuis quelques décennies. Le droit d'exercice a été retiré en 1934 aux médecins étrangers diplômés en France, mais ouvert en 1976 à tous les ressortissants de l'Union européenne.

La répartition des médecins sur le territoire national s'est modifiée, avec une lente concentration dans les villes moyennes. Mais de graves inégalités régionales persistent, dans les tendances mêmes qui sont les leurs depuis les débuts de la médicalisation.

D'autres données contribuent à modifier l'activité médicale : le progrès des techniques, qui concerne aussi bien la thérapeutique ou les examens médicaux, que les moyens de transport ou de communication ; l'évolution des structures démographiques françaises ; la modification des maladies dûe aux changements des conditions de vie, à l'hygiène, aux nouvelles thérapeutiques.

Peu de domaines de l'activité et de la connaissance humaines paraissent, en cent ans, avoir autant évolué que celui des sciences médicales. Le siècle, commencé sous les heureux auspices du Progrès, s'achève dans des avancées accélérées, mais bouleversantes qui avivent le questionnement bioéthique.

Les médecins au seuil du siècle

La Belle Époque, en effet, avait été aussi celle des médecins. En montrant l'universalité de la vie microbienne, Louis Pasteur avait ouvert la voie, dans les vingt-cinq dernières années du dix-neuvième siècle, à des avancées scientifiques qui bouleversaient la médecine et la chirurgie. Les grandes audaces chirurgicales semblaient autorisées par l'avènement de l'antisepsie, puis de l'asepsie (1883), par les gants de caoutchouc qui protégeaient les mains du chirurgien sans diminuer son habileté (1889). Les perfectionnements de l'anesthésie, par l'utilisation du curare ou du masque à éther, rendaient possibles des interventions plus longues. La radiographie, découverte en 1895 et enseignée à Paris dès 1897, permettait de préciser les indications opératoires. Entre 1900 et 1906, la découverte, majeure, des groupes sanguins ouvrit la voie aux transfusions sanguines.

La bactériologie triomphait. L'identification de nombreux germes permit de commencer à combattre efficacement des infections, des maladies contagieuses, voire de les prévenir par les vaccins et la sérothérapie : rage, typhoïde, peste, tétanos, diphtérie furent tour à tour combattus avec succès. En 1882, Koch isola le bacille responsable de la tuberculose. Le premier pneumothorax artificiel date de six ans plus tard. La cardiologie, la neurologie progressèrent elles aussi.

De nouvelles perspectives se dégageaient assurément. Très lentement commençait à se substituer à l'art de soigner chaque malade individuellement une science qui tendait aussi à préserver et même améliorer le bien-être physique et moral de la collectivité. Dans la société industrielle qui émergeait en France, la médecine prenait une orientation sociale. En témoigne par exemple la loi sur les accidents du travail qui date de 1898. Les campagnes d'hygiène publique, la lutte contre la mortalité infantile ou l'alcoolisme deviennent des thèmes récurrents. De ces nouvelles tendances les médecins étaient souvent les promoteurs comme ils se faisaient les artisans de réformes concrètes. Certes, ils étudiaient ou écrivaient, mais agissaient aussi. Dans de nombreuses communes, ils assumaient des rôles de conseils, voire des responsabilités édilitaires : on les voit se consacrer à l'amélioration du réseau d'eau, du tout-à-l'égout, à la création des dispensaires ou d'assistance médicale pour les plus démunis, au fonctionnement d'œuvres en faveur des nourrissons ou des filles-mères.

Le médecin était un notable dans les bourgs de province. Il était auréolé non seulement par la philanthropie qui s'associe à sa vocation mais encore par la foi dans le progrès de la science et de l'humanité dont il figurait le représentant le plus familier en même temps que le plus éminent. Le climat d'euphorie progressiste, en effet, toucha le grand public. Le monde et les arts rendaient hommage aux médecins. Pour les plus grands écrivains, la médecine était une source d'inspiration, le médecin de campagne comme le prince de la science étaient des figures littéraires éprouvées. Théâtre et romans suscitaient l'engouement du public. *« Pour le seul mois de mai 1903, on recense huit pièces en rapport avec l'univers médical »* montées à Paris[1]. Certains médecins hospitaliers parisiens avaient accédé au rang de célébrités internationales. Les leçons de Charcot (1825-1893) ou de Dieulafoy (1840-1911) étaient suivies par des médecins venus de l'Europe entière ainsi que par des profanes mondains. En 1931, Léon Daudet, ancien carabin entré en littérature et en politique, écrivait : *« On se représente difficilement aujourd'hui le prestige dont jouissaient la médecine et les médecins dans la société matérialiste d'il y a trente ans. Le "bon docteur" remplaçait le prêtre, disait-on, et la haute influence morale et sociale appartenait aux maîtres des corps, aux dispensateurs des traitements et régimes. Il semblait entendu que les savants étaient des hommes à part, échappant aux passions et aux tares habituelles, toujours désintéressées, souvent héroïques, quelquefois sublimes. Piliers de la République, bénéficiant de toutes les décorations et hautes faveurs du régime »*[2].

Tout, pourtant, n'est pas idéal. Les médecins déploraient couramment l'impuissance thérapeutique qui les laissait désemparés devant bien des pathologies. La morbidité et la mortalité post-opératoires demeuraient lourdes : l'infection n'avait pas disparu, l'anesthésie présentait des risques, les indications opératoires manquaient de rigueur.

Dans le même temps, les médecins s'efforcèrent de pallier les inconvénients de la note annuelle d'honoraires qui leur procurait un manque à gagner certain. Un jeune journal professionnel, dynamique et revendicatif, *Le Concours Médical*, né en 1879, lançait une campagne pour populariser les paiements à l'acte. En 1897, il établit des règles de fixation des honoraires en fonction de la fortune du client, du service rendu par le médecin, de sa réputation ou de sa valeur scientifique (sanctionnée par des titres hospitaliers ou universitaires), ainsi qu'en vertu d'une notion plus floue, *« les circonstances matérielles »*.

Ces mesures devaient contribuer à rétablir une situation financière que les médecins jugeaient compromise par l'encombrement de la profession, responsable d'une vive concurrence. L'instauration, par département, d'un tarif syndical minimum devait freiner les procédés de concurrence malhonnête contraires à la dignité médicale. Toutefois, l'application de ce tarif n'était pas obligatoire.

Autre élément de régulation de la profession, émanant cette fois des pouvoirs publics : la loi de 1892 sur l'exercice de la médecine. Elle renforçait la cohérence du monde médical en supprimant les officiers de santé (dont Charles Bovary est l'exemple, quoique littéraire, le plus célèbre). Désormais, pour exercer la médecine en France, il fallait être titulaire du doctorat d'Etat et avoir fait enregistrer son diplôme à la préfecture de son département d'exercice.

Les médecins étaient alors environ 16 000 en France métropolitaine, bien sûr très inégalement répartis sur l'ensemble du territoire. Ils étaient formés dans les facultés de médecine, selon un système privilégiant les connaissances en anatomie et l'apprentissage clinique « au chevet du malade ». La faculté de médecine de Paris formait à elle seule la moitié des étudiants qu'elle essaimait ensuite sur tout le pays, aux très rares exceptions des zones d'influence des facultés de Montpellier ou de Lyon. Ce rayonnement parisien se trouvait accentué par la prééminence incontestée de son élite hospitalo-universitaire, assise sur le socle d'un internat hautement sélectif, formateur, et passée au crible d'une pyramide de concours bien rodés.

Efficacité thérapeutique et socialisation des dépenses de santé

Entre les deux guerres, les débuts de la socialisation des dépenses de santé viennent annoncer, timidement, une autre ampleur de la médicalisation en France. C'est d'abord la loi assurant des soins aux victimes de guerre (1919) qui concernent plusieurs millions de Français. C'est ensuite la difficile naissance des assurances sociales (1928-1930) qui, en s'inspirant du modèle de l'Alsace-Lorraine recouvrée, instaurent, en faveur des salariés les plus modestes, un remboursement forfaitaire des consultations médicales et des soins. Le corps médical ne comprend pas ou peu la portée de ces mesures. Il les combat avec force, mais souvent dans la division, n'y voyant bien souvent que l'arrêt de mort de la pratique libérale que l'immense majorité associe indissolublement à l'exercice de la médecine.

Pendant ce temps, la chimie poursuit ses progrès. Les chefs de services hospitaliers s'adjoignent souvent un laboratoire, compensant quelque peu ainsi la stagnation de la médecine clinique. Ce sont les débuts de la physiopathologie du rein, de l'endocrinologie, des électrocardiogrammes. Sérums et vaccins sont purifiés. En 1921, Calmette et Guérin présentent le BCG. Mais les résultats demeurent aléatoires. La tuberculose se traite encore avec l'aide de pneumothorax et de cures en sanatorium.

Le temps de l'impuissance ou de l'abstention thérapeutique perdure. Peu de traitements sont disponibles qui soient efficaces. De grandes campagnes de prévention se développent, comme par exemple contre la syphilis. Vaccination, isolement du malade, détection précoce de la maladie restent les meilleures armes dans une médecine où, faute de traitement, la mort ou la guérison quasi spontanée constituent trop souvent toute l'alternative.

A cela, les sulfamides, introduits en France à partir de 1935, apportent le premier changement d'envergure. Soudain, on peut venir à bout d'affections pulmonaires ou gynécologiques, de méningites. Durant la drôle de guerre et la campagne de France (1939-1940), le saupoudrage des champs opératoires permet l'éradication des infections contractées pendant les interventions chirurgicales. Cet essor de la thérapeutique chimique paraît d'autant plus prometteur que les sulfamides peuvent être synthétisés industriellement et, donc, produits à grande échelle.

Mais ce sont les antibiotiques, amenés dans les bagages des armées alliées à la Libération, qui vont radicalement bouleverser le paysage médical : d'innombrables infections sont vaincues, au pronostic souvent mortel jusqu'alors. La médecine entre dans l'ère de l'efficacité et de l'intervention.

Depuis la fin de la Seconde Guerre mondiale, c'est un nouveau pas vers l'infiniment petit qui a été franchi. L'anatomie est désormais moléculaire aussi et la biochimie s'impose. La médecine recourt aux apports d'autres disciplines et techniques. A la physique, par exemple, pour y puiser des moyens d'investigation, toujours plus sophistiqués et moins lésants. Tout ce qui relève de l'imagerie médicale (endoscopie ou échographie par exemple) ou de l'électrophysiologie (résonance magnétique nucléaire, scanner) offre à ceux qui savent l'interpréter un « *son et lumière du corps humain* »[3].

Les sulfamides et, plus encore, la pénicilline et les antibiotiques ont ouvert l'ère des thérapeutiques enfin efficaces. Le médecin ne compose plus, pour sa prescription magistrale, de potions de son cru, assaisonnées d'un régime alimentaire et des conseils de prudence de rigueur. Il choisit parmi plusieurs milliers de spécialités pharmaceutiques manufacturées. La pharmacopée s'est fondamentalement transformée. Plus agissante, elle est par là-même devenue plus dangereuse. Allergies ou interactions en sont les marques les plus visibles.

Les perfectionnements de l'anesthésie et de la réanimation autorisent de grandes audaces chirurgicales, comme les interventions longues que peuvent nécessiter greffes ou transplantations. Mais, dans le même temps, la biochimie rend superflues certaines opérations.

Les maladies, elles aussi, changent, au rythme des progrès de l'hygiène et de l'alimentation, des vaccinations (celle par le BCG est obligatoire depuis 1950) et de la curabilité des maladies infectieuses. La tuberculose a cessé d'être le fléau des pays industrialisés et la variole a disparu de la surface du globe depuis 1977. Au contraire, certaines pathologies prennent du relief, comme les cancers, les maladies cardio-vasculaires ou, bien entendu, le sida. Les campagnes de recherche portant sur le virus HIV montrent aussi le changement des techniques de travail. Malgré la personnalisation appréciée des medias, la recherche est moins que jamais l'œuvre d'un savant génial, mais le résultat des efforts d'équipes intégrées qui peuvent collaborer à l'échelle internationale.

La recherche médicale a pris, vis-à-vis de la pratique, une autonomie croissante, manifestée par la réforme Debré en 1958. Ceci s'inscrit dans le sens de la segmentation que connaît la médecine, ne serait-ce qu'avec l'essor très notable des médecins spécialistes.

Le formidable essor du progrès médical doit beaucoup à celui de la demande de soins, telle qu'encouragée et suscitée par l'instauration (1945) puis la généralisation de l'assurance-maladie. Au travers de bien des heurts et des hésitations, celle-ci a généré une augmentation des dépenses de santé qui a bouleversé les exigences des patients et de la société à l'endroit du corps médical.

Or, malgré tout cela, demeurent aussi de fortes constantes. Dans les rapports entre le médecin et ses patients où se mêlent confiance, respect, réticence et frustration. Dans la façon, ensuite, dont les médecins conçoivent leur devoir, leur métier et s'efforcent de trouver leur place dans la société.

Nous allons voir dans quelle mesure évolutions et constantes se partagent le siècle en matière de formation des médecins, d'exercice du métier et d'identification à la profession médicale.

Première partie
DEVENIR MÉDECIN

Le doctorat d'Etat en médecine, associé à quelques formalités d'ordre administratif, confère la possibilité d'exercer la médecine. Les futurs médecins doivent donc tous passer par le cursus unifié de la faculté de médecine. Cette unité apparente souffre toutefois de nombreuses exceptions, selon que les étudiants choisissent ou non de tenter les concours hospitaliers, préparent ou non une spécialité, suivent leur formation dans une entité hospitalière de taille plus ou moins importante. Des évolutions se sont en outre produites au cours du siècle. Durant la première moitié de celui-ci, les études sont demeurées assez stables quant à leur forme, leur durée, les matières enseignées jusqu'au point, d'ailleurs, d'être menacées de sclérose. Les années cinquante et soixante ont été des années de réformes qui ont induit de profonds changements dans l'apprentissage de la médecine. A partir de 1969, la brusque augmentation du nombre des étudiants introduit une nouvelle contrainte avec l'instauration d'un *numerus clausus*. Se pose en outre la question incessamment renouvelée de l'actualisation des enseignements pour accompagner l'extension des champs de la médecine et l'accélération du progrès des connaissances.

Choisir la médecine

La vocation existe-t-elle ?

Le professeur Jean Hamburger, formé lui-même à la médecine dans les années vingt et trente, donnait à ses étudiants, en 1963, l'avis suivant: *« J'aimerais qu'on ne s'entêtât point à devenir médecin si l'on n'a pas une certaine rage de l'être. Ce métier a toujours été plus difficile qu'un autre. Mais à l'heure présente, en France, la difficulté est devenue si grande qu'elle a de quoi faire reculer les plus courageux »*[1].

Il est très courant de parler de « vocation » pour expliquer le choix de la carrière médicale. Dans une profession aussi connotée éthiquement et, surtout pour les débutants, aussi impressionnante humainement, la référence à l'appel de la vocation constitue une justification commode. Surtout *a posteriori*. Interrogés sur le fait de savoir s'ils recommenceraient dans la même voie, des médecins retraités répondirent: *« La médecine a été et reste toujours pour moi une vocation et une sorte de sacerdoce. (...) On "naît médecin". J'en ai la vocation depuis l'enfance (...). On ne doit pas résister à l'appel d'une vocation. (...) On entre en médecine comme on entre en religion »*[2]. Et cette image de la vocation offre aux patients un élément rassurant. L'enjeu est tel, pour le malade qui s'en remet à un médecin, qu'il est réconfortant de penser que la médecine n'est pas une profession comme une autre, que le médecin ne l'exerce pas aussi bien que n'importe quelle autre. Ceci explique que les vulgarisations de tous ordres renchérissent sur la vocation. Très récemment, dans un magazine de santé destiné au plus large public, l'interview d'un chef de service de l'hôpital Saint-Antoine, à propos des récents progrès de l'anesthésie, s'accompagne ainsi d'un encart intitulé *« Une vocation très précoce »* où sont reproduits ces propos : *« J'avais onze ans. C'est en lisant des articles sur les médecins dans des magazines. Je me suis dit que ces gens-là servaient vraiment à quelque chose. (...) Je ne me voyais pas ingénieur. J'avais toujours envie de concilier des connaissances scientifiques avec des objectifs humanitaires »*[3].

Il y a là une indéniable part de vérité : de nombreux médecins se rappellent avoir été, enfants, impressionnés par l'efficacité, l'autorité et le prestige des médecins qui les soignaient.

Mais force est aussi de constater que le hasard et le compromis peuvent présider à l'entrée dans les études médicales. Un ancien interne des hôpitaux de Paris de la promotion 1938 explique ainsi : *« J'étais passionné depuis mon enfance par les sciences naturelles et j'aurais voulu faire une carrière dans ce domaine. J'ai donc écrit à l'époque, je crois que c'était en 1928, au directeur du Museum d'histoire naturelle en lui demandant comment il fallait faire pour faire carrière dans ce domaine, disons assez hétérodoxe, et il m'a répondu : jeune homme, en cinq ans, je n'ai pas obtenu la création d'un poste, donc, ou bien vous préparez Normale Supérieure (il fallait être fort et ce n'était pas mon cas), ou bien vous faites l'agronomie, la médecine, la pharmacie. Je n'avais pas d'hectares de terre, je n'avais pas de pharmacie, ni les moyens de m'en offrir une, donc j'ai fait ma médecine. D'autant plus que j'avais perdu un oncle maternel, quelques années avant, qui était chirurgien (...). C'est comme ça que j'ai fait ma médecine, parce que c'était mon seul espoir de faire quelque chose qui se rapproche de ce qui m'intéressait »*[4].

Ou encore, un autre reçu en 1933 : *« J'ai fait ma médecine tout à fait par hasard. Mon père voulait que je sois dentiste et moi, à cause du temps libre, pharmacien. Nous avons coupé la poire en deux : médecin »*[5].

Ces exemples le montrent : l'influence familiale ne doit pas être minimisée. Dans une enquête portant sur les raisons du choix de la médecine, les conseils de la famille ou des proches obtiennent le second rang, derrière la vocation[6]. Et au-delà du conseil se retrouve l'exemple, comme pour le chirurgien Robert Soupault, avant la guerre de 1914 : *« Certains sont conduits par la tradition familiale. Le cas est fréquent où le fils succède à son père, le neveu à son oncle.*

Ce fut mon cas. Dès mon enfance, mon père, déjà médecin des hôpitaux renommé, m'entretenait avec enthousiasme de son travail, m'en inspirait le goût. A sa mort prématurée, j'avais 13 ans. Je ne tergiversai plus, animé désormais sans retour par l'idée de lui succéder et, s'il se pouvait, de l'imiter »[7]. Et, près de soixante-dix ans plus tard, un jeune interne, fils d'un gastro-entérologue, lui fait écho en affirmant ne pas avoir connu *« l'angoisse du choix »* : *« J'ai fait médecine, point! Ca ne supportait même pas la discussion. Après, j'ai fait l'internat, parce que cela allait de soi. Un père spécialiste, le fils l'est aussi »*[8].

La volonté paternelle n'a ainsi pas toujours besoin de s'expliciter pour produire ses effets. Après son baccalauréat, Jean Judet, fils d'un chirurgien, n'a pris aucune décision. Alors que la rentrée universitaire approche, il fait le tour des facultés et revient chez lui, son inscription au PCN (année préparatoire à la médecine dépendant de la faculté des sciences) en poche : *« J'annonce la nouvelle à mon père et je revois la satisfaction qui se peint sur son visage. Il ne dit rien mais sa joie rayonne. Le dîner commence où la gaieté de ma mère traduit sa réaction. Sans aucune contrainte, sans aucune pression sur moi, mes parents voient se réaliser leur vœu profond »*[9].

Cet état se transforme souvent en revendication. Jean Judet intitule en 1982 ses souvenirs *Chirurgien de père en fils*. Mais ce titre demeure en-deçà de la réalité puisqu'il est non seulement fils d'un médecin, mais aussi frère d'un médecin, beau-frère d'un médecin, père d'un médecin. Il s'agit d'un de ces exemples de « filiation répétitive » qui, si nombreux parmi les médecins, présentent toutes les configurations de parentèle possibles. Elle participe de l'identité du médecin. C'est là l'une des raisons pour lesquelles les futurs diplômés récapitulent leur parentèle médicale en tête de leur thèse. Plus sobrement, Alexandre Minkowski résume : *« Quant à moi, mon cas est banal : comme de nombreux fils de médecins, je suis devenu médecin »*[10].

Des facteurs divers convergent pour expliquer le désir des pères de voir leurs fils embrasser leur carrière. C'est une manifestation de leur succès personnel que leurs enfants reconnaissent, parvenus à l'adolescence, qu'ils constituent un exemple de vie. Chirurgien parvenu au faîte des honneurs, à l'exacte réplique de son père, Jean Quénu l'explique ainsi : *« Cet impérieux appel d'une voix intérieure, des chirurgiens disent l'avoir entendu dès l'enfance. On ne peut que féliciter ces élus d'avoir répondu et obéi.*

En toute simplicité, je dois avouer que je n'ai pas été appelé.

(...) D'année en année, le métier m'apparaissant moins lointain, moins inaccessible.

(...) Voilà comment j'ai été amené à la médecine. Que dis-je amené ? Il n'y avait aucun chemin à parcourir : j'étais né dans le milieu médical, il m'avait entouré, préparé dès l'enfance. J'y avais grandi, je m'y étais habitué et même, dans une certaine mesure, attaché.

D'autre part, je ne considérais pas mon père comme un ennemi, ni même, malgré la différence d'âge, comme un vieillard incapable de me comprendre. Il fut donc décidé que je commencerais ma médecine, que je concourrais à l'Internat et que, si j'étais nommé, je ferais de la chirurgie »[11].

Des considérations matérielles entrent aussi en jeu : l'héritage d'une profession libérale ne prend toute sa valeur que s'il est transmis à quelqu'un qui possède la capacité d'en user. Il est financièrement plus aléatoire de revendre une clientèle, un cabinet, une clinique, que de les transmettre. Enfin, pour l'élite hospitalière la position paternelle permet d'augurer d'une meilleure situation pour le fils. Il y a là une rentabilisation d'actifs qui ne sont pas monnayables autrement. Cela peut même aller plus loin dans le cas de certaines familles médicales qui ont besoin de continuateurs pour une lignée, voire une école. L'héritage devient une obligation plutôt qu'un choix ; une contrainte avant d'être un atout. Petit-fils et fils de chefs d'école, plusieurs fois neveu de médecins des Hôpitaux, Roger Couvelaire apparaît dans une certaine mesure comme une victime du succès familial. D'autant plus qu'il est l'aîné des petits-enfants du fondateur de la dynastie : « *La contrainte dans le premier quart du siècle ne découlait que de l'autorité et du prestige parfois attachés au chef de famille. Le respect qu'il inspirait donnait à son jugement force de loi. Puisque ces temps sont révolus, un seul exemple suffira. L'adolescent dont il s'agit, féru d'architecture, conscient de la règle d'or des proportions, fasciné par les mystères de la perspective et non dénué d'imagination flâne rue Bonaparte à l'entrée des Beaux-Arts. Il ne rêve que de pierres et de colonnes. Son père, un universitaire, membre d'une faculté de médecine, soucieux de l'avenir de son fils s'inquiète de la carrière qui l'attire, parce qu'il le croit génétiquement étranger à toute forme d'art. Il estime aventure ce qui n'est que passion. En ces temps, l'opinion du chef de clan, et les égards qui s'attachaient à sa personne suffisaient à changer l'orientation d'une vie. D'ailleurs, il serait inexact d'assurer que l'erreur naquit en l'occurrence de la contrainte, puisque la suite démontra qu'un esthète en herbe peut devenir un médecin honorable, d'abord au prix de la résignation sinon de l'amertume, ensuite sous l'envoûtement issu de cet inexprimable mélange de vie et de mort dont l'odeur est celle du champ clos de l'hôpital* »[12].

Les générations d'entre les deux guerres ne doutent nullement qu'un fils de médecin ne soit plus apte qu'un autre à faire un médecin. Aussi n'est-il pas étonnant de lire dans l'introduction d'un ouvrage médical de référence : *« Il y a des étudiants privilégiés, ce sont les "enfants de la balle". Fils ou neveux de médecins, ils reçoivent dès le début de leurs études les conseils nécessaires ; ils savent comment on doit distribuer son temps pour arriver en sept ou huit années à s'assimiler les connaissances indispensables à la pratique »*[13].

Quinze ans plus tard, un sociologue américain théorise le « caractère social » des vocations : *« Elles avaient pris naissance et étaient entretenues au sein de groupes sociaux (...).*

A partir de là, on peut comprendre pourquoi les médecins ont tendance à se recruter dans les familles de médecins. Ces dernières possèdent les mécanismes qui donnent naissance à la vocation médicale et l'entretiennent. Seuls les membres même d'une profession peuvent traduire en conseils précis et utiles leurs professions de foi publiques »[14].

Malgré cette tendance à la reproduction familiale, ceux qui entreprennent des études médicales ne peuvent avoir une vraie connaissance de ce que sera leur vie de médecin. Ceci est d'autant plus vrai que les conditions d'exercice se modifieront pendant leur formation même. Les études sont longues et pénibles (redoublements, concours). Ces lourds inconvénients sont acceptés à proportion de la qualité des perspectives d'avenir qu'ils ouvrent. Entre les deux guerres, par exemple, un candidat à l'internat des hôpitaux de Paris subissait les années de surmenage et de tension qu'impliquait la préparation du concours en ayant la certitude que sa réussite lui assurerait un avenir florissant. Au contraire, lors d'un sondage réalisé les 11 et 12 mai 1981 (soit au lendemain de la première victoire de François Mitterrand à l'élection présidentielle et dans un contexte de crise économique), un cinquième de l'échantillon de deux mille étudiants de sixième année interrogés répondait *« regretter le choix de la profession médicale »*[15]. De plus en plus, en effet, les jeunes qui choisissent la médecine, y voient surtout une filière qui leur assure une véritable formation professionnelle. Avec l'espoir que cette dure besogne sera récompensée par de réels débouchés. Une étudiante témoignait en ce sens en 1983. Elle avait opté pour la médecine, après une licence de philosophie. *« Cela ne mène pas à grand-chose,* constata-t-elle. *La fac de médecine était l'une des rares à apporter une formation professionnelle »*[16]. D'ailleurs, dans un premier temps, l'instauration d'une sélection très sévère des étudiants en médecine, loin de décourager les candidats, créa un afflux supplémentaire : il apparaissait que la sélection permettrait aux heureux élus d'envisager un avenir professionnel plus serein.

Les origines

Ainsi que l'a fait remarquer Claude Thélot, dans son livre *Tel père, tel fils ?*, les aspirations professionnelles des adolescents *« ne sont pas le fruit du hasard »* : *« elles dépendent de la filière scolaire qu'ils suivent, elles témoignent aussi du milieu où ils vivent »*[17]. On a vu l'importance que peut revêtir le milieu pour inspirer la vocation, souvent associée à la décision d'entreprendre des études de médecine. Force est tout de même de constater que la médecine a été – reste encore ? – l'un des débouchés les plus naturels des fils – puis des filles aussi – de la bourgeoisie et/ou des classes moyennes.

Toutes les études montrent d'abord l'importance de la part des enfants de médecins parmi les futurs médecins : 20 % avant 1925, 17 % entre 1926 et 1944, 10 % de 1945 au début des années 1960, encore 7 % au début des années 1980. Encore faut-il imputer aussi cette décroissance à l'effet mécanique de la forte augmentation du nombre total d'étudiants[18]. Il faut par ailleurs constater que les enfants de médecins restent sur-représentés parmi les internes des hôpitaux : près de 50 % entre les deux guerres mondiales, encore 17 % en 1980. Et il convient d'y ajouter ceux dont l'un des parents exerce une « profession de santé ». Non seulement toutes ces familles engendrent et entretiennent la vocation, mais encore elles *« peuvent traduire en conseils précis et utiles leurs professions de foi publiques »*[19].

Pour le reste, la majorité des étudiants est issue de la bourgeoisie ou des classes moyennes, c'est-à-dire des classes sociales les plus privilégiées tant pour les revenus que pour le niveau culturel. Avant 1945, les pères des futurs médecins renvoient l'image d'une certaine France laborieuse et bourgeoise, avec une prime aux indépendants ou aux fonctionnaires d'autorité : avocats, notaires, magistrats, officiers, ingénieurs... Les rentiers sont de plus en plus rares. Rares aussi les cadres moyens, les commerçants, les employés, les agriculteurs et les ouvriers. Il y a certes des opportunités d'ascension sociale, mais elle se fait de proche en proche. La médecine n'est guère intégrée dans le cursus méritocratique de la Troisième République. Ce n'est pas une filière de prédilection pour les boursiers. Ce sont donc plutôt les enfants de cadres moyens ou de petits commerçants qui ont ici leur chance. La promotion sociale est limitée comme le souligne le fils d'un médecin, lorsqu'il parle de son père, étudiant dans les années 1930 : *« A force de travail acharné et de persévérance, mon père était parvenu à s'extraire de la petite bourgeoisie provinciale, pour s'introduire dans celle, plus intellectuelle et brillante, de la capitale »*[20]. A tout cela d'ailleurs, rien d'étonnant. Ne serait-ce que parce que la longueur des études de médecine, les frais qu'elles impliquent les réservent aux bourses les mieux garnies.

Après la Seconde Guerre mondiale, la croissance remarquable des classes moyennes salariées a modifié ce paysage sans toutefois le bouleverser complètement. Non seulement la longueur, encore accrue, des études continue à jouer un rôle dissuasif, mais la mise en place d'une sélection axée sur les mathématiques et les sciences physiques réserve dorénavant les facultés de médecine aux bons élèves de l'enseignement secondaire, souvent favorisés par leur milieu d'origine. En outre, les filles sont de plus en plus nombreuses parmi ces étudiants. Or, les enquêtes sociologiques indiquent qu'elles montrent toujours une sur-détermination sociale et scolaire par rapport à leurs homologues masculins dans les filières sélectives. En 1966, parmi les étudiants parisiens de 1ère et 2e années, 70 % des filles et 65 % des garçons étaient issus de familles de cadres supérieurs, de professions libérales ou médicales[21].

Depuis les années soixante, la progression de la part des classes moyennes s'est trouvée accrue par celle du travail féminin qui a augmenté les ressources familiales. Les candidats issus de ces catégories sociales obtiennent souvent des performances élevées : ils sont motivés et n'ont pas à surmonter des handicaps culturels ou psychologiques majeurs tels que ceux rencontrés par d'autres groupes. A cet égard, les enfants d'agriculteurs, d'employés et d'ouvriers demeurent bien souvent des exceptions[22].

Passer son bac d'abord

Depuis la réforme de 1971, l'enseignement dispensé en première année dans les facultés de médecine comprend, à côté des disciplines fondamentales médicales, un fort volet mathématique et statistique qui détermine largement le passage en deuxième année. Il paraît donc évident que seuls les étudiants issus des séries scientifiques du baccalauréat peuvent entrer en médecine avec quelques chances de succès futur. Et, effectivement, non seulement les bacheliers de la série philosophie sont neuf fois moins nombreux que ceux des séries scientifiques à entreprendre ces études, mais encore ils connaissent le plus fort taux d'échecs (particulièrement en première année) et d'abandons précoces[23].

Mais il n'en a pas toujours été ainsi. Au contraire, l'état actuel est le fruit d'une lente évolution puisque jusqu'aux années 1950, les littéraires étaient les plus nombreux et les plus prisés. Pour se garder de tout anachronisme, il faut se souvenir que ni l'apprentissage ni la pratique de la médecine ne nécessitaient entre les deux guerres de connaissances scientifiques exceptionnelles ou, *a fortiori*, mathématiques poussées. Lorsqu'en 1933, l'année préparatoire aux études médicales vit douze leçons de mathématiques inscrites à son programme, des journaux médicaux raillèrent lourdement cette innovation jugée superflue : *« 1ère et 2e leçons : Eléments de trigonométrie, fonction circulaire. Le praticien de campagne devra spécialement se les remémorer à l'instant où il applique son forceps, surtout s'il se trouve dans une ferme, entre 1 heure et 2 heures du matin, éclairé par trois chandelles.*

3e leçon : Radicaux et exposants. Cette leçon se recommande d'elle-même au cardiologue lorsqu'il essaie de soulager un malheureux qui agonise d'une angine de poitrine »[24].

Le seul grand débat porte alors, non sur les mathématiques, mais sur la nécessité d'avoir étudié le latin, voire le grec au lycée. Si la profession est partagée sur le grec, elle juge à sa très forte majorité le latin indispensable. Pour la compréhension du vocabulaire médical certes, mais aussi parce que l'étude de ces matières requiert des qualités de *« finesse »*, de *« sens des nuances »* qui sont *« la définition même de l'esprit clinique »*[25]. Face à la prime donnée aux humanités, les sciences apparaissent comme accessoires. *Le Jeune Médecin*, important mensuel étudiant, déclare ainsi en mai 1932 : *« Les lettres d'abord, les sciences ensuite »*[26]. Au même moment, la puissante revue des externes des Hôpitaux de Paris conclut une enquête sur le sujet en niant plutôt la nécessité d'un fort bagage scientifique pour le praticien ordinaire. Mais elle consent à reconnaître qu'il faudra peut-être tenir compte de l'évolution scientifique de la recherche médicale et de la médecine hospitalière[27]. Cette tendance en est à ses balbutiements. Même à l'hôpital, les médecins ne manient encore ni analyses nombreuses ni lourd plateau technique.

Le type de baccalauréat avec lequel les étudiants entrent à la faculté de médecine reflète ces priorités. Entre 1921-22 et 1936-37[28], plus de quatre sur cinq ont fait du latin au lycée, mais un sur cinq seulement du latin et du grec. Au long de la période, la place du grec décline lentement tandis que celle du latin reste parfaitement stable. La section la moins représentée est presque toujours sciences-langues. Durant le même laps de temps, la filière philosophique l'emporte toujours sur la filière mathématique, dans un rapport de 80/20 entre 1921 et 1931. Avec la création du bac A' avec sa double filière, le rééquilibrage ne se fait pas au détriment de la philosophie. Simplement, il y a plus de bacheliers à option mathématique, car il y a plus de bacheliers à option mathématique *et* philosophique. Sur l'ensemble des années 1921-1937, 62 % ont choisi la philosophie, 21 % les mathématiques et 17 % les deux. Les futurs médecins ont donc une formation à dominante littéraire. Mais à partir du début des années trente, les mathématiques commencent à occuper davantage de place.

Bien sûr, cette situation reflète la répartition alors en vigueur parmi les bacheliers. Toutefois, une étude récente a montré que les étudiants en médecine sont proportionnellement un peu moins littéraires que les bacheliers des années 1923 à 1937, sans que l'écart, pourtant, ne s'accentue significativement au fil des ans[29].

Il est remarquable, d'après les témoignages, que les titulaires de bacs scientifiques soient beaucoup plus prompts que les autres à s'en expliquer. *« Il ne faut pas croire que tous les médecins sont sortis d'études lycéennes scientifiques seulement, disons, depuis les années quarante. Ce n'est pas exact. Beaucoup d'entre nous avaient fait maths élem[30] ».* Par ailleurs, ils ont eu tendance à entreprendre, en même temps que leurs études de médecine, une licence de sciences. Ceci tendrait à montrer que le bagage scientifique d'un bachelier ès sciences suffisait à lui laisser de la marge durant les deux premières années de médecine. Les témoignages signalent souvent des facilités en lettres durant les années de lycée. Jean Bernard reçut ainsi le prix qui distinguait le meilleur élève en français de Louis-le-Grand[31]. Quant aux hésitations d'Alexandre Minkowski, elles ne sont pas singulières : *« étant donné mon goût pour la dissertation philosophique et l'analyse littéraire, j'ai longtemps hésité entre Normales-Lettres et la Médecine »*[32].

En 1959, encore, *Le Concours médical* estime qu'en année préparatoire de médecine (PCB), le nouveau programme de soixante heures de mathématiques est exagéré car il risque de barrer l'accès de ces études à ceux que *« leurs goûts et leurs dons naturels »* ont orientés vers les études littéraires : *« Si la médecine s'est heureusement renouvelée*, y concède-t-on, *en faisant appel à un outillage plus perfectionné et à des techniques plus savantes, elle demeure par essence un art, et un art tout d'intuition où des qualités spontanées et, pour une part, incommunicables, comptent plus pour approcher le double mystère des corps et des âmes en peine, qu'une affectation outrancière de rigueur.*

(...) Ce n'est pas par le maniement de la table de logarithmes qu'il obtiendra d'accéder à cette pénétrante compréhension de l'humain, mais plutôt par la fréquentation assidue des poètes, des philosophes et des dramaturges de jadis et de naguère ». Et de railler *« Pythagore médecin »*[33]. Quatre ans plus tard, Jean Hamburger tourne peut-être une page, en renvoyant au passé la primauté littéraire : *« Nos maîtres, brillants continuateurs d'une tradition séculaire, s'étaient profondément attachés au culte de cette tradition, ils n'avaient pas aperçu que, dans le même temps, la médecine subissait une modification profonde. Ils demeuraient fidèles à une certaine conception littéraire de notre discipline, convaincus qu'elle représentait un art plus qu'une science. Les qualités majeures qui font les grands médecins, pensaient-ils, la clarté d'esprit, le maniement de la dialectique, l'élégance de l'exposé, la sûreté de jugement, enfin, le bon sens dans l'application pratique. C'était le temps où mon maître Lemierre souhaitait choisir ses élèves sur une version latine »*[34].

Les étudiants en médecine ont accompagné et même outrepassé le mouvement national qui porte de plus en plus de bacheliers des lettres aux sciences. En 1959 justement, les étudiants en médecine ne sont plus que 38 % à être titulaires d'un baccalauréat de philosophie. Ils ne sont plus, en 1972, que 10 % à venir des filières littéraires[35]. Le basculement a bien eu lieu. Il ne fera que se confirmer et s'amplifier. Récemment interrogés, des étudiants réclamaient que, dans leur apprentissage, une plus large place soit laissée à l'informatique et à... l'anglais...[36] Cette technicité offre d'ailleurs un refuge aux vocations refroidies par le contact de la mort ou, plus simplement, par le rapport aux malades. *« Mon métier m'intéresse*, confiait un étudiant en 1985, *mais je ne m'y investis pas totalement. D'ailleurs, je me tourne davantage vers la technique. Je voudrais faire de l'endoscopie. C'est sûrement un moyen de se retrancher, puisqu'on n'a pas affaire directement au malade : on passe par l'intermédiaire d'un autre médecin qui, lui, prendra les décisions thérapeutiques »*[37].

Étudier

De l'anatomie à la génétique

Durant toute la première moitié du siècle, l'anatomie, et dans une moindre mesure, l'histologie (science qui traite de la structure des tissus et cellules qui constituent les êtres vivants) sont les matières reines dans l'apprentissage de la médecine. Le montrent amplement, dans les facultés, l'importance des travaux pratiques d'anatomie, en particulier les après-midi passées en amphithéâtre de dissection, et, lors des concours hospitaliers de tous niveaux, la place accordée aux épreuves d'anatomie. On imagine ce qu'a pu représenter la première séance de dissection pour bien des jeunes gens. Quelques-uns virent sombrer là une vocation chancelante. La réaction la plus courante est de se donner du courage en plaisantant et de tenter de feindre l'indifférence. Un étudiant de 1934 illustre ce premier choc : *« Au seuil de ses études de médecine, on ouvrit à sa curiosité de gamin crâneur et pervers, la porte de l'Amphithéâtre. Il y entra avec un petit frisson, au milieu d'une troupe de bizuths qui chantaient une chanson ordurière pour se donner du courage.*

Vingt corps étaient allongés, nus devant lui. Sur une table, à portée de sa main, gisaient des fragments de membres ; une tête tranchée fixa sur lui des yeux éteints entre ses paupières mi-closes.

(...) Mais les anciens le regardaient en ricanant : il eut honte et se mit à plaisanter par bravade sur la nudité d'une vieille femme échouée là. Puis, froidement, il plongea dans la chair molle son beau bistouri tout neuf »[1].

Selon le caractère du prosecteur (interne en chirurgie recruté sur concours pour enseigner l'anatomie), l'ambiance change radicalement. Certains encouragent le tumulte : clameurs, interpellations, applaudissements, chants repris à tue-tête.

Dans d'autres pavillons, c'est une ambiance studieuse qui masque la brutalité de la situation. Jean Bernard, qui s'était évanoui en entrant pour la première fois dans un service hospitalier, ne ressent aucun choc comparable en dissection : *« Les corps sont allongés sur les tables. Nous sommes cinq autour de chaque corps, disséquant, qui le cou, qui un des membres supérieurs, qui un des membres inférieurs. Point d'émotion véritable. Autant est poignante, à l'hôpital, la rencontre des grands malades, autant me laissent indifférent les cadavres préparés, injectés, qui ne sont plus des hommes. Parfois un garçon d'amphithéâtre passe, transportant une tête d'une table à une autre, l'utilisant parfois pour ouvrir une porte. Nos maîtres (...) sont adroits, bienveillants, redressent nos actions incertaines, isolent le nerf que nous n'avions pas su trouver. Pendant plusieurs mois, nous allons ainsi à la découverte du corps humain. Assez savants à la fin »*[2].

L'habitude vient ainsi masquer peu à peu la crudité de la mort et l'étudiant manifeste autant d'aisance que le prosecteur qui, en début d'année, le sidérait en manipulant ces débris humains avec tant de familiarité. Sans compter qu'il lui arrive même de faire l'emplette d'un squelette ou d'un demi-squelette (pour les plus impécunieux) pour travailler chez lui l'anatomie et l'ostéologie. Il partagera désormais, avec lui, sa chambre d'étudiant. *« La première nuit*, reconnut l'un d'eux, *je ne me trouvai pas très rassuré d'avoir, sur ma table de travail, mon petit cercueil »*[3]. Les dissections d'anatomie disparaîtront après 1968. D'autant plus que l'augmentation continue du nombre d'étudiants rend de plus en plus difficile le maintien d'un « service de cadavres » (pour reprendre les termes en vigueur dans les facultés) suffisant.

Avant que ne se développent et que ne s'autonomisent les spécialités, quatre disciplines englobent donc toute la pathologie : l'anatomie pathologique, la pathologie médicale, la pathologie chirurgicale et les cours théoriques d'accouchement. L'enseignement théorique est d'ailleurs peu développé. C'est à l'hôpital et avec l'aide de leçons cliniques que l'étudiant apprend son métier, selon la formule consacrée, « au chevet du malade ». Les cours de médecine opératoire sont quant à eux révélateurs de la volonté de former des médecins capables d'affronter toutes les situations. Par comparaison, la thérapeutique s'acquiert en quelques semaines au moyen d'un traité et au contact des infirmières et des surveillantes.

Dès après la Première Guerre mondiale, quelques voix s'élèvent pour demander une révision du contenu de l'enseignement médical. Devant l'assemblée des professeurs de la faculté de médecine de Paris, un de ses membres déclare: *« Nous faisons trop d'anatomie et pas assez de biologie et la médecine est une partie de la biologie ; de plus, la "médecine préventive" n'est pas assez en honneur et les étrangers nous dépassent de beaucoup en ce sens »*. Un de ses collègues, puissant chef d'école chirurgicale, l'approuve immédiatement. Les chirurgiens doivent cesser de passer pour des *« bidochards »*. Un semestre d'anatomie devrait suffire en première année, complété plus tard d'un programme d'anatomie topographique[4]. Ces beaux projets resteront lettre morte et c'est à partir des années cinquante que le débat va rebondir.

Les changements se font lentement, suscitant le mécontentement des étudiants. En 1956, *Le Concours Médical* décrit, avec la sévérité dont les médecins sont volontiers coutumiers pour stigmatiser l'enseignement de la médecine, la vacuité d'une faculté de médecine plus que jamais concurrencée par les concours hospitaliers. D'après lui, *« des trésors de science et de pédagogie (?) sont déversés tous les jours devant des banquettes presque vides »*. Et de dresser ce très sombre tableau: *« les travaux pratiques sont ravalés au rang de parents pauvres de l'enseignement dit magistral et le manque d'imagination s'unit à la pénurie de moyens pour en faire des séances de somnolence post-prandiale sans aucune utilité (une exception: l'anatomie pathologique, une caricature: la parasitologie).*

(...) Ainsi, la Faculté est incapable d'apprendre une méthode, d'apprendre à penser, à raisonner devant un malade. Mais de l'immense fatras disparate de notions juxtaposées que l'on y recueille, il ne reste en définitive rien, qu'un mince vernis pseudo-scientifique, rien qui ait le moindre rapport avec la véritable culture scientifique »[5]. Ceci ne fait que décrire, sur un mode alarmiste, une situation qui dure depuis des décennies: la théorie, incarnée par la faculté, suscite moins d'intérêt que l'apprentissage pratique, incarné par l'hôpital. Peut-il en aller autrement en médecine? La même année, par ailleurs, l'assemblée générale des étudiants en médecine de Paris dénonce la *« répartition anachronique des matières enseignées »* qui prévoit trois fois plus d'heures d'anatomie que de thérapeutique ou de biochimie, en même temps qu'une dérive vers un enseignement de plus en plus théorique[6]. L'évolu-

tion des connaissances, tout d'abord, substitue la chimie biologique et la physiologie pathologique à l'anatomie au premier rang d'importance. Si bien que la faculté est largement négligée par les étudiants, plus particulièrement les cours magistraux. Un généraliste ayant commencé ses études en 1951 se rappelle ainsi : *« J'ai assisté aux travaux pratiques parce qu'ils étaient obligatoires.*

J'ai assisté aux cours d'histologie parce que le professeur interdisait la polycopie de ses cours ; et aux cours d'embryologie parce que le polycopié était trop coûteux.

Je "séchais" les autres matières et me contentais de les bachoter chez moi quinze jours avant les examens »[7].

L'accroissement des connaissances induit celui des spécialisations et le découpage de l'enseignement en certificats. Dans le même temps, tous les futurs médecins se doivent de se frotter à des domaines toujours plus nombreux : biophysique, génétique, pharmacologie, bactériologie-virologie, immunologie, etc. Les chaires se diversifient parallèlement : elles étaient trente-cinq à Paris en 1922, quarante-et-une en 1939, quatre-vingts en 1965. Vingt-cinq CES (certificats d'études spécialisés) apparaissent, destinés à être suivis après le doctorat. 1 926 étudiants s'y inscrivent en 1956. Six ans plus tard, ils sont déjà mille de plus. Que faire, face à ce phénomène irréversible, si ce n'est essayer de s'y adapter ? Un professeur de la faculté de Strasbourg déclare ainsi, en 1959, devant ses collègues réunis en congrès : *« C'est un fait que la médecine contemporaine est dominée par le processus de spécialisation qui dans les dernières années s'est considérablement développé et étendu et dont l'achèvement est loin d'être atteint. Il n'est pas le moins du monde question de discuter une telle évolution, résultant des acquisitions de plus en plus détaillées et précises des phénomènes pathologiques et devenue indispensable en raison du recours nécessaire à des techniques de plus en plus nombreuses et délicates. Il est cependant permis de regretter certains excès, tant dans la reconnaissance officielle d'un nombre excessif de spécialités ou de compétences que dans la précipitation des étudiants vers une spécialisation précoce et souvent hâtive »*[8].

On verra que ce processus s'accompagne d'une augmentation des spécialistes parmi les médecins français.

D'autre part, la dualité qui demeurait, au moins dans les institutions sinon dans les hommes, entre l'enseignement magistral de la faculté et l'enseignement clinique à l'hôpital est gommée par les réformes Debré.

Réforme des études médicales

Au début des années cinquante existe toute une mouvance de jeunes anciens internes des hôpitaux de Paris, souvent chercheurs, c'est-à-dire en marge de la carrière hospitalo-universitaire, que leurs stages à l'étranger ont convertis à la nécessité de profondes réformes[9]. Celle-ci se justifie, à leurs yeux, par la place croissante des sciences biologiques, et donc de la recherche, et par l'accroissement et la sophistication des équipements médicaux qui, du fait de l'ampleur des investissements, interdisent de continuer à dissocier les clientèles des hôpitaux et des cliniques selon leur niveau de revenus. D'ailleurs, la loi hospitalière de 1941 a ouvert les hôpitaux publics aux malades non indigents. Ces idées viennent de plus loin. Mais elles se sont souvent heurtées à la suffisance d'une élite médicale dont les performances, indéniables, semblaient justifier la pérennité de la médecine clinique « à la française » sur toute idée d'évolution. En 1930, un professeur de la faculté de médecine de Paris, de retour des États-Unis, se déclara ainsi *« frappé de l'effort qui y est fait pour créer les aménagements les plus perfectionnés. Dans les salles de malades, on a pris soin d'éviter la promiscuité qui, dans nos hôpitaux, est souvent si répugnante. Les laboratoires sont outillés pour pouvoir pousser aussi loin que possible les recherches biologiques. Chaque professeur a son amphithéâtre spécial. Il reçoit un traitement qui lui permet de se consacrer entièrement à son enseignement et à ses recherches »*[10]. Il suffit de lire en creux pour y trouver la situation du médecin hospitalier et/ou universitaire français au même moment. Six, voire sept, matinées par semaine passées dans son service à l'hôpital public pour la visite des malades alités dans de sinistres et malsaines salles communes ; pour les soins ou les interventions chirurgicales ; pour l'enseignement aux étudiants stagiaires, dans le cas des cliniques, ou aux élèves externes ou internes des hôpitaux dans tous les autres services. Le tout pour une indemnité fort modeste, le titre de médecin des hôpitaux, obtenu par concours, devant compenser, parce qu'il attire une clientèle privée disposée à payer le prix fort, le manque à gagner du temps passé à soigner les indigents à l'hôpital. L'après-midi et la soirée sont consacrés à cette clientèle : consultations dans son cabinet, visites en ville, opérations dans sa clinique privée... Les médecins qui ont en outre gagné, par d'autres concours, le titre d'agrégé et/ou ont été cooptés comme professeurs à la faculté, y enseignent en général une fois par semaine en fin d'après-midi. La recherche, dotée de moyens matériels modestes, prend place où elle peut dans l'emploi du temps surchargé des membres des sommets de la hiérarchie médicale. Et, cependant, à ce professeur qui s'extasie devant le « confort » américain, son collègue d'histologie répond par une mise en garde *« contre le danger de voir trop grand. Au récent congrès de Berlin, malgré l'existence dans cette ville de somptueux laboratoires, les communications les plus intéressantes ont été faites par des Français. Les chercheurs allemands détachés à Paris ont été frappés par la valeur des recherches qui s'y pratiquent »*[11].

Dans un rapport de janvier 1944, l'un des dirigeants de la Résistance médicale, Robert Debré, revient pourtant sur ces projets de réforme. Après la Libération, des articles écrits par des médecins des hôpitaux de Paris dans *Le Médecin français* insistent sur la promotion de la recherche. L'imbroglio des tâches dévolues à l'élite hospitalo-universitaire fait de la recherche la cinquième roue du carrosse et empêche l'enseignement efficace à des étudiants toujours plus nombreux. Après la création, en 1956, d'un comité ministériel présidé par Debré, ces réflexions aboutissent à l'ordonnance du 30 décembre 1958 *« relative à la création de centres hospitalo-universitaires, à la réforme de l'enseignement médical et au développement de la recherche médicale »*. Elle institue la fusion des carrières hospitalières et universitaires et le temps plein hospitalier. Pour bouleversante qu'elle soit donc pour son statut, l'élite hospitalo-universitaire en reconnaît la nécessité, à condition que ses avantages soient préservés. Lors du congrès des internats des hôpitaux des villes de faculté, tenu en avril 1959, un professeur toulousain recueille ainsi l'approbation en déclarant : *« Nous vivons comme il y a cinquante ans alors que la médecine a évolué ; elle était simple, elle tenait aux dons, à la science et à l'expérience du médecin, elle est, actuellement, complexe, technique et divisée, modifiée continuellement par les nouveautés. Autrefois, les professeurs consacraient charitablement au traitement des indigents des hospices, le matin, quelques heures. Actuellement, l'hôpital est devenu le centre de notre activité, les malades y sont nombreux, le travail se fait en équipe (...).*

Les étudiants étaient peu nombreux, ils se sont multipliés, leurs études deviennent complexes. Presque tout le monde est d'accord, il faut faire une réforme »[12].

Dans les arguments des partisans de la réforme se retrouve en outre la marque de la guerre et du choc américain : *« Si vous n'étiez pas externe, vous n'aviez pas l'enseignement au lit du malade, vous restiez dans les couloirs de ces grandes cliniques, vous étiez obligés d'aller faire trois mois dans la clinique ORL, trois mois dans la clinique d'ophtalmo., deux mois dans la clinique des maladies infectieuses, etc... Et quand on a supprimé l'externat, on a ouvert en même temps les hôpitaux aux étudiants. Je crois que la grande césure, la grande coupure, ça a été la Seconde Guerre mondiale. Il y a eu quatre ans pendant lesquels nous avons été coupés du monde anglo-saxon. Or c'était le moment de la révolution thérapeutique qui est arrivée tout de même avec un certain retard. La médecine qui avait sûrement un niveau vraiment très élevé avait pris un retard considérable au point de vue enseignement»*[13].

Le rôle de l'hôpital et les concours

La particularité des études de médecine tient assurément dans la place dévolue à la formation pratique professionnelle mise en œuvre précocement à l'hôpital. La réforme de 1958 avait pour objet d'augmenter la durée et la qualité de cet apprentissage. Par la suite, toutes les réformes ont tendu dans la même direction. Mais, eu égard à la proportion d'étudiants face aux capacités d'accueil, les remplacements de médecins installés étaient souvent une des pièces maîtresses de la formation pratique du futur généraliste. Puis a été instauré, en fin d'études, un résidanat de deux ans destiné aux étudiants non internes des hôpitaux. Avant la réforme Debré, les étudiants étaient stagiaires dès leur première année d'études.

Les cliniques sont en effet les services des Hôpitaux qui reçoivent les étudiants de la faculté pour assister aux visites quotidiennes et aux leçons hebdomadaires du patron. Les stagiaires s'y pressent en foule (plus d'une centaine dans les grandes cliniques), d'autant plus qu'elles sont peu nombreuses. En raison de leur nature hybride, les cliniques ont un personnel médical propre : un professeur titulaire (médecin ou chirurgien des Hôpitaux.), un ou plusieurs agrégés (médecins ou chirurgiens des Hôpitaux), chefs de clinique et, à côté de ce personnel universitaire, des internes et des externes puisque le professeur est en même temps chef de service hospitalier. Les exemples de deux grands patrons parisiens des années 1920 permettent de préciser.

Comme tous les chefs de service, les professeurs de clinique assurent le matin la visite ou la présentation des malades. Dans les grands services de clinique, le cérémonial restitue par son ampleur les arcanes de la hiérarchie médicale. Ainsi dans la clinique de Fernand Widal, décrite par l'un de ses derniers internes : *« C'était une véritable procession qui partait du bureau du patron au rez-de-chaussée.*

En tête, le patron avec la blouse blanche et un tablier attaché toujours trop bas et trop peu serré, mais dans la poche du tablier une petite brioche comme provision de route.

Derrière lui venaient les deux agrégés, puis un ou deux médecins des hôpitaux nouvellement nommés, le chef de laboratoire, les deux assistants en titre (celui du rez-de-chaussée et celui du 1er étage), les deux chefs de clinique, les deux internes, les huit externes et la foule des stagiaires.

Le cortège s'arrêtait devant les W.C. du rez-de-chaussée où le patron se soulageait et sortait en poussant un soupir de satisfaction.

Le tablier commençait sa descente. Le patron remontait à la fois blouse et tablier, ce qui était sans effet.

On arrivait en salle. Le patron s'asseyait devant le lit du malade pour lequel il avait toujours un mot gentil. En face, debout, les deux ou trois stagiaires qui connaissaient le cas du malade.

Puis l'externe lisait une observation complète et morne. Le patron attaquait la brioche. Il n'écoutait guère les remarques de l'interne ni celles du chef de clinique, mais suivait avec attention l'exposé de l'assistant.

Puis venait l'interrogatoire débonnaire des trois stagiaires terrorisés.

Et alors le patron reprenait tout et c'était un exposé lumineux, presque lyrique, où tout était en place, tout était clair mais avec des "à peu près" qu'il fallait ensuite redresser »[14].

Dans un registre moins débonnaire mais aussi pittoresque, le chirurgien Henri Hartmann passait, à la même époque, la visite ainsi dépeinte par un stagiaire de sa clinique de l'Hôtel-Dieu : *« Alors commençait dans le couloir qui longeait la cour d'honneur une véritable corrida qui rappelait le combat des Horaces et des Curiaces. En tête Horace – le patron – fonçant de toute la vitesse de ses jambes, lancé dans un mille mètres essoufflant, sans souci des poursuivants qui s'égrenaient sur sa trace ; puis la panseuse, une grande fille mince et élégante, sanglée dans son tablier et sa blouse, qui transportait son plateau avec un rare bonheur parmi les aléas de cette épreuve sportive, puis, au hasard de leur zèle et de leurs aptitudes physiques, la troupe des combattants entraînés dans son sillage. Parfois H.H. [Hartmann] ne s'arrêtait qu'au lit des malades. Parfois aussi, il s'arrêtait sur le seuil de la salle et se donnait le plaisir d'interpeller un des Curiaces. Un jour l'auteur de ces lignes, alors doté d'une chevelure romantique, eut l'heur de répondre d'une façon satisfaisante à l'une des "colles" qu'il aimait poser. Le patron le saisit par sa toison et lui secoua la tête d'importance : "Tiens ! Tiens ! fit-il, tout illuminé par sa plaisanterie, il me semblait pourtant que ce petit imbécile n'avait pas encore donné beaucoup de preuves d'intelligence" »*[15].

L'autre temps fort revient chaque semaine avec la leçon de clinique : *« Le professeur Widal faisait sa leçon de clinique le mardi à 11 heures, amphithéâtre Dieulafoy, Hôpital de la Pitié. On venait d'avance retenir une place qu'on avait peine à trouver. Public varié : des jeunes étudiants attirés par la renommée du Professeur aux médecins "d'un certain âge".*

(...) Le Maître parle sans notes et cela joint à l'ordre logique du discours, à la force de l'idée, semble encore mieux montrer la haute puissance de la pensée. Avec une mimique à peine esquissée, elle s'impose et domine magistralement. L'auditoire, l'attention tendue, comme vibrante, est sous le charme, impressionné, conquis, captivé par cet art de grand style, mettant la pureté de la forme classique au service d'une valeur scientifique des plus hautes »[16].

Cette description, parue dans la presse médicale après le décès de Fernand Widal, résume l'idéal-type du professeur de clinique. Son talent s'illustre largement par l'art oratoire qui doit mettre en valeur ses connaissances, sa mémoire et ses capacités d'improvisation. L'exposé clinique apparaît comme le lointain aboutissement de l'apprentissage commencé à l'oral de l'internat. Il se présente aussi comme une performance, dans tous les sens du terme, durant laquelle le public doit « entendre penser » le grand homme. Mais la « démonstration de savoir-faire » l'emporte sur l'exposé didactique[17]. A cet égard, la méthode d'examen silencieux pratiquée par le neurochirurgien Clovis Vincent limite la portée de son rayonnement en réservant le sel de la prestation à un public assez initié pour distinguer de lui-même les signes cliniques. *« Examiner le malade serait trop peu dire. Vincent le regardait intensément, avec une attention et une pénétration incroyables, comme pour en extirper le diagnostic, donnant l'impression d'un chasseur à l'affût, ou plutôt d'un animal qui fascine sa proie. C'est ce regard qu'il fallait suivre pour comprendre ou tout au moins pour deviner la démarche de sa pensée. (...) Jamais de discours, mais une réflexion originale, une explication inattendue, un jugement à l'emporte-pièce. C'était l'heure où il nous émerveillait tous par son laconisme, la sûreté de ses conceptions, leur concision et leur à-propos»* [18]. Au contraire, certains jeunes patrons utilisent les consultations hospitalières comme des succédanés de leçons cliniques afin de démontrer devant une audience élargie leur virtuosité médicale et oratoire. Pour asseoir son autorité, il convie parfois son ancien maître à la consultation (généralement l'ancien chef du service dont il est à présent titulaire) et les deux protagonistes se livrent à un duo où la prééminence passée s'inverse peu à peu, symbolisant la transmission de l'héritage dans un domaine où l'expérience l'emporte encore sur l'innovation.

L'énorme prestige de Fernand Widal et ses exceptionnelles compétences ne le mettaient toutefois pas à l'abri des pataquès de l'improvisation qui ajoutaient à sa légende. Mais il n'en figurait pas moins le dieu incarné de la médecine parisienne, durant les années dix et vingt. *«Ce n'était pas une chapelle,* rappelait le professeur Gilbert-Dreyfus qui fut stagiaire dans sa clinique, *c'était une cathédrale; Dieu y trônait»*[19]. Mais d'autres grands patrons sont violemment contestés, à commencer par Henri Hartmann dont *«l'accueil hérissé et despotique»* laissa un douloureux souvenir à nombre de ses stagiaires, au point d'en dégoûter certains de la chirurgie. Surtout, le patron y applique avec exacerbation les règles hiérarchiques augmentées d'une théâtralisation de sa propre importance: *«Le professeur Hartmann était intelligent, très bon opérateur, mais appartenait à cette école de chirurgiens qui considéraient qu'une certaine brutalité, pas mal de désinvolture, voire même de grossièreté, étaient inhérentes à l'activité chirurgicale. Le patron se permettait tout, il donnait des coups de pied dans les tibias des aides maladroits; après un toucher vaginal, fait à doigts nus, s'essuyait dans la chevelure de la première étudiante venue!!!*

A l'Hôtel-Dieu j'ai tout de suite découvert la hiérarchie et la discipline, sévères mais efficaces, qui régnaient à l'Assistance Publique.

L'étudiant débutant était le souffre-douleur tout désigné»[20].

Seul de tous les chefs de service des hôpitaux de Paris, seul de tous les professeurs de clinique, il pose dans une véritable mise en scène pour *La Revue annuelle illustrée des Hôpitaux*: en train d'opérer, instruments en main, avec son chef de clinique préféré, devant un parterre de quelque quarante assistants, élèves et stagiaires agglutinés autour de lui ![21] Mais si Henri Hartmann a de farouches détracteurs, il possède aussi de chauds partisans : *« Nous allions là (...) parce que nous savions qu'on en sortait en ayant beaucoup appris. Mais on courait aussi grand risque d'y être malmené par le patron (...) aux algarades parfois déplaisantes et appuyées (...).*

Mais je reconnais volontiers que c'était un "maître", toujours préoccupé de prodiguer le meilleur enseignement, et aucun de ceux qui ont assisté souvent à ses présentations de malades à l'amphithéâtre ne les oubliera »[22].

C'est une caractéristique d'ensemble des grands patrons d'être très critiqués, parce qu'ils sont très exposés. Leur influence sur la formation et la carrière de dizaines d'individus donne à leurs décisions une portée considérable. Les appuis qu'ils dispensent, les faveurs qu'ils accordent sont soigneusement observés. Mais leur enseignement aussi passe au crible de l'opinion car il façonne des générations de médecins. En la matière, les chirurgiens assument ainsi de lourdes responsabilités.

Depuis la réforme, les stages hospitaliers ne commencent qu'en quatrième année, après donc trois ans consacrés aux sciences fondamentales, mais après aussi, à présent, un stage infirmier au début de la deuxième année. S'y ajoute, pour les futurs généralistes, un stage interné représentant leur troisième cycle. Ils sont alors considérés comme « étudiants hospitaliers ». Nombreux sont les étudiants qui cherchent à le remplacer par un poste de faisant fonction d'interne (FFI) impliquant plus de responsabilités et des tâches plus concrètes et plus variées. Car sinon, le stage interné ressemble trop souvent à une répétition des stages de formation clinique des années antérieures. *« La vie des étudiants hospitaliers est rythmée par les visites, elles sont le plus souvent au nombre de trois qui découpent la semaine : celle du chef de service, celle de l'agrégé et celle du chef de clinique. La "grande visite" ou visite du chef de service réunit normalement toutes les catégories hiérarchiques de médecins. Le modèle de ces visites fait partie, non sans raison, du folklore médical le plus largement diffusé. Les étudiants doivent tenir prêts les dossiers des malades qui leur ont été assignés et, surtout, doivent se tenir prêts à répondre à n'importe quelle question. Ils sont généralement massés le plus loin possible du chef de service, ce qui reflète à la fois leur souhait de se faire oublier et la place objective qui leur est faite dans la hiérarchie médicale. Ces visites laissent d'ailleurs aux étudiants le sentiment de très peu participer à l'acte médical et au monde hospitalier. Elles leur permettent néanmoins d'appréhender – par le regard essentiellement – un "savoir-être", autrement dit différents comportements face aux malades.*

(...) Tous les étudiants ont à accomplir obligatoirement un certain nombre de gardes, organisées soit par les services où ils se trouvent (par exemple chirurgie ou réanimation) soit au niveau de l'hôpital pour faire face aux admissions et aux urgences. Ces dernières, dites "gardes de porte", sont les plus nombreuses. Les gardes constituent un moment d'apprentissage privilégié ; l'étudiant y a, en effet, un rôle d'évaluation qui ne fait pas partie de ses tâches quotidiennes, des possibilités d'apprentissage de gestes techniques et, souvent, une possibilité de contact (même s'il s'agit d'urgences) avec le malade, contact qui n'est plus alors médiatisé par la hiérarchie médicale (...). D'ailleurs, si les gardes sont une nécessité pour le fonctionnement de l'institution, elles sont également organisées pour permettre à l'étudiant d'acquérir une bonne connaissance de ce qu'il faut faire et ne pas faire dans le domaine des urgences.

(...) L'hôpital en tant que structure universitaire n'est pas fait pour l'étudiant hospitalier. Si la recherche et l'enseignement y sont développés, c'est essentiellement pour les membres de la hiérarchie médicale dont la carrière prend racine dans l'institution, autrement dit à partir des internes. L'institution laisse en effet un écart important entre le premier modèle d'intégration qu'elle propose – l'interne – et l'étudiant-hospitalier »[23].

Les internes sont particulièrement soucieux de marquer leur différence avec les résidants ou les faisant fonction d'interne. C'est ainsi qu'en 1993, par exemple, la présidente de l'intersyndicat national des internes des hôpitaux adressait un droit de réponse au *Figaro Magazine* qui avait omis ces distinctions dans un article. Elle y précisait que *« les internes ne souhaitent pas qu'on les assimile aux résidants (étudiants de 3ᵉ cycle de médecine générale, dénommés à tort "interne" dans l'article), aux FFI (faisant fonction d'internes) et à toutes autres catégories de médecins hospitaliers, avec lesquels ils travaillent en bonne intelligence, mais dont la formation est différente »*[24]. Sans compter la sélection, la situation dans l'hôpital et les perspectives d'avenir...

Un système de concours hospitaliers autonome a longtemps coexisté avec la faculté, se substituant même à celle-ci pour la sélection des élites du fait de la difficulté des épreuves et de la valeur de la formation acquise durant les années d'externat et d'internat. Durant la première moitié du siècle existe en outre une hiérarchie des internats : en bas de l'échelle se trouvent les internats d'hôpitaux de villes non dotées de facultés ; tout en haut, l'internat des hôpitaux de Paris forme une élite nationale qui rayonne sur la majorité du territoire.

Les fonctions d'élèves internes (et externes) ont été créées dans les hôpitaux parisiens le 23 février 1802 (4 ventôse an X) par deux articles du Règlement général pour le service de santé des hôpitaux et hospices civils de Paris. Recrutés sur concours parmi les étudiants en médecine, les externes sont chargés de suivre quelques malades (les « lits ») qui leur sont attribués dans un service et de pratiquer de petits soins, les pansements. Ils participent aux interventions chirurgicales, par exemple comme anesthésistes. Contrairement aux stagiaires, souvent relégués au rang de simples spectateurs, ils occupent donc, dans le travail hospitalier, une fonction qui leur donne responsabilité et importance. *« Le chirurgien des Hôpitaux*, raille un journal médical, *au mois de mai, voit arriver dans son service une dizaine de jeunes externes frais émoulus de la salle Wagram* [lieu du concours], *ravis, émus et débordant de zèle, avides de faire et d'apprendre et à qui le tablier donne du jour au lendemain une gravité et un sérieux que l'on n'avait jamais vu aux stagiaires de la veille »*[25].

Les internes sont sélectionnés par concours parmi les externes en exercice. Ils assistent leur chef de service dans sa visite quotidienne et assurent dans l'après-midi une contre-visite ; ils servent d'auxiliaires, plus ou moins autonomes, pour les soins ou les interventions chirurgicales ; à tour de rôle, ils assument la garde, c'est-à-dire qu'ils reçoivent les entrants et dispensent les soins, le reste du corps médical hospitalier n'étant présent que le matin. En échange de ces charges, ils perçoivent une indemnité – modeste – et sont logés à l'hôpital, d'où leur nom.

Depuis le début du XIXe siècle, l'enseignement de type clinique, c'est-à-dire dispensé par des praticiens, par l'exemple, au chevet du malade, a pris le pas sur l'enseignement de type universitaire. L'hôpital est devenu le lieu privilégié de l'apprentissage de la profession. Premiers bénéficiaires de cette formation, externes et internes sont réputés comme les mieux préparés à l'exercice futur de leur profession.

Les externes peuvent rester en fonction six ans. Leur pratique quotidienne à l'hôpital conforte leurs connaissances cliniques et les distingue de la masse des étudiants sans fonction hospitalière.

Il faut être externe depuis un an révolu et ne pas avoir passé sa thèse pour pouvoir concourir à l'internat. Quatre puis cinq tentatives sont admises pour ce concours très difficile. Il implique donc un bachotage très astreignant poursuivi à chaque moment disponible. Le fils de Tristan Bernard, futur professeur de médecine, en a peint au début des années 1920 le pittoresque tableau : « *Voyez-vous cet externe qui accourt tard à l'hôpital, avec sous son bras tous les livres de Poirier et les dernières statistiques des auteurs modernes ?*

Jusqu'à une heure du matin, le pauvre s'est enfoui dans la géographie de la plante du pied et, dans quelques instants, tout de suite après déjeuner, il doit laïusser, à sa conférence, sur l'histoire des aponévroses cervicales.

Le voilà qui examine un pneumonique. Brusquement, son examen s'arrête et une vision obsédante l'amène aux terminaisons complexes des nerfs de la main...

Tout à coup, au milieu d'une visite, on le voit s'éclipser : sa mémoire brassant pêle-mêle tous ses souvenirs anatomiques, s'inquiète soudain pour un nom illustre qu'elle a complètement oublié.

L'externe n'est plus qu'une petite machine à petites questions, à petites réponses, à petits moyens.

Essayez de l'élever un peu vers quelque problème de pathologie générale, il ne peut vous écouter que d'une oreille distraite, occupé qu'il est à maintenir en équilibre tous ces petits souvenirs qui n'ont que le charme de l'instabilité »[26].

Externe et interne des Hôpitaux sont des titres hospitaliers qui ne durent qu'autant que les fonctions, mais l'usage est pour les médecins de faire suivre leur nom de la mention de leurs titres présents ou passés.

Comme tout le reste de l'enseignement médical, l'internat est dans les années cinquante sévèrement remis en cause. On le traite de « *musée de la médecine* » privilégiant des disciplines dépassées, d'« *école coranique* » reposant sur un concours purement académique et stérilisant une bonne partie du corps étudiant qui s'échine, parfois en vain, à quatre ou cinq reprises à passer un concours dont la préparation mobilise toute son énergie au détriment du véritable apprentissage de la médecine. Et la difficulté croissante du concours génère un vieillissement des internes reçus et des internes en exercice. « *Comment ne pas être frappé,* peut-on lire en 1956, *par une certaine atonie, un certain conformisme désabusé, une uniformité de pensée que cache mal l'individualisme des attitudes ?*

(...) C'est là oublier, ou ne pas voir, que ces internes sont des hommes de 28 ou 30 ans, mariés, pères de famille et ayant souvent besoin d'arrondir leur traitement par des besognes inintéressantes mais fructueuses. C'est oublier que, pendant plusieurs années, ils ont misé sur un Internat bien aléatoire et que, enfin arrivés, ils aspirent peut-être légitimement à se reposer »[27].

C'est là une doléance constante à propos de l'internat, proférée par les anciens internes eux-mêmes. Il y a assurément eu, de ce point de vue, une modification profonde de l'internat depuis le début du siècle. Après la réforme Debré et les années d'euphorie de l'instauration du plein temps hospitalier, le malaise s'est renforcé dans l'internat : nécessité de tenter un concours très ardu (moins de 10 % d'admis) pour accéder aux carrières hospitalières et, dorénavant, aux spécialités et au secteur d'honoraires libres. La compétition est d'autant plus âpre et le mal être d'autant plus répandu. En 1985, un interne de Lille exhale sa colère : *« Tout ça pour être considérés, à l'intérieur comme à l'extérieur de l'hôpital, comme des étudiants attardés. Notre vie matérielle et affective a pris des années de retard par rapport aux gens de notre âge qui ont pourtant souvent moins de responsabilités professionnelles que nous »*[28]. Entre le 22 mars et le 2 mai 1983, 90 à 95 % des internes et chefs de clinique des vingt-six centres hospitaliers universitaires français firent grève. Un interne de Lyon y consacra sa thèse l'année suivante, concluant que cette grève traduisait *« le désarroi, l'angoisse »* de jeunes qui pensaient avoir gagné leur place dans l'élite, et qui découvrent qu'il n'y aura pas de place pour tout le monde à l'hôpital public : *« Comment se résigner sans rancœur à l'anonymat, la solitude, l'immobilisme, la médiocrité, le pis-aller que représentent désormais la médecine générale, le petit hôpital local, l'exercice en ville ? »*[29]

Avec la réforme Debré puis la création des centres hospitaliers universitaires (CHU), l'externat est supprimé, l'internat intégré au cursus des études et les hiérarchies confondues. La multiplication des lits et des services hospitaliers requiert en outre des internes toujours plus nombreux. Les concours sont regroupés jusqu'à n'être plus aujourd'hui que deux : « Nord » et « Sud », passés au niveau national par les étudiants de cinquième ou sixième année. Les internats les plus prestigieux sont dévolus au choix aux candidats, en fonction de leur rang de classement. Désormais, l'internat seul ouvre la voie aux spécialités.

Au long du siècle, il y a eu un allongement de la durée des études de médecine : cinq ans en 1895, six en 1911, sept en 1934, huit depuis 1960, cursus que les étudiants parcourent en un nombre général supérieur d'années. Non seulement à cause des redoublements, mais aussi du fait des internats et des spécialisations. Aujourd'hui, un généraliste est ainsi diplômé après huit à onze années d'études, et un chirurgien en effectue entre onze et quatorze.

D'autre part, elles ont évolué vers plus de scientificité, amenant une sélection par les sciences fondamentales qui s'écarte de la tradition humaniste de la médecine. Tant et si bien qu'un arrêté du 18 mars 1992 a introduit en première année un enseignement de culture générale *« portant notamment sur les techniques d'expression et de communication et sur la philosophie et l'histoire des sciences »*. Ce qui n'est peut-être pas superflu puisqu'en 1992 et 1993, un journal d'internes des hôpitaux éprouve le besoin de rappeler longuement à ses lecteurs le principe de la rédaction médicale, sur un mode éminemment terre-à-terre : *« Éliminez les adjectifs lyriques, harmoniser les temps des verbes selon le type de données énoncées et favoriser répétitions, absence d'abréviation et concision font gagner en lisibilité ce que la rédaction médicale perd en personnalité »*[30].

Et la recherche de l'équilibre avec le volet pratique de la formation est constante, généralisée sans pourtant empêcher la sélection et la promotion d'une élite de médecins spécialistes ou hospitaliers.

Favoritisme et patronage

Les sommets de la hiérarchie médicale ont la malencontreuse réputation d'être des lieux d'intrigue où le favoritisme fait les carrières. Cette réputation doit d'ailleurs beaucoup à ce qu'en disent les médecins, jamais tendres entre eux. Il n'empêche que ce sujet ne soit d'un abord difficile, par manque de matériaux. En certaines occasions, généralement scandaleuses, ceux-ci affleurent et donnent soudain l'instantané d'une situation. C'est ainsi que mai 1968 se fit, dans les facultés de médecine, à grands cris contre le « mandarinat ». Avec une grande finesse polémique, cette image faisait des patrons de médecine des gardiens de la tradition, arrivés vidés de toute substance à l'apogée d'une carrière jalonnée de concours formalistes, dénaturés par le favoritisme, patrons qui ne tendaient eux-mêmes qu'à reproduire sans fin le même système sclérosé en plaçant à leur tour leurs élèves. Soudain, les acteurs eux-mêmes se mirent à raconter les manœuvres coulissières et les marchandages présidant aux nominations, les longues patiences et la souplesse d'échine de candidats ayant encore besoin d'un patron pour franchir un degré supplémentaire.

Autre exemple : en 1932, l'ampleur des fraudes de tous ordres, de la part de candidats et, peut-être, d'examinateurs, avait conduit à l'annulation du concours de l'internat, sur fond de suicide, d'interpellations à la Chambre des députés et de campagnes de presse.

Est-ce à dire que le monde hospitalo-universitaire français ne mérite que le blâme et le discrédit ? Ce serait oublier un peu vite qu'il ne tranche pas violemment sur le reste de la société et qu'il n'a pas produit une médecine d'incapables qui ferait de la France la risée des autres pays occidentaux. En 1957, à propos des péripéties de l'annulation d'un concours frauduleux pour le médicat des hôpitaux de Paris, le ministre de la Santé énonçait devant les députés ce paradoxe: *« Le corps des médecins des hôpitaux de Paris présente deux caractères essentiels, le premier étant que son recrutement n'est pas bon et le second que, malgré tout, d'une manière générale, il s'agit d'un corps de très haute valeur »*[1]. Alors ? Nous essayerons d'envisager le favoritisme, les patrons, le système de cooptation dans ses tenants et ses aboutissants. Et pour plus de sérénité, nous nous proposons de centrer cette étude sur la période antérieure à la réforme Debré de 1958.

Avoir des patrons

Il faut tout d'abord garder à l'esprit que la médecine est essentiellement une profession libérale. Une profession d'hommes libres, donc, qui ne doivent leurs succès qu'à leur travail et leur talent, et non à la faveur. Dans ce paysage idyllique, une exception de taille: les fonctions hospitalo-universitaires. L'accès s'en fait par concours. Mais, passés les premiers échelons (en principe l'externat et l'internat), le nombre de candidats potentiels se resserre assez pour faire perdre aux concours tout caractère d'anonymat. D'autant plus que ces concours qui se déroulent à l'échelon local et non national, sont jugés directement par les maîtres avec lesquels travaillent, ont travaillé ou pourraient travailler les candidats.

Le favoritisme y joue en quelque sorte ouvertement dans les limites d'une compétence suffisante et de l'affrontement des diverses influences. A titre d'exemple, voici quel est le déroulement du prosectorat de la faculté au début des années vingt. Une quinzaine de candidats concourent pour deux places. Ils traitent en quelques heures par écrit trois questions d'anatomie. Quelques jours après, lecture des copies avec annonce des notes. Un premier classement s'établit. Chacun peut commencer à juger des rapports de force en présence. L'épreuve suivante consiste en un oral d'anatomie. Puis anatomie au tableau. A chaque étape, les notes modifient le classement et accentuent les tendances. Enfin, médecine opératoire et dissection, les préparations étant tirées au sort. Mais les juges tiennent généralement compte de la difficulté de la pièce et montrent moins d'indulgence au « bénéficiaire » d'un cadavre maigre et bien conservé. A moins d'une erreur grossière, le candidat sait d'emblée à quoi s'attendre, en fonction de sa valeur et de la composition du jury. C'est ainsi qu'un patron peut demander à ses élèves candidats de s'abstenir de lire leur copie et de se retirer par là-même du concours, arguant qu'ils n'ont aucune chance d'être nommés cette fois et qu'en se maintenant, ils ne feront qu'indisposer le jury à leur égard, ce qui pourrait leur nuire pour l'avenir. C'est là la contagion d'un principe réglementaire pour le concours du Bureau central des hôpitaux de Paris : la nécessité de la double admissibilité avant d'être reçu. En clair, à chacun son tour, dans un ordre chronologique à peu près fixé d'avance.

On comprend que, dans ces conditions, plus on a de chances d'avoir des appuis dans un jury, plus on a de chances de réussir. La base de tout est donc d'avoir le plus de patrons possibles, décidés à vous aider, y compris pour les plus puissants d'entre eux, en sollicitant d'autres patrons.

Les candidats au *cursus honorum* ont donc absolument besoin des patrons. Mais, au-delà de cette évidence, la réciproque est vraie car la situation prend toujours une figure dynamique qui exige d'incessants exercices d'équilibre.

De même que la biographie des anciens internes s'accompagne de l'énumération de leurs maîtres, celle des plus grands patrons se clôt par l'évocation de leurs élèves prestigieux. Dans ses souvenirs, Antonin Gosset égrène ainsi le nom de trente-sept chirurgiens des hôpitaux de Paris qui furent ses disciples. Joseph Pasteur Vallery-Radot se charge de l'hommage de l'Académie de médecine à André Lemierre en précisant que trente-cinq de ses anciens élèves sont devenus médecins des hôpitaux de Paris. C'est là la mesure chiffrée d'une maxime enracinée dans ce milieu : c'est à ses disciples qu'on juge le maître.

Le patron, en effet, doit s'efforcer d'enseigner aussi aux mieux doués *« le métier, qui n'est pas simple, de chef d'école »*. A commencer par ce principe : il faut être soucieux de l'avenir de ses élèves. Aussi les patrons partagent-ils, sans pose, une part de l'émotion de leurs candidats durant les concours.

L'ambition de tout patron pourrait aboutir dans la formation d'une école. Ceci passe par la transmission d'une compétence reconnue, la constitution d'une équipe, le « verrouillage » de la position. Il s'agit d'abord de promouvoir ceux de la « boîte ». Dès qu'il a été externe dans une « maison » puissante, le candidat à l'internat peut avoir confiance dans les anciens élèves de la même maison qui pourraient figurer dans le jury. Car le chef d'école justifie aussi sa position en étant capable de « placer les siens ». Les années passant, il dispose ainsi d'un vivier d'anciens élèves arrivés à leur tour et qui continuent à favoriser les poulains de leur « maison » d'origine. En ce sens existent bien des « patrons de patrons ». Les internes passent d'ailleurs souvent par les services des anciens élèves du grand patron. Cette pratique renforce à la fois la cohérence de la formation et les liens entre les différentes générations de la maison. Elle permet en outre le glissement générationnel qui garantit aux plus jeunes des appuis durables. Un patron vieillissant garde son pouvoir d'attraction si sa succession paraît disposée à hériter de ses obligations comme de ses loyautés. En cela, les élèves contribuent jusqu'au bout à « faire » le patron.

On comprend aussi que, dans les jurys, les patrons paient de leur personne dans des marchandages au couteau, prêts à brandir la menace de démission qui pourrait faire annuler le concours. C'est ainsi que le système d'entente, généralement bien rôdé, connaît des ratés. Un interne des années vingt a raconté comment il échoua ainsi au concours pour devenir aide d'anatomie : *« Cette année-là, le tirage au sort du jury me fut favorable : les noms de Robert Proust et de Pierre Moulonguet, mon ami très cher, sortirent : leur entente paraissant certaine avec les deux autres, Jean Quénu et Michon, qui soutenaient le candidat, disait-on, "de l'archevêché", c'est-à-dire de l'association des étudiants en médecine catholique, dite "conférence Laënnec". Mais Quénu voulait un engagement ferme "quoi qu'il arrive". Proust refusa. Quénu, persuadé que mon patron, connu comme adroit manœuvrier, méditait une autre combinaison, conclut avec deux autres juges soutenant un troisième candidat S.B., un accord, ferme celui-là »*[2].

Pour espérer réussir une carrière, il faut donc avoir derrière soi des hommes en place décidés à vous aider, non seulement en vous transmettant leur savoir, mais aussi en utilisant à votre profit leur influence. C'est ici que peut intervenir le népotisme. Car dans ces circonstances, le fait d'appartenir à une famille médicale, *a fortiori* à la famille d'un patron, offre d'inégalables atouts, en matière de relations, de sûreté des choix, mais aussi parce que l'on est plus tôt que les autres « au courant ».

Reproduction familiale ou népotisme ?

La filiation constitue le moyen le plus immédiat de la reproduction familiale. Répétée de génération en génération, elle finit par créer de véritables familles médicales qui s'augmentent de parents par alliance. L'exemple et la reproduction peuvent d'ailleurs s'entendre au sens large : il n'est pas rare que les internes aient été précédés par un oncle ou un cousin plus ou moins éloigné. Elle se caractérise ainsi par une imbrication des niveaux de parenté : pères, fils, cousins, frères, oncles et neveux s'y côtoient. Cet exemple a le mérite de rappeler l'étymologie du mot népotisme qui vient de « neveu ». Mais la marque la plus étonnante de l'internat est sans doute contenue dans ses « dynasties de gendres ».

Si en 1935, 28 % des gendres des membres de l'Académie de Médecine appartenaient à l'élite médicale, ce n'était le cas que de 16 % des fils des académiciens. La raison en est simple : si l'on ne choisit pas son fils, on choisit son gendre. Lorsqu'une fille de patron à l'occasion de rencontrer un futur médecin, il a souvent franchi les premiers degrés de la sélection hospitalière. Les chefs de service reçoivent leurs internes chez eux, parfois pour des dîners, aussi pour la préparation d'articles ou d'ouvrages ; les chirurgiens emmènent les leurs pour opérer « en ville » ou dans leurs cliniques. En dehors de l'hôpital, les contacts sont possibles et, donc, les rencontres. Mais le phénomène le plus intéressant est sans nul doute la répétition du procédé de génération en génération, qui conduit à la création de véritables « dynasties de gendres ». Le record absolu, à la génération de l'entre-deux-guerres, semble être détenu par le futur professeur et académicien Raymond Garcin qui est le sixième d'une série ininterrompue de gendres professeurs et académiciens, dont le premier était né en 1791[3]. Plus encore que pour les fils existe dans cette filière une spécialisation à l'identique qui s'explique par une rencontre originelle sur le terrain professionnel. Il est fréquent que ces gendres fassent de belles carrières. Mais ce n'est pas la règle absolue. Il est clair que l'impression est en partie biaisée par le fait que la biographie des membres de l'élite hospitalo-universitaire est beaucoup mieux connue que celle des autres anciens internes et leur mariage avec une fille de patron apparaît *rétrospectivement* comme un élément de leur carrière. En fait, il faut tout de même se demander s'ils ont réussi parce qu'ils étaient des gendres ou s'ils ont eu l'opportunité de devenir des gendres parce qu'ils avaient déjà un potentiel. Malgré son côté simplificateur, cette seconde proposition paraît rendre mieux compte de la réalité que l'explication par un népotisme draconien. En effet, nombreux sont les membres de l'élite hospitalo-universitaire qui ne sont pas des gendres (ni des fils). Par ailleurs, certains « gendres » n'ont pas pour beau-père celui qui a fait leur carrière. Enfin, les gendres d'un même beau-père réussissent plus ou moins. Des deux gendres du professeur Pinard, un seul parvient au faîte des honneurs, celui qui pratique la même spécialité. Cet exemple illustre la complexité du phénomène des gendres : à partir de certaines prédispositions, un patron peut favoriser la carrière de son gendre, mais toujours de façon beaucoup plus efficace à l'intérieur d'une spécialité. En ce sens, les dynasties de gendres recoupent souvent les « écoles ». Dans le vivier des disciples, les affinités permettent de distinguer un sujet bien doué qui sera naturellement aidé dans le *cursus honorum* dont l'apothéose pourra le sacrer à son tour chef d'école.

Quoique fort visibles, les cas de reproduction familiale (étroite ou étendue) ne constituent qu'une minorité. Comment réagit le reste du corps médical ? Et en quoi ces réactions reflètent-elles l'état d'esprit et la situation durant cette période ?

En fait, c'est le silence qui reflète l'acceptation généralisée du phénomène. C'est une réalité dont il faut s'accommoder : il y a les fils de patrons et les autres. Bien sûr. Parmi les internes ne règne aucune hostilité de principe. Cette résignation est d'autant plus aisée que tout le monde peut, potentiellement, participer du système et que la reproduction familiale, loin d'être un objet de scandale, est une valeur reconnue par tous dans le milieu médical. Après tout, le texte du serment d'Hippocrate stipule : *« Respectueux et reconnaissant envers mes maîtres, je rendrai à leurs enfants l'instruction que j'ai reçue de leurs pères »*.

Lorsqu'en 1925 elle consacre un article au professeur Lereboullet, *La Vie médicale* note : *« Il appartient à une belle lignée médicale qui conformément à une tradition de plus en plus abandonnée, se continue encore aujourd'hui dans la personne de son fils, interne des hôpitaux, dont la carrière s'annonce déjà pleine de promesses »*[4].

Le népotisme n'est donc que le revers, accepté, d'une reproduction familiale revendiquée comme une force et un honneur pour la médecine. Dans ces conditions, les gendres, eux-mêmes, sont admis. A l'occasion de la leçon inaugurale du professeur Couvelaire qui succède en 1931 à son très éminent beau-père, la presse raille un peu mais ne s'indigne pas: *« Il était jeune agrégé quand il fut élu professeur sous d'impérieux auspices, malgré de très gros concurrents, au physique comme au moral. En cette circonstance, on a prononcé le mot de népotisme. Il semble qu'il ne soit permis d'user de telles expressions que dans un sens non péjoratif. Sans paradoxe et sans extrême, on peut soutenir qu'un maître connaissant mieux que d'autres la valeur intime des siens est en droit de s'essayer à les imposer par de savantes combinaisons dans l'intérêt général. Dans ce cas, a-t-on le droit moral d'enfreindre certaines traditions respectables qu'on estime surannées et relatives ? Subjudice …*[5]

En outre, ce qui est avalisé par l'élite – sous peine de passer pour un aigri – n'a que peu de raisons d'être critiqué par la masse des praticiens tenus hors du champ de lice. Ceci explique que les étudiants débutants, qui se situent encore dans une perspective ouverte, soient les seuls à faire entendre parfois des protestations, protestations qu'aucun groupe n'est intéressé à relayer. La contestation ne gagne les hautes sphères que si le népotisme vient léser les intérêts corporatifs du groupe et non plus les intérêts d'individus.

Les études de George Weisz ont montré que les gendres ont tout de même plus de chances que les fils d'appartenir à l'élite médicale. La « double sélection » des gendres y est pour beaucoup. L'internat en effet est, à la base, une formule qui a justement relégué le népotisme au second plan. Celui-ci a beau y survivre, il demeure marginalisé et ne détériore pas le système qui reste ouvert à tous les candidats de valeur. Etre un fils ou un gendre est un avantage, mais ni un impératif ni une garantie: *« Cela pourrait s'expliquer, du moins en partie, par l'instauration d'un système de concours et par le fait que les relations personnelles et les liens de parenté devenaient beaucoup moins pertinents au XXe siècle qu'ils n'avaient été au XIXe siècle »*[6].

La situation, en effet, ne se compare tout de même pas à la flambée de népotisme qui parcourut Paris entre le premier et le second Empire. Erwin H. Ackerknecht s'est livré à des récapitulations qui donnent le vertige[7].

Tout le monde a donc sa chance, à condition de parvenir à se gagner des patrons pendant l'internat, période déterminante, puis à les conserver. Ce qui n'est pas sans douleur parfois lorsqu'il faut, tour à tour, chef de clinique, assistant, agrégé, continuer à plier l'échine devant un patron qui garde en main les clefs des carrières de ses élèves. Le poids en sera sans doute d'autant plus lourd avec l'instauration du temps plein hospitalier qui prive les jeunes médecins de la soupape de sécurité du travail extérieur.

Parvenir

Pour pouvoir se présenter à l'internat, il fallait fournir un certificat attestant qu'on avait rempli son service d'externe avec *« zèle, exactitude et subordination »*. Le rapport entre l'interne et son patron est d'abord un rapport d'autorité. Certes, le chef de service est responsable pour son interne (qui n'est pas médecin en titre) face aux malades ou à l'Assistance publique. Le rapport professionnel hiérarchique se double d'une relation enseignant, enseigné qui implique un jugement de valeur. Ainsi le chef de service note-t-il son interne à la fin de son passage dans son service. La nature des appréciations permet de juger ce que sont les valeurs dominantes. Le savoir (instruction-compétence) l'emporte de très peu devant le dévouement. Puis viennent l'assiduité (zèle-régularité-ponctualité), le travail, l'intelligence et les « qualités morales ». La maturité, l'autorité, le caractère n'occupent que des positions très accessoires. Les bonnes notes sont de loin les plus courantes et les notes médiocres sont exceptionnelles. Les reproches les plus habituels (quand ils sont précisés) portent sur le manque de zèle ou d'assiduité. Il existe aussi une part non négligeable de très bonnes notes. En dehors de qualificatifs globaux (excellent, de premier ordre, distingué, hors ligne, jamais de meilleur), elles insistent sur les notions de collaboration et d'avenir (*« doué des qualités qui font les bons chefs de service »*). Ces classements sont très cohérents. Ils mettent au tout premier plan les qualités indispensables aux médecins en général, telles que l'idéologie professionnelle les conçoit : le savoir et le dévouement, orientés dans l'intérêt des malades. Ensuite apparaissent les qualités propres à des élèves encore en formation (travail, intelligence). Mais ce qui semble constituer le caractère indispensable d'un médecin hospitalier largement autonome (au moins pendant les gardes) est, somme toute, minimisé : maturité, autorité. Comme si les chefs de service tenaient à bien démarquer les rôles et à souligner que les internes sont encore en devenir.

Les internes comparent couramment ce système au compagnonnage, surtout pour cette relation entre le maître et l'apprenti.

Le « Tour » de deux à sept ans étant remplacé par la pérégrination de service en service. Des analogies existent, mais elles en restent surtout aux apparences. La ressemblance tient plutôt à des formes extérieures : ni le caractère de la transmission du savoir de génération en génération, ni l'affiliation par cooptation après des épreuves de capacité ne sont propres au compagnonnage. Ce modèle d'autorité paternaliste ne se différencie pas de la plupart de ceux qui sont en vigueur dans la société française.

Léon Daudet a renoncé avec éclat à la carrière médicale en publiant, en 1894, *Les Morticoles*. Sous une forme romancée, la charge, souvent outrancière et parfois nauséabonde, s'en prend à l'élite hospitalo-universitaire parisienne. Entre autres trouvailles, elle dépeint la pratique du *« lèchement de pieds »* qui, avec force détails, symbolise bien sûr la contrepartie du favoritisme. Daudet ne faisait toutefois que relancer un débat aussi vieux que les concours. Le favoritisme, les ententes n'étaient certes pas seulement des rumeurs. Au sein des jurys, personnalités, affinités et coteries emportaient assez couramment la décision. L'entre-deux-guerres ne fait pas exception et est jalonnée d'incidents ou de scandales susceptibles, tel celui de 1932, de prendre une ampleur nationale. Pourtant, rien ne semblait pouvoir venir à bout de pratiques qui relevaient en fait de la substance même du mode de fonctionnement et de reproduction de la profession.

Quoiqu'un peu délicat, le sujet n'est pas censuré dans les souvenirs ou les témoignages des anciens internes. Ils en parlent en général sans amertume. Et c'est par eux que se révèlent les principes ou exemples de cette pratique.

Si les relations personnelles ne jouent pas seules, elles demeurent primordiales. Pour les créer, les entretenir, pour se gagner des patrons, il ne suffit pas toujours de faire son travail avec compétence et ponctualité. Et l'empressement est encore un des moyens les plus simples de se faire remarquer. Un étudiant en médecine du début des années soixante confirmera d'ailleurs la pérenne vitalité de ce principe : *« Au-dessus de la mêlée se détachèrent vite quelques arrivistes, nés agrégés, prêts à tout pour réussir le concours »*[8]. En la matière cohabitent deux écoles. Ceux qui reconnaissent l'existence du phénomène et proclament fièrement qu'ils se sont abstenus. Et ceux qui reconnaissent l'existence du phénomène et sont moins pudiques. Lucien de Gennes appartenait à la catégorie des pratiquants lucides et s'était fait remarquer durant son internat par une maxime de circonstance : *« Mon vieux, tu peux fouiller la littérature médicale, tu ne trouveras pas une seule observation d'accident grave à la suite d'un coup d'encensoir »*[9].

La plupart du temps, les jugements sont sévères et la peinture peu amène, des complaisants *« lèchements de pieds »* de Léon Daudet aux *« hémorroïdophages »* diagnostiqués par un rédacteur (anonyme) de *L'Echo des Etudiants* en 1920 : *« Servis par un égoïsme agressif, une volonté indomptable dans le mal, un sens aigu des faiblesses humaines, une souplesse et une absence de scrupules terrifiants, ils gravissent une à une les étapes de la notoriété et, de périnées en périnées, arrivent automatiquement à leurs fins. Le jour survient enfin où, gonflés de venins et de sottises, ils remplacent leur maître sur la chaise curule tant convoitée. (…) On va criant partout que l'élite se meurt en France. C'est vrai : c'est l'hémorroïdophagie qui l'a tuée »*[10].

Avec moins d'invention polémique mais plus de justesse, Robert Merle d'Aubigné a donné une explication convaincante : *« La compétition pour les faveurs du patron était ardente ; d'où une atmosphère d'adulation qui choquait certains »*[11].

En effet, au-delà des morceaux de bravoure littéraire, la cohabitation avec le patron est plus ou moins aisée. Dans nombre de cas, l'admiration n'est pas feinte : l'élève est enclin à se trouver des modèles, humains ou professionnels, le travail en commun rapproche. Mais certains maîtres règnent en despotes sur leur service et, plus souvent, leur clinique. Léon Daudet a laissé le tableau saisissant de l'entourage de Charcot dans les dernières années du XIXe siècle, soumis aux caprices de la vedette internationale de la médecine parisienne[12]. A quelques décennies de distance, le chirurgien Henri Hartmann, titulaire de la prestigieuse clinique de l'Hôtel-Dieu, passe ses colères sur ses assistants de tous niveaux dont la carrière est en grande partie liée aux lubies du maître. Mais de même que l'attachement de l'élève n'est pas toujours calcul, la protection du patron n'est pas forcément guidée par d'étroites considérations de chapelle, qui ne feraient du candidat que *« le porteur d'une casaque aux couleurs de la Maison qu'il représentait »*[13]. Les patrons cherchent naturellement à promouvoir *« celui qui, au cours d'années de travail en commun, a montré qu'il en était digne par son intelligence, son travail et les services rendus »*[14].

Il n'y aurait rien là que de très légitime si les juges n'étaient prêts dès lors à consentir quelques entorses aux principes du concours. En 1934, le directeur général de l'Assistance publique de Paris rapportait les propos tenus par un membre du jury de l'internat au cours de la discussion des notes : *« Toute la question est de savoir si nous jugeons d'après la valeur des épreuves ou d'après les états de service du candidat»*[15], avec une préférence affichée pour la seconde proposition.

Le nœud du problème réside en fait moins dans le patronage et le clientélisme que dans la manière dont ils se déploient. Un ancien patron reconnaît en toute bonne foi : *« Il est normal que le patron cherche à faire accéder au grade et à la fonction supérieure* [son élève] *(...) même si les épreuves théoriques auxquelles il est soumis ne sont pas absolument satisfaisantes*[16].

Ce raisonnement contredit le principe des concours qui régissent les carrières hospitalières et universitaires, ce qui est la source d'éclats à répétition.

Comme dans le cas de népotisme, les hospitalo-universitaires possèdent de récurrentes justifications du favoritisme dont il convient toutefois d'user à tour de rôle car elles sont plutôt contradictoires entre elles. Discours officiel : ces histoires de favoritisme relèvent du faux procès, il n'y a qu'à voir les résultats à long terme. Fausse confidence : d'ailleurs, n'est-il pas très légitime d'aider un candidat méritant et de valeur que le hasard des concours aurait mis en légère difficulté ? Conclusion d'ensemble : le plus simple serait encore de supprimer l'anonymat qui n'a pas éliminé le favoritisme – marginal – mais qui est fauteur de fraudes.

Ainsi qu'il a été dit, les juges ne se cachaient pas pour dire qu'ils préféraient faire passer les candidats dont ils connaissaient le travail plutôt que de s'en remettre à l'aveugle justice du concours. L'opinion s'était répandue qu'on ne jouait d'ailleurs que sur les marges. Les mieux intentionnés soutenaient par ailleurs que la quantité même des recommandations diverses finissait par les vider de sens en les faisant se neutraliser entre elles : *« Fort de l'expérience que j'ai de ce concours, non seulement pour l'avoir passé, mais pour l'avoir présidé, qu'il me soit permis de faire le point, en quelques mots, au sujet du favoritisme qui, prétend-on, y sévirait. Certainement, la pratique des recommandations, même des pressions à l'occasion (qu'elles soient évasives ou insistantes) s'exerce à un point incroyable. Mais il y a onze juges* [ce nombre varie au cours de la période], *qui n'ont pas tous les mêmes relations ni les mêmes poulains. (...) Les unes neutralisent les autres de sorte que ce grand jeu d'influence se révèle à peu près vain »*[17].

Parce que le corps médical savait à quoi s'en tenir sur le sujet, l'opinion commune était que celui qui s'engageait sur la voie des concours le faisait en connaissance de cause. Les usages sont en effet clairs et se font de plus en plus contraignants au fur et à mesure que l'on s'élève dans la hiérarchie des concours: *« 1°) celui qui a "son" jury passe d'abord; 2°) lorsqu'un patron doit choisir entre deux de ses élèves, il fait passer le plus ancien. Comme au jeu de l'oie, renouvelé des Grecs, il y a la règle du concours. Que ceux qui ne veulent pas la suivre abandonnent et fassent de la clientèle »*[18].

Ainsi les journaux médicaux jugent-ils peu *fair-play* les candidats mécontents qui en appellent à l'opinion. Comme le rappelle la Corporative des étudiants en médecine de Paris, c'est un crime contre l'esprit de corps: *« Le pis de l'affaire est que l'énormité du scandale attire l'attention publique. Il en résulte un discrédit considérable qui rejaillit sur le corps médical tout entier. Le Quatrième état suit avec intérêt ces signes de décadence, voire de décomposition, qui se manifestent dans un corps, jusqu'ici réputé pour ses qualités de probité et de désintéressement; il est trop heureux de voir s'écrouler la puissance morale que constituaient le corps médical et les maîtres de la Faculté »*[19]

De l'avis général, les griefs sont toujours formulés par des évincés qui n'admettent pas leur échec, *« de redoutables fabricants de venin »*[20]. Si bien que l'internat a beau jeu de contre-attaquer: *« Et pour laisser planer aujourd'hui sur une cohorte si brillante ne fut-ce que la suspicion d'une origine par la faveur, il faut obéir à un sentiment assez méprisable de rancune et de basse jalousie.*

Qui sait si ceux qui apportent à l'injustice tant de précisions, ne sont pas tout simplement ceux-là même qui en furent d'abord les bénéficiaires jusqu'au jour où, fatiguée de les soutenir, la protection mit, en se refusant un terme définitif à leurs espérances et à leur avancement? »[21].

A dire vrai, Léon Daudet illustre cet état d'esprit. Ce grand contempteur du favoritisme avait été à l'origine bien content, en choisissant la médecine, de compter, grâce aux relations de son père, *« trois illustres répondants et protecteurs »*. Ce n'est que lorsqu'il fut la victime d'un marchandage de jury, au lieu d'en être le bénéficiaire, qu'il se découvrit des ardeurs de redresseur de torts.

Le terme d'école, ou de maison, a été préféré ici à des expressions plus polémiques telles que clique, clan, chapelle ou clientèle. Quoique cette dernière présente un intérêt, elle paraît tout de même réductrice. Il existe bien entre patrons et disciples un échange de services, mais celui-ci s'inscrit dans le cadre d'une compétence sanctionnée. Certes, les concours reflètent le jeu des influences qui s'opposent ou s'allient, mais ils tracent des limites au pouvoir du favoritisme.

Trop d'étudiants en médecine ?

On aura amplement l'occasion de constater que la pléthore médicale, l'inflation médicale ou quelque nom que l'on ait utilisé au fil des années représente l'un des principaux sujets de préoccupation du corps médical. Or, qu'il y ait trop de médecins en exercice implique à l'origine qu'il y ait trop de médecins en formation. Le trop grand nombre d'étudiants détermine par ailleurs une détérioration des conditions d'enseignement. Les stagiaires se plaignent de se presser dans les services de clinique, d'être souvent trop loin pour voir et entendre ce qui se dit durant la visite. Les professeurs et les agrégés ne sont pas moins mécontents. En 1932, ils ont tenu à protester solennellement : *« Il est impossible, en raison du nombre croissant d'étudiants, d'organiser sérieusement les travaux pratiques et les stages hospitaliers ; les locaux et le matériel suffisent à peine pour recevoir 750 étudiants par année ; le personnel est également insuffisant pour donner l'enseignement pratique à un plus grand nombre d'étudiants.*

Il est impossible de tolérer plus longtemps l'encombrement des salles de travaux pratiques et des services de clinique, on ne saurait faire indéfiniment appel au dévouement bénévole des chefs de clinique et de leurs collaborateurs »[1]. En 1970, les enseignants et les étudiants du CHU Lariboisière – Saint-Louis dénonceront les conditions matérielles de leur travail sous le slogan : *« 3 000 étudiants dans 180 m^2 »*[2].

Jusqu'à la fin des années soixante, ce sujet n'a jamais été abordé sous l'angle de la sélection. En effet, s'il y avait quelques médecins pour s'étonner que les vétérinaires soient seuls recrutés sur concours, l'immense majorité des médecins et plus encore le corps professoral étaient trop attachés aux traditions universitaires pour envisager l'éventualité d'instaurer un concours à l'entrée de la faculté de médecine.

Femmes, étrangers et juifs : les indésirables de l'entre-deux-guerres

A ce souci obsessionnel correspondaient donc plutôt des solutions visant non à sélectionner les meilleurs mais à éliminer certaines catégories. Les femmes par exemple dont la présence fut, durant les années 1920 encore, objet de controverses et de sarcasmes. Jusqu'à la guerre de 1914, les étudiantes en médecine étaient restées des exceptions. Ces femmes, souvent dotées d'un tempérament peu ordinaire, avaient eu fort à faire pour surmonter les interdits et vaincre quolibets et hostilité. C'est sous bonne escorte qu'une Anglaise très entêtée avait présenté, en vain, la première, le concours de l'internat des hôpitaux de Paris. Il revint à une Américaine de le réussir en 1887, première femme à être interne alors que le concours existait depuis 1802. Ces étudiantes étaient dans de nombreux cas étrangères, les jeunes Russes fournissant le plus fort contingent, telles que décrites, par exemple, par Georges Duhamel dans *La pierre d'Horeb* sous les traits de Daria Herenstein. *« Ces femmes n'étaient pas, à mes yeux, des femmes comme les autres : en elles, je distinguais déjà des condisciples et des concurrentes.*

Je suis plutôt féministe, comme on disait en ce temps-là. Je professe que la femme doit être, en tout, l'égale de l'homme. De l'homme, sans doute. Non de moi. Le sentiment que je pouvais être supplanté par une femme dans mes études, dans mes conquêtes intellectuelles, ce sentiment me remplissait de vergogne et de colère. A voir des femmes dans nos rangs, je me sentis fouaillé d'ambition superbe »[3].

La Première Guerre mondiale bouleversa ce paysage. D'abord par un effet mécanique : les hommes étant au front, c'était autant de places proposées aux femmes qui devenaient indispensables pour faire fonctionner des services hospitaliers en partie vidés de leurs médecins et élèves de médecine. Leur renvoi plutôt brutal, après l'armistice, n'annula toutefois pas l'avancée accomplie. La gêne des familles bourgeoises, la vie chère, le nombre de veuves et de jeunes femmes condamnées au célibat par l'hécatombe masculine montraient de plus en plus que les femmes devaient envisager d'avoir à subvenir à leurs besoins. Françoise Dolto, née en 1908, s'expliquait ainsi de sa volonté d'entreprendre des études de médecine : *« Je crois que c'est l'expérience de la guerre de 1914 qui m'a amenée à choisir un métier qui me donne prise sur l'avenir, référé au présent et au passé. (...) L'idée s'est enracinée en moi qu'une femme qui élève des enfants doit avoir appris un métier avant de se marier pour que, s'il arrive un malheur à son mari, par la guerre, un accident ou une maladie, elle puisse continuer à assurer à ses enfants vie et éducation qu'elle et son mari préconisaient pour eux »*[4]. En 1913, les étudiantes représentaient 6 % de l'effectif de la faculté de médecine de Paris, 20 % entre 1915 et 1917, 10 % depuis 1919, aux dires, en 1929, du doyen de la faculté[5]. A partir de 1935, cette proportion s'élève pour atteindre environ 15 %. Le pourcentage des femmes parmi les étudiants connaît donc une croissance très lente. Il est en outre sujet à de forts à-coups. Chaque crise contribue à le faire régresser et contrarie brutalement son *trend* naturel. On a dit que les normalisations d'après-guerre se font au détriment des femmes. De même, elles sont les premières victimes du brusque durcissement de la concurrence qui caractérise les années 1930-1935.

Toutefois, le médecin qui, en 1927, écrit qu'il est *« cent fois préférable pour nous d'avoir des femmes qui "pondent" des artisans et des soldats plutôt que des articles de médecine »*, fait déjà figure d'attardé[6]. Dans la presse médicale la plus conservatrice, on traite déjà de *« ridicules »* les *« vieux arguments antiféministes »*. *« Les études médicales n'ont, il faut le reconnaître, rien de particulièrement difficile et je crois qu'un esprit médiocre peut parfaitement s'en tirer. Non que je veuille médire en aucune manière des femmes, ni prétendre que leur cerveau est autrement fabriqué que le nôtre. Je n'en sais rien au surplus ! Je veux dire que la médecine, celle qui conduit au doctorat et s'y arrête, demande surtout une bonne mémoire, et que les femmes en sont pourvues. (...) Notre temps, de moins en moins, jette le discrédit sur la femme qui s'efforce honnêtement de gagner sa vie »*[7]. Il faut dire que l'expérience a montré aux médecins que leurs consœurs ne constituent pas une concurrence bien menaçante : *« presque toutes, elles s'orientent infailliblement vers la puériculture ou le mariage, par lequel elles sortent de la médecine et rentrent dans le cadre commun. La nature se venge d'avoir été refoulée. Aussi bien il faut dire qu'elles ont, en général, assez peu de succès de clientèle»*. Là est le fin mot de cette indulgence. Cantonnées à quelques spécialités comme la pédiatrie, l'ophtalmologie et la gynécologie (à l'exception de l'obstétrique), exclues aussi bien de la chirurgie que de la médecine générale, confrontées à une clientèle réticente, les femmes n'accèdent en outre pas aux échelons supérieurs de la hiérarchie médicale. D'où cette optimiste conclusion: *«Je m'adresse aux étudiantes qui ont toute ma respectueuse sympathie et leur dis: "Mesdemoiselles, pratiquez la médecine si vous avez vraiment la vocation, mais ne vous mariez pas. Et si d'aventure, vous vous mariez, redevenez des femmes tout court" »*[8].

Les étrangers, d'autre part, furent de 1925 à la fin des années 1940, dans le collimateur des doyens de faculté, des médecins et des étudiants en médecine. Or, la loi du 10 août 1927, facilitant l'acquisition de la nationalité française, provoque une brusque augmentation du nombre des médecins demandant leur naturalisation. La tendance est assez marquée pour qu'un journal modéré comme *La Vie médicale* se mette, à partir de 1928, à relever systématiquement dans le *Journal Officiel* les décrets de naturalisation des étudiants en médecine et des médecins. Cet effet conjoncturel est d'abord perçu comme le début d'un mouvement de fond aux conséquences arithmétiques vertigineuses, puisqu'au même moment le nombre des étudiants étrangers inscrits dans les facultés de médecine se met à augmenter. Surtout, il est interprété comme une manœuvre délibérée des pouvoirs publics pour amener la reddition des opposants aux Assurances sociales ou les submerger sous le flot de médecins à leur solde car portés à la «fonctionnarisation»: *«Que diraient les internationalistes et le Grand-Orient, et la Ligue des Droits de l'Homme! Toucher aux juifs d'Europe centrale qui viennent s'installer chez nous comme en pays conquis! Y pense-t-on? C'est trop d'honneur qu'ils nous font, de venir prendre la place de nos fils, de venir nous parler en maîtres! Et puis, les avoir là, sous la main, ces médecins que les traditions françaises n'embarrassent pas, c'est si commode pour briser la résistance éventuelle des praticiens français à la Loi des Assurances Sociales... (...) ce n'est pas encore demain qu'on nous défendra contre l'assaut des mercenaires: vous ou moi nous ne comptons pas en face d'eux. Victor Basch ne veut pas qu'on y touche. Léon Blum non plus»*[9].

Parallèlement, la revendication s'organise. La Fédération des associations d'externes demande ainsi en 1930 que, pour les concours hospitaliers, le nombre des étrangers reçus soit limité à 10% et toujours en surnombre. *«La proportion des étrangers venant étudier la médecine en France est sans cesse croissante. Elle est la juste conséquence du renom de nos Facultés et de nos disciplines – mais aussi de certaines lois ou difficultés qui, dans les pays de l'Europe centrale, obligent les étudiants israélites en particulier à s'exiler pour s'adonner aux études médicales. Notre pays leur offre une généreuse hospitalité, et c'est à son honneur.*

(...) La proportion des étudiants étrangers, leur naturalisation souvent excessive, peut porter, si l'on n'y prend garde, à notre carrière déjà surchargée, un coup mortel».

C'est la première fois qu'un *numerus clausus* – qui ne dit pas son nom – est ainsi envisagé[10].

A la faculté de médecine, le ton monte. Aux notes semi-confidentielles succèdent les rapports officiels. En 1930, le nouveau doyen, Victor Balthazard, qui se trouve être l'un des plus vigoureux contempteurs des Assurances sociales, inclut dans son rapport annuel au recteur cinq pages intitulées *«la pléthore médicale»*. S'appuyant sur les travaux de la sous-commission du comité consultatif de l'enseignement supérieur, chargée d'envisager la réforme des études médicales, il attaque de front la question des étudiants étrangers susceptibles de s'installer en France, au premier rang desquels les Roumains, plus particulièrement juifs. Aux termes de conventions datant de 1853 et 1866, les bacheliers roumains bénéficient d'une équivalence pour s'inscrire dans les facultés françaises et postuler aux diplômes d'Etat. Or du fait de la limitation, en Roumanie, du nombre des étudiants admis en médecine et des restrictions à l'égard des juifs, de plus en plus nombreux sont ceux qui tentent leur chance en France, dans le but d'y rester, le retour au pays s'avérant souvent problématique. Cette situation explique que le débat sur les médecins étrangers soit sous-tendu en permanence par la «question roumaine»: *«il importe de faire une distinction entre les étrangers dont nous venons de parler et ceux, qui postulent le diplôme d'Etat, grâce auquel il leur sera permis d'exercer en France et de concurrencer nos nationaux dans une profession où la pléthore est indéniable.*

Distinguons tout d'abord les étrangers non européens: ceux-là retournent presque tous dans leur pays d'origine, étant donné qu'ils postulent dans une forte proportion le diplôme d'Université, qui ne leur donne pas le droit d'exercer la médecine en France.

(...) On pourrait schématiquement dire que parmi trois étran-

gers nous comptons un roumain, un européen non roumain et un non européen.

Parmi ces étrangers, le nombre des diplômes universitaires est de 71 %. Or, parmi les 413 roumains, qui suivent les cours de notre Faculté, il en est seulement 41 qui postulent le diplôme d'Université, soit 10 % environ. Tous les autres ont le désir d'obtenir le diplôme d'Etat et l'expérience nous prouve qu'ils s'installeront tous en France pour y exercer la médecine. Nous examinerons de près cette situation, qui nous préoccupe vivement.

(...) Il n'en résulte pas moins que la médecine française est menacée d'une véritable invasion roumaine. Dans cinq ans, cinq cents médecins roumains exerceront la médecine dans nos campagnes et surtout dans nos villes. Combien seront-ils dans dix ans si l'on n'avise pas rapidement à écarter le danger ? Il est difficile de le dire avec précision, mais si nous examinons la situation au PCN et dans les Ecoles de médecine, nous constatons que de nombreux roumains s'apprêtent à rejoindre nos Facultés les années prochaines »[11].

A la fin du mois de janvier 1935, un mouvement de grève étudiant commence à Montpellier, décidé par l'Association générale des étudiants *« pour protester contre les avantages accordés aux étudiants étrangers qui (...) accaparent toutes les places et sont la cause du manque de débouchés dont souffrent les étudiants français »*[12]. La faculté de médecine de Montpellier a compté jusqu'à 38 % d'étudiants étrangers durant l'année scolaire 1932-33[13]. Malgré la décrue rapide de cette proportion dès les années suivantes, l'inertie fait perdurer un effet de masse susceptible d'inquiéter. D'autant plus que les étrangers, parfois dépourvus d'informations, sont attirés par le renom de cette très ancienne faculté et y sont particulièrement nombreux en PCB ou en première année avant de se réorienter vers d'autres centres. De Montpellier, le mouvement relayé d'AG en AG par l'Union nationale des étudiants, gagne Bordeaux, Rennes et Lille.

A Paris, l'AG a sombré corps et biens dans les déboires financiers et les déchirements politiques. L'impulsion est donc récupérée d'une part par l'Association corporative des étudiants en médecine et d'autre part par les étudiants d'Action française. Ceux-ci, dans la lancée d'un meeting commémorant le 6 février 1934, sont à la recherche d'un levier pour susciter une grève générale dans l'Université de Paris. Le 31 janvier dans l'après-midi, des incidents éclatent à la faculté de médecine où les Camelots du roi mettent à l'œuvre leur science consommée du chahut organisé pour perturber des cours. Le lendemain, la grève est totale en médecine, dans des locaux marqués de piquets de grève. *« Le "quartier" retrouve alors l'atmosphère des grands chahuts. Des monômes se forment et se reforment, les portes des "amphis" sont activement gardées par les grévistes, et de toute part surgissent des cris et des hurlements. C'est l'âme estudiantine qui s'épanche dans la rue : c'est la masse d… i part en croisade*

…ent tout le monde,
… à la raison, on
… faculté, et les …

…sion, de race : on
…r le moment une
…ève ! »[14]
…nsuel de la Jeu-
…listingué par ses
…s étrangers. Son
…nent. Quoi qu'en
…alistes, la ferme-
…le résultat hasar-
… L'activisme réel
…que favorable et
…ient pas à para-
…urtant au moins
… Sciences, il ne
…qui regroupe les
…CB se joint à la
…lliers d'étudiants

… succès du mouvement en médecine est attesté en outre par le soutien immédiat qu'il reçoit de la part des organisations étudiantes les plus diverses : l'Association des externes, la Fédération française des étudiants catholiques, avec comme fer de lance la puissante conférence Laënnec, où sont regroupés les étudiants en médecine catholiques de Paris, mais aussi l'Association des internes en exercice pourtant peu encline d'ordinaire à se mêler des affaires des étudiants. A l'exception de l'UFE communiste et des Etudiants socialistes, mal implantés en Médecine de toute façon, toutes les associations participent à la grève. Les Etudiants bonapartistes résument ainsi ce phénomène : *« Tout ce que le PCB et la Médecine compte (sic) d'Etudiants patriotes ou même sim-*

plement conscients de leurs intérêts vitaux a participé à la dernière grève »[15].

Même si la majorité des manifestants s'en tient aux slogans « La France aux Français » et « Dehors les métèques », il existe bien un bloc de revendications qui sous-tend la protestation: *« 1° extension de la loi du 19 juillet 1934 aux médecins [loi portant à 10 ans le délai entre la naturalisation et l'inscription au Barreau pour les avocats].*

2° mêmes études pour les Français et les étrangers, sans avantages pécuniaires ou de scolarité pour ces derniers.

3° pas de remplacements médicaux pour les étrangers ; pour les concours hospitaliers, admission en surnombre et sans rémunération »[16].

Les 4 et 5 février sont ensuite marqués d'échauffourées entre adversaires distribuant des tracts contradictoires. Le 6 février, les cours sont suspendus entre 10 heures et midi et une commémoration est organisée à la mémoire des victimes du 6 février 1934 (qui comptaient un étudiant en médecine). Le lendemain, toutes les associations représentatives d'étudiants en médecine se réunissent au siège de la Confédération des syndicats médicaux pour former un comité d'entente. Le mouvement semble culminer.

L'ensemble de ces organisations cherche à se défendre contre la double accusation d'être des xénophobes et des factieux ayant voulu célébrer par la force l'anniversaire du 6 février. Quant aux protestations de tolérance à l'égard des étrangers, elles sont la chose la mieux partagée, toutes tendances confondues. C'est le règne de la distinction subtile entre « étrangers » (ceux qui, leurs études finies, repartent dans leur pays) et « métèques » (ceux qui s'installent en France). Elle se double pour l'occasion d'une départition entre pratique médicale, qui n'a besoin d'aucun étranger, et science médicale, qui peut accueillir les génies de toutes origines. D'autant plus que la recherche est alors notoirement en France la parente pauvre de la médecine…

Malgré ces quelques bémols, le mouvement paraît avoir acquis assez de force pour que la Fédération française des étudiants catholiques énonce une mise en garde: *« Il semble utile de retenir la leçon de ces quelques jours. Les étudiants doivent obtenir satisfaction, sous peine de troubles graves.*

Et les pouvoirs publics doivent faire en sorte que des revendications légitimes ne soient pas laissées à l'initiative du groupe le plus bruyant et le moins maître de lui-même »[17].

Les « gens raisonnables » du comité d'entente organisent donc leurs revendications. Ils rédigent au moins trois propositions de loi pour « compléter » la loi Armbruster – qui l'année précédente a interdit l'installation en France de nouveaux médecins étrangers – en y introduisant : un délai de dix ans entre la naturalisation et la possibilité d'exercer la médecine, l'inconditionnalité des obligations militaires, la restrictions aux conversions de doctorats d'Université en doctorats d'Etat et la suppression des équivalences. Le premier projet provisoire prévoit même qu'*« aucun étranger ne peut être inscrit dans une Faculté de médecine française s'il ne satisfait aux conditions suivantes : (...) avoir le droit, avec ces titres initiaux étrangers et le Diplôme français d'Université, d'exercer légalement la Médecine dans son pays d'origine sans autre examen ni formalité »*[18].

Cette disposition renvoie expressément à l'instauration, en Pologne, en 1934, de la « nostrification », procédure obligeant les Polonais titulaires d'un doctorat étranger à repasser vingt-cinq examens sur une période de deux à cinq ans avant de pouvoir exercer la médecine dans leur pays d'origine. Du côté polonais, il s'agit de décourager le retour des membres des minorités (juifs, ukrainiens) qui constituent le gros des étudiants polonais à l'étranger. Mais du côté français, cette mesure ne peut qu'inciter davantage ces étudiants à s'installer en France.

N'obtenant pas satisfaction immédiate, le comité d'entente dirige un nouveau mouvement de grève à la fin du mois de mars pour protester contre *« l'inaction des pouvoirs publics »*[19]. L'agitation n'a d'ailleurs pas cessé au Quartier latin, entretenue par les journaux étudiants qui reviennent sur les événements de février et par les meetings et appels de l'Action française. Le 23 mars, des piquets de grève s'établissent au PCB puis à la faculté de médecine. La foule envahit la cour et la rue de l'Ecole-de-Médecine. Les noms des professeurs à consonance étrangère ou juive sont inscrits sur les murs qui se couvrent de slogans : *« Les métèques à la porte »* ; *« Des médecins français »*. Jeanne Lévy, agrégée de pharmacologie, est malmenée par quelques manifestants au moment où elle sort de la faculté.

Cette bataille s'avère d'ailleurs être aussi, et même d'abord, une bataille de chiffres. Chez les grévistes, aucune estimation ne paraît trop forte. Héraut de l'invasion étrangère, le Dr Querrioux, de l'association syndicale des médecins de banlieue Est et Sud, répand dans la presse médicale, étudiante et d'information, les chiffres de 25 % de médecins étrangers exerçant dans la Seine. Pour ce faire, il donne 1 000 « *métèques* » sur 4 000 médecins de la Seine[20]. Or, ces chiffres sont totalement faux. 5 636 médecins exercent en 1935 dans la Seine et, aux termes d'une réponse du ministre de la Santé à une interpellation de Pierre Taittinger, 319 d'entre eux sont étrangers, soit une proportion de 5,7 %. Par ailleurs, une thèse, soutenue par un futur médecin pourtant résolument hostile à ses confrères étrangers, donne à la même époque 750 étrangers sur 27 000 médecins en France, soit 2,8 %, contre 2,6 % en 1911[21]. Enfin, la commission de l'Ordre des médecins chargée d'appliquer la loi du 16 août 1940 sur l'exclusion des médecins nés de père étranger (c'est-à-dire y compris les naturalisés et ceux nés en France) traitera entre 800 et 1 000 dossiers. Nous y reviendrons.

Il est certain que les décalages sur les chiffres s'expliquent en partie par l'amalgame fait entre étrangers et naturalisés, tous tenus pour des « métèques ». Cela apparaît très clairement dans le décompte fait par Querrioux des diplômes enregistrés à la préfecture de la Seine où il classe les naturalisés avec les étrangers. Et il n'est pas étonnant de voir partout repris ces chiffres infondés puisqu'on nage ici en pleine polémique et en plein fantasme. Léon Daudet affirme ainsi que dans la région de Tours, 70 % des médecins en exercice sont étrangers[22]. Le journal des externes des hôpitaux de Paris donne une proportion de 60 à 70 % d'étrangers dans les facultés ou écoles de médecine de Montpellier, Tours et Marseille[23]. Alors qu'en 1933, les chiffres sont respectivement de 38 % et deux fois 10 %[24]. Le nombre perd son pouvoir informatif. Il n'a plus besoin d'être vrai. Il doit faire impression. Il traduit un état d'esprit fait de xénophobie, de sentiment d'injustice, de dépossession et d'angoisse face à l'avenir. C'est pourquoi il paraît encore plus vif chez les étudiants que chez les médecins installés.

Cette ambiguïté fondamentale sur les médecins naturalisés traduit en outre le mécontentement provoqué par la loi Armbruster. Au lieu d'apaiser les tensions, cette loi, finalement malencontreuse, a déplacé le champ du problème. Lorsque les adversaires de la grève dénoncent la manœuvre politique, ils se trompent en partie. Car la loi Armbruster, en incitant à de nouvelles naturalisations, a relancé le malaise provoqué par la loi du 10 août 1927. Les médecins ne refusent pas seulement les médecins étrangers restés étrangers ; ils refusent les médecins *d'origine étrangère*. Il leur est encore plus insupportable qu'ils bénéficient en outre des avantages attachés à la nationalité française. Ils redoutent sans doute encore plus les naturalisés que les étrangers qui ont toujours moins de droits. La loi Armbruster n'a fait que transformer des concurrents de seconde zone en concurrents de plein droit. Ceci explique que la grève exprime d'abord une protestation contre la loi Armbruster, même si elle prend une tournure ambiguë. *« Depuis la loi Armbruster,* lit-on dans *La Science médicale pratique, ils se font naturaliser – formalité simple – la seule astuce est d'attendre 30 ans pour éviter le service militaire obligatoire »*[25].

Tandis que le mensuel de la JEC parle d'une loi « insuffisante » car *« rapidement tournée par des naturalisations massives »*[26].

Le corps médical garde donc l'idée que les pouvoirs publics ont cherché à le leurrer au moyen d'une loi artificieuse qui, sous prétexte de le protéger, l'exposait davantage. Pourtant, parallèlement à la grève, les parlementaires multiplient les initiatives. Le 10 janvier, le député René Dommange a proposé une loi étendant la clause des 10 ans après la naturalisation au droit d'exercer la médecine[27]. Le 28 mars, c'est Armbruster lui-même qui propose de modifier la loi qui porte son nom en y apportant trois importantes restrictions : *« 1° A n'autoriser les médecins d'origine étrangère, n'ayant pas accompli de service militaire actif à exercer qu'après un délai de 5 ans ;*

2° A porter à 10 ans le délai imposé aux médecins d'origine étrangère pour obtenir une fonction publique lorsqu'ils n'auront pas accompli de service militaire actif ;

3° A supprimer la disposition qui exempte de la naturalisation les étudiants en cours d'études »[28].

Les demandes corporatives des médecins ne sont donc pas méconnues par les parlementaires.

Considérés comme superflus, enfin, parmi les étudiants en médecine, les juifs sont désignés au premier rang des étrangers à proscrire des facultés dans les années trente avant d'être les victimes d'un *numerus clausus*.

La question des médecins étrangers en France se serait sans doute posée avec moins d'acuité si elle n'avait pas largement recoupé celle des médecins juifs. Même si le reproche ne s'avouait pas toujours, le fait qu'un grand nombre de ces immigrés fussent juifs les rendait plus suspects encore aux yeux d'un corps médical où régnait un antisémitisme diffus. Les « métèques » et les « youpins » se confondaient dans une même opprobre entretenue par les professionnels du racisme qui trouvaient dans l'exemple de la médecine de quoi entretenir, à bon compte, leur paranoïa d'invasion. Mais dans un milieu qui assumait parfois mal sa xénophobie, l'antisémitisme était d'autant moins affiché qu'il fallait compter avec les médecins français juifs. La confrontation s'envenima lorsque les réfugiés commencèrent d'arriver, soulevant l'inquiétude menaçante des médecins et laissant la communauté juive française désemparée. Au début de la guerre, la situation semblait mûre pour une radicalisation.

A partir des années vingt, les juifs de Pologne et surtout de Roumanie ont afflué dans les facultés françaises pour échapper au *numerus clausus* en vigueur dans leur pays d'origine. Le fait qu'ils soient en majorité juifs explique l'imbrication de la question juive et de la question étrangère aux yeux des médecins. Appartenant à une minorité persécutée, ils n'ont aucun intérêt à retourner en Roumanie ou en Pologne, mais bien plutôt à s'installer en France où ils représentent des concurrents venus grossir (voire créer) la pléthore.

Ce problème a été perçu très tôt à la faculté de médecine de Paris. Dès la rentrée universitaire de 1923, une note révèle que la faculté se livre au comptage, parmi les étudiants roumains, des orthodoxes (supposés davantage retourner dans leur pays) et des juifs (qui resteront probablement en France)[29]. Une partie spéciale incluse dans le rapport annuel du doyen Victor Balthazard, en 1930, prouve qu'il s'agit d'une préoccupation croissante : « *Après avoir dépouillé les 436 dossiers d'étudiants roumains, inscrits pour le diplôme d'Etat à notre faculté à la date du 31 décembre 1930 (...), nous constatons que 88 étudiants viennent de la nouvelle Roumanie, soit une proportion de 20,2 %. Ce n'est donc pas à l'accroissement du territoire roumain que l'on doit l'immigration constatée.*

Mais parmi ces 436 étudiants, 59 seulement sont chrétiens ; les autres des israélites, soit une proportion de 85,2 %.

Si bien qu'il y a dans notre faculté un Roumain pour 9 étudiants, un Roumain pour 6 Français, un Roumain pour 3 étrangers. De plus, parmi les Roumains, on compte 3 israélites pour un chrétien.

(...) Les orthodoxes évincés se sont orientés vers d'autres carrières ; les israélites sont venus se faire inscrire dans les facultés et les Ecoles de médecine françaises, sachant qu'on leur permettrait de postuler le diplôme d'Etat.

Nous constatons, en effet, que le mouvement est le même dans les Ecoles secondaires qu'à la faculté de Médecine de Paris : 26 Roumains ont été transférés en octobre de l'Ecole de Rouen à la Faculté de Paris ; il y a encore 57 % d'étrangers à Rouen (et même 72 % d'étrangers en 1ère année).

(...) Est-ce pour ces israélites si nombreux que le gouvernement

français a concédé en 1853 et en 1866, le privilège exorbitant que nous venons d'indiquer, sans charges d'aucune sorte, en particulier sans charges militaires ? »[30]

Posée à l'origine en termes de rayonnement, la question des étudiants étrangers prend donc à la fin des années vingt l'aspect d'une psychose d'invasion. Elle contamine la législation libérale en vigueur depuis 1892. Les médecins étrangers cessent d'être de précieux appoints pour devenir des indésirables. Les réformes venues des pouvoirs publics ne réussissent qu'à envenimer la situation. Les explosions de mécontentement des facultés confortent la radicalisation du corps médical. Radicalisation à laquelle n'échappent pas les étudiants qui se sentent menacés directement par la concurrence de leurs futurs confrères étrangers. La crispation du corps médical et des étudiants leur font désirer des mesures de plus en plus draconiennes. D'autant que sur une xénophobie de plus en plus assumée se superpose un antisémitisme virulent.

L'antisémitisme « d'habitude » des années vingt change en effet de nature sous l'effet de l'afflux d'étudiants juifs polonais et surtout roumains. Dans un contexte économique détérioré où le dogme de la pléthore imprègne la presque totalité du monde médical, ils apparaissent comme des concurrents déloyaux et largement superflus. Dès lors que c'est leur judaïté qui les détermine à l'exil, l'assimilation devient évidente entre étrangers indésirables et juifs. L'éventualité d'un flot de médecins réfugiés arrivant d'Europe centrale, chassés par des lois d'exclusion, est perçue comme une menace sans rapport avec la réalité des chiffres mais qui semble justifier le fantasme de l'invasion.

Le flux de naturalisations induit par la loi de 1927 et, indirectement, par la loi Armbruster oriente le débat sur la possibilité d'assimiler des immigrés récents dans une profession imbue de sa valeur morale et de son rôle social, synonymes de francité. De là naît une dérive portant sur la question de l'assimilation des juifs en général, y compris les Français. L'exemple de la médecine se transforme de plus en plus en argument et en symbole brandis dans une lutte politique qui excède le champ professionnel. Tel apparaît l'enjeu du *numerus clausus* qui devient un réel objet de débat. Comment le terrain pourrait-il être plus favorablement préparé pour les mesures de Vichy ?

Le second statut des juifs et le numerus clausus *des étudiants*

La loi du 21 juin 1941 va ainsi régler les conditions d'admission des étudiants juifs, dans les établissements d'enseignement supérieur. Elle fixe un *numerus clausus* de *« 3 % des étudiants non juifs inscrits pour cette même année durant l'année scolaire »*. Les restrictions jouent à plein puisque la base de calcul est donnée par les étudiants non juifs. Aussi parce que la référence est l'année précédente, alors que les effectifs augmentent en général d'une année scolaire sur l'autre. Enfin parce que la répartition se fait année par année et non sur l'ensemble des étudiants de l'établissement. Ce qui n'est pas sans placer les membres de la commission de professeurs chargés de classer les candidatures des étudiants juifs dans une situation embarrassante. L'un de ces professeurs écrit, en novembre 1941, au doyen de la faculté pour réclamer des aménagements : *« les rapporteurs (...) furent d'accord pour reconnaître qu'étant donné les différences présentées par les diverses années en ce qui concerne le nombre des étudiants juifs à admettre, il y aurait intérêt à ce que le nombre de ces étudiants fixé pour les diverses années fut aussi constant que possible de façon à permettre aux étudiants admis en première année de poursuivre leurs études jusqu'à complet achèvement »*[31].

Pour l'année scolaire 1941-1942, dans l'Université de Paris 564 étudiants juifs sollicitèrent leur inscription. Le *numerus clausus* leur accordait 824 places. 470 furent finalement admis, soit 83 % de ceux qui avaient sollicité leur admission, mais à hauteur de 57 % des places possibles. Ces résultats tiennent à deux séries de causes différentes. Dans certaines disciplines, le nombre des demandes a été très inférieur à celui des possibilités. Dans d'autres, le *numerus clausus* n'a pas été rempli. Dans le premier groupe se trouvent les Sciences (100 % d'admis à hauteur de 83 % des possibilités) ; la Pharmacie (100 % d'admis à hauteur de 84 % des possibilités) ; l'école des Sages-femmes (100 % d'admis à hauteur de 16 % des possibilités). Les Lettres, la Chirurgie dentaire et la Médecine se distinguent : là non plus les possibilités ne sont pas couvertes alors que le nombre des admis est inférieur au nombre des candidats. En Lettres, il y a 91 % d'admis pour des candidatures à hauteur de 69 % des possibilités, soit un taux de remplissage de 63 % ; en Chirurgie dentaire 19 % d'admis pour des candidatures à hauteur de 411 % des possibilités, chiffres très divergents qui donnent tout de même un taux de remplissage à 77 % ; en Médecine, enfin, 62,5 % d'inscrits pour des candidatures à hauteur de 120 % des possibilités, ce qui donne un taux de remplissage de 75 %.

Force est de constater que dans la plupart des cas, ce sont les étudiants juifs eux-mêmes qui se sont abstenus de faire acte de candidature pour bien des raisons que l'on peut imaginer à commencer par la relative inutilité qui existe désormais à entreprendre des études débouchant sur des carrières soit interdites aux juifs, soit d'un accès très difficile. D'où aussi des drames personnels comme celui de cet étudiant, inscrit en médecine depuis 1938, qui s'adresse au doyen, en novembre 1941, pour décrire l'impasse dans laquelle le *numerus clausus* l'a jeté : *« Fils d'ouvriers, aux ressources matérielles souvent bien limitées, je suis, du jour au lendemain sans aucune occupation, dans l'impossibilité, à 24 ans, d'entreprendre quoi que ce soit, et les sacrifices de mes parents, durant de longues années, se trouvent annulés.*

D'autre part, comme je suis possesseur d'une carte d'identité limitée pour études, dont la validité expire à la fin du mois de mars prochain, j'ai toutes les chances pour voir, dans un proche avenir, ma vie se continuer dans un camp de concentration.

En résumé, la tragique vérité est qu'il a suffi d'un Décret pour briser mon existence.

(...) J'espère avoir prouvé que la médecine compte pour moi, que je ne l'ai pas entreprise à la légère, qu'elle constitue tout mon avenir »[32].

Parmi les quatre grandes facultés, la Médecine est celle qui pratique la politique la plus restrictive. C'est aussi la seule où les candidatures outrepassent les possibilités. Elle aurait pu recevoir 113 étudiants juifs. Elle en a accepté 85 parmi 136 candidats[33]. Elle continue donc, en dépit des conditions nouvelles, à attirer relativement plus que les autres, ce qui l'incite peut-être à cultiver le protectionnisme. Cette attitude, toutefois est en contradiction avec la tentative d'interprétation libérale risquée par la commission chargée de statuer sur l'admission des étudiants juifs[34]. Elle avait en effet demandé à ce que le pourcentage d'admissibles soit *« calculé sur la dernière année normale 1938-1939 et établi sur le nombre total des étudiants avec possibilité d'établir des ventilations entre les diverses années »*[35].

La réponse du ministère de l'Education nationale a été négative sur ces deux points, en conformité avec les directives du Commissariat général aux Questions juives[36]. Le ministre, d'ailleurs, rappellera aux recteurs d'académie, en septembre 1942, qu'il serait bon qu'ils entretiennent des rapports plus étroits avec les représentants du CGQJ : *« Il ne saurait évidemment être question de soumettre les autorités universitaires à des mesures de surveillance ou de contrôle (...) Par contre, les services du Commissariat général aux Questions juives sont tout désignés pour fournir d'utiles renseignements sur les origines juives de tel ou tel étudiant et, plus généralement, sur toutes les questions relatives à la qualification de juif »*[37].

Les mesures d'exception de Vichy ont bien sûr été rapportées. Et même, après la Libération, le besoin de médecins est tel que l'appel aux étrangers est admis. En janvier 1945, le comité médical de la Résistance demande toutefois que l'installation des médecins étrangers soit soumise à l'appréciation des Conseils départementaux de médecins. Les autorisations d'exercer provisoirement sont ainsi réglementées par l'ordonnance du 6 août 1945.

Passée la période des hostilités, la législation impose de nouveau d'être de nationalité française pour exercer la médecine en France (ordonnance du 24 septembre 1945 et loi du 9 juin 1949).

L'instauration et le fonctionnement de la sélection

Sur la lancée de la Reconstruction et surtout du fait des perspectives ouvertes par la socialisation du risque-maladie, la question de la pléthore passe au second plan dans les années cinquante et soixante. Les premières enquêtes sérieuses de démographie médicale qui apparaissent à partir de 1960 ne mentionnent pas d'inflation étudiante. Au contraire. Mais bientôt, deux faits concomitants relancent le débat de façon décisive. La réforme Debré, instituée par l'ordonnance du 30 décembre 1958, se poursuit peu à peu depuis plus de dix ans, au rythme des adaptations ou constructions de centres hospitaliers universitaires et de l'expansion d'un corps hospitalo-universitaire, lorsque la bourrasque de mai 1968 aboutit à la suppression de l'externat et à l'accès à des fonctions hospitalières pour tous les étudiants à partir de la troisième année d'étude. Ceci exige une corrélation entre le nombre des lits et celui des étudiants, alors que jusqu'ici au plus 20 ou 25 % d'une promotion se formaient en milieu hospitalier. En quelques mois, il faudra trouver environ vingt mille places pour mettre la réforme en application. Les ministères de la Santé comme de l'Education nationale paraissent débordés, se laissant aller au fil de l'eau vers les difficultés qui se profilent. Le 30 août 1968, un colloque houleux se tient à l'hôpital de la Salpêtrière, durant lequel les ministres sont rudement interpellés : *« Comment concilier la répartition de ces milliers d'étudiants dans les hôpitaux avec la qualité de la formation clinique à laquelle ils aspirent très justement et le calme, la discrétion, indispensables autour du malade ? »*[38]. Au même moment se produit en outre une poussée, peut-être purement conjoncturelle mais bien réelle, des inscriptions en faculté de médecine. A la rentrée de 1969, on compte 71 000 étudiants en médecine, ce qui représente, pour un terme de moins de dix ans, une probable croissance vertigineuse des effectifs médicaux en exercice. Le corps médical se divise entre optimistes et alarmistes. Les premiers voient, dans cette situation, le reflet normal de l'état de la société, tant en matière de nouveaux besoins de santé que d'augmentation naturelle du nombre des étudiants dans un pays où le niveau de vie et d'éducation s'élève. Les seconds, prenant en compte la fragilité du budget de la Sécurité sociale, pressentent dans l'arrivée massive des jeunes générations l'explosion du chômage médical ou, plus certainement, l'embrigadement des médecins prolétarisés dans un Service de santé fonctionnarisé qui sonnerait le glas de la médecine libérale. Ces prises de position très contrastées, et souvent passionnées, s'expriment dès la fin de 1969, après que des étudiants se sont mis en grève pour obtenir le retrait d'un arrêté qui modifie le régime des examens avec une sévérité qui laisse augurer de l'instauration d'un goulot d'étranglement entre la première et la deuxième année d'études. L'Ordre national des médecins condamne la grève, qu'il juge indigne de futurs médecins et nie qu'il y ait là les prémices d'une sélection : *« Prétendre qu'il élimine d'autorité un étudiant sur cinq, c'est être de mauvaise foi. Il cherche à opérer un choix, parmi un ensemble de sujets, déterminé par leurs qualités d'intelligence et de travail : sera reçu tout étudiant ayant suffisamment travaillé pour obtenir la moyenne »*[39]. Mais les adversaires de la sélection ne sont pas dupes : il ne fait de doute pour personne que l'Ordre penche plutôt en faveur d'une limitation de la croissance du corps médical qui préserverait les chances de la médecine libérale. Un syndicaliste médical, pourtant fort traditionaliste, réplique donc : *« Sous le double spectre de la pléthore estudiantine et de la "future" pléthore médicale, les examens menacent d'être moins des contrôles de connaissances et d'aptitudes que des jeux de guillotine.*

Peut-on parler de pléthore, quand il est patent que notre société a besoin, et aura de plus en plus besoin, de gens à formation médicale ? (...) La théorie de la pléthore ressort d'une imprévoyance et d'une incompréhension de l'évolution des besoins de la société »[40]. Si la Confédération des syndicats médicaux est plutôt encline aux méthodes douces d'élargissement des orientations professionnelles et d'incitations à l'installation dans les régions sous-médicalisées, la centrale rivale, l'UNAM, prédit la fin prochaine des médecins libéraux et conjure que l'on prenne les devants : « *Il faut avoir le courage des décisions efficientes. L'intérêt de la population et des futurs médecins est que le nombre des uns détermine celui des autres. Faute de quoi, on aura permis aux étudiants de travailler sept ans pour accéder à une profession dévaluée, au bord du chômage.*

(...) Si un concours s'impose, que l'on fasse un concours. Tout le problème est de déterminer le nombre de places »[41]. Quoique l'UNAM soupçonne, dans l'explosion des effectifs étudiants, la main malveillante des technocrates désireux d'assujettir le corps médical, force est de constater que les pouvoirs publics vont se ranger du côté des malthusianistes. A cela, plusieurs raisons autres que la conscience d'une disproportion entre la démographie médicale et les besoins du pays. La politique de santé commence à s'avérer coûteuse et les responsabilités des médecins comme générateurs d'actes et prescripteurs font redouter une croissance des dépenses de santé proportionnelle à l'augmentation de leurs effectifs. Du point de vue universitaire, d'autre part, la réforme Debré, en conduisant tous les étudiants en formation au chevet des malades hospitalisés, exige toujours plus de places pour accueillir toujours plus de stagiaires. Peut-on multiplier services ou établissements hospitaliers dans le but de procurer du grain à moudre à de futurs praticiens ? Tous ces nouveaux lits hospitaliers, qu'il faudrait créer, ne feraient qu'alimenter la demande, alors que le budget des hôpitaux et leur part considérable dans les dépenses de santé doivent absolument être contenus. Dès 1971 survient donc un tournant essentiel, qui, s'il satisfait certains médecins, est surtout fait pour contenir à terme les dépenses de santé : un *numerus clausus* est institué entre la première et la deuxième année. La fiction de l'accès de tout bachelier à la faculté est ainsi préservée, mais c'est bien un rude barrage qui se dresse dorénavant sur la route des carabins. Il est renforcé, en 1979, par la loi qui

permet de fixer directement le nombre d'entrées en deuxième année *« en fonction des besoins de santé de la population »*, tels qu'estimés par le ministère de la Santé. Il produit d'ailleurs des résultats drastiques: de 16 000 étudiants en PCEM2 (deuxième année de médecine) en 1969, on tombe à 11 300 en 1972 pour arriver, en 1988, à 4 806 pour l'ensemble de la France. Moins d'un étudiant sur quatre en 1977, moins d'un sur cinq en 1992, parvient à réussir ce qu'il faut bien considérer comme un concours, basé sur les compétences mathématiques. Ce qui a fait écrire à deux anciens internes que *« la France, après avoir atteint des records d'étudiants formés, se singularise par la sélection la plus drastique d'Europe »*[42]. La proportion de bacheliers entrant en médecine a progressé jusqu'au milieu des années soixante-dix, le concours rendant dans un premier temps le métier plus attractif puisque moins concurrentiel. A partir de 1978, cette proportion décroît à mesure que le *numerus clausus* devient plus sévère: 11 % des bacheliers de 1963 se sont inscrits en première année de médecine, 17 % en 1976 mais 4 % en 1991[43].

De par le style des compétences requises et la sévérité de la sélection, les modalités d'application du *numerus clausus* ont modifié le profil des médecins et pourraient accréditer de légitimes exigences de carrière. Or, l'installation, phase de tout temps délicate, semble devenue un véritable dilemme. D'autre part, on peut se demander s'il est viable qu'au sein de cette population scolaire sur-sélectionnée, les généralistes soient trop souvent désignés par l'échec à l'internat ou les difficultés personnelles ou financières. Ceci ne peut qu'être une source de malaises et de conflits.

La vie étudiante

Parmi les étudiants, ceux de médecine jouissent sans doute de la réputation la plus sulfureuse quant à leurs mœurs et à leur comportement : canulars, plaisanteries obscènes, vie sexuelle mouvementée semblent leur apanage.

Au début du siècle, les étudiants en médecine d'Alger considéraient ainsi avoir une réputation à soutenir jusque dans leur mise : *« La mode était aux cannes, pas aux cannes recourbées, mais avec un pommeau. Comme nous étions carabins, le comble du chic était la tête de mort en ivoire. Cela posait. Les vestes, très courtes, pincées à la taille, les pantalons à bords relevés, courts, à la cheville ; une petite moustache, cela se portait encore, et chez quelques rares aînés la barbe »*[1].

La salle de garde de l'hôpital Tenon, à Paris, porta longtemps une série de maximes dont la sentencieuse gravité n'en contrastait pas moins avec *« la civilité puérile »* et *« la morale bourgeoise »* : *« Ce sont les problématiques roosbeefs et les illusoires tournedos, servis dans les restaurants de Paris, qui font germer dans l'âme aiguë des vieux garçons les ferments du concubinage »*[2].

Tonus et bals

C'est à la recherche de l'oubli de la tâche quotidienne, recherche doublée d'un goût prononcé pour la plaisanterie scatologique que les carabins doivent leur réputation. Ainsi, qui dit salle de garde, pense chansons de salle de garde. Mais force est de constater que si elles se chantent toujours entre les deux guerres, il s'agit surtout d'un répertoire « classique ». La grande veine de création de ces textes (les musiques sont plus rarement originales) parfois politiques, plus souvent grivois et plus encore pornographiques, date du siècle précédent, et particulièrement des années 1850 à 1890. Elle est désormais tarie comme elle l'est pour les fresques des salles de garde qui ont dû beaucoup, au XIXe siècle, au concours de peintres de plus ou moins de renom. Laissés à eux-mêmes, les internes ont une production moins abondante et moins remarquable. Il faut ajouter que beaucoup de ces peintures n'étaient, et ne sont, « lisibles » que pour les initiés et les traditions se perdaient assez vite.

Des événements marquants de la vie de l'internat ne seront pas « immortalisés » au même titre qu'avait pu l'être, en 1908, le déménagement de l'ancienne Charité : hymne et fresque. L'ancienne salle de garde de l'hôpital Cochin, détruite en 1912, était, elle, d'une décoration essentiellement chevaline, les internes qui y vivaient ayant été pris d'une rage d'équitation.

Non pas que les traditions soient abandonnées (en témoignent le phallus en plâtre de Laënnec ou le clou du bidet de Gabrielle d'Estrées à Saint-Louis), mais l'essentiel de la création se réfugie dans le bal annuel (nous y reviendrons), dans les dîners de patrons et les revues.

En effet, la tradition du chahut perdure bel et bien, déjà sous sa forme spontanée : cris, chants, bris de vaisselle attirent le personnel et les malades réveillés aux fenêtres. L'administration se montre plutôt indulgente devant ces débordements.

La présence de femmes invitées en salle de garde et dans les chambres (en principe formellement interdite) participe de l'allégresse. C'est dans les années qui suivent immédiatement la fin de la Première Guerre mondiale que le conseil de surveillance de l'A.P. statue sur le plus grand nombre de ces affaires, sans que l'on puisse savoir si le respect du règlement est par la suite plus ou moins tombé en désuétude ou si les anciens combattants ont particulièrement cherché à rattraper leur jeunesse perdue.

Le chahut s'organise parfois. Par exemple sous forme de canulars. Certes, les « grands classiques » appartiennent à la légende du passé. Les manifestations qui subsistent consistent souvent en des opérations entre salles de garde, éventuellement avec les hôpitaux privés : descente pour s'emparer des bannières du bal de l'internat, manœuvre à distance de la cloche de la chapelle de l'hôpital Saint-Joseph depuis la salle de garde de Broussais, mais aussi remplissage, par des voies naturelles, des pluviomètres de l'Observatoire atteint par les souterrains de Cochin.

Quand le chahut est « organisé » et prévu à l'avance, il prend le nom de tonus, qui commence par un repas et a souvent un thème, comme le « tonus-bolide » : *« une fois par an, le Comité de l'Internat louait l'autodrome de Montlhéry. Nous nous retrouvions en blouse dans toutes les salles de garde et on convergeait jusqu'à l'autodrome. Il y avait des courses que nous organisions nous-mêmes : une course de vitesse, bien entendu, une course de lenteur, des courses où les automobilistes se déguisaient, les "taxis de la Marne". Le tonus bolide se terminait à Bicêtre puisque ça n'est pas loin de Montlhéry »*.

Les « dîners de patrons » s'inscrivent dans la même veine. Une fois par an, dans chaque établissement, la salle de garde invite les chefs de service. Tout le monde participe aux chahuts, chansons, manifestations se succèdent. Surtout, les internes ont le droit de brocarder et caricaturer les patrons, leurs travers et leurs manies (les « bateaux »). Chacun y va de son sketch, dont certains deviennent des classiques. Une variante en est représentée par les revues, spectacles où les distractions traditionnelles alternent avec une satire de l'institution médicale, de l'hôpital et de la faculté. En 1938, la revue des internes des hôpitaux de Paris comprend trois actes. Le « cabaret des internes » passe les personnalités au gril sur des airs à la mode. « Le service Lambret » met en scène la visite matinale d'un patron : *« (...) ce Grand Patron est comparé au brochet, dont il a les qualités nautiques (savoir nager), la puissance et les coups de gueule légendaires.*

Vous verrez s'ébattre en liberté toute la faune qui paresse et s'étire, puis s'affaire et se multiplie dès qu'apparaît le Maître. Quelques épisodes variés vous montrent de quels soins les malades sont l'objet ».

La faculté, ses marchandages et ses rivalités sont évoqués au dernier acte. Lui succède le programme des films de la saison :

« Si j'étais le Patron
Cinq sous pour la voir raide
Les loups entre eux (rien que des étoiles)
Légitime défense (ou l'histoire d'un pneumo)
Ceux de demain – avec tous les Agrégés
Les passeurs d'hommes – avec tous les Patrons
La bataille silencieuse – avec toute la Faculté

Les bas-fonds – film urologique
Caravane – le film du service Minet ».

Les séquences sont entrecoupées d'annonces publicitaires: « *Tous les mardis à 20 h.15, écoutez radio PTT-Nord, la minute du Conseil de Gérance par Debeyre, Professeur à la Faculté de Médecine, Colonel en retraite, Médaillé du Travail (du chapeau)* ».

Cette critique de l'institution, en même temps qu'elle sert à se défouler, marque ainsi l'appartenance au corps. Car, pour cruelles qu'elles soient, ces plaisanteries ne peuvent souvent être comprises que par les initiés. En même temps, la référence aux traditions de la salle de garde (constante au banquet annuel de l'Association des anciens internes), alors même que certaines tombent en désuétude, est ainsi assumée par les internes en exercice. L'esprit de corps ne se développe pas seulement entre collègues directs, il se transmet ainsi entre les générations. La salle de garde participe du compagnonnage, de la reproduction qui constituent le soubassement de la formation des internes des Hôpitaux. La tradition est, alors, dans le monde des carabins, la référence absolue. L'Association des étudiants en médecine de Paris n'aura ainsi de cesse de fêter, en 1936, sa création en organisant une « dépendaison de la tradition » devant la taverne « Chez Diafoirus ».

La tradition de l'internat la plus vivace entre les deux guerres est probablement le bal. Il constitue l'un des temps forts de la vie estudiantine. Existant avant 1914, il a été rétabli en 1922. Il a lieu tous les ans dès la fin de l'écrit du concours et fête ainsi le succès – et la délivrance – des candidats. Chaque salle de garde s'y prépare en fonction d'un thème choisi en commun. Après un dîner à l'hôpital, dont l'Administration s'efforce de limiter la « gaieté », et une traversée bruyante de Paris, les groupes convergent vers une salle (souvent le bal Bullier) où chaque hôpital a sa loge aménagée. Bannières, tableaux de genre, chars, déguisements (le costume naturel est très porté), fanfares prennent place dans un défilé. Le bal est provocant, c'est sa tradition et sa vocation. Il suscite donc des polémiques. Certains s'étonnent de le voir recréer si tôt après les tueries de la guerre. Des associations politiques et confessionnelles s'élèvent contre ces manifestations scandaleuses et publiques. Une polémique, engagée en 1928, permet de connaître les arguments en présence: débauche publique incompatible avec l'exercice des responsabilités médicales d'un côté, tradition vénérable et « franche gaieté gauloise » à l'usage de quelques avertis de l'autre. Dans les années 30, le cortège dans les rues de Paris fera place à un voyage en autocar pour accentuer le caractère « privé » de la soirée, sans que cette discrétion suffise à rallier au bal l'approbation générale. Il est vrai que le bal de l'Internat est public et voyant. Les quotidiens s'en font souvent l'écho et il représente peut-être la seule occasion où la presse parle régulièrement de l'Internat, ce que d'aucuns jugent être une bien fâcheuse publicité. C'est que les internes ont généralement d'autres prétentions, y compris littéraires et artistiques. Ainsi soirées et tonus ne se déroulent pas sans musique, fournie par le piano de la salle de garde. Mais pour quelques interprètes talentueux, que de frappeurs de clavier ! Le cofondateur du cercle musical « l'oreille moyenne », n'en défenestre pas moins le piano de la salle de garde de la Salpêtrière. La musique est une distraction parmi d'autres.

Les temps modernes ?

Avec des hauts et des bas, le bal est resté, après la Seconde Guerre mondiale, le grand animateur de l'année universitaire. En 1945, le président du comité de l'Internat, organisateur du bal, dut venir se justifier devant la conférence Laënnec, regroupant les étudiants en médecine catholiques de Paris. Les bals reprennent toutefois de plus belle. Les sketches sont plus que jamais à l'honneur comme celui-ci, donné en octobre 1952, par la salle de garde de l'hôpital Broussais :

« Scène 4. Hippocrate – L'interne.

Hippocrate : Quid, fili mi ?

L'interne : Hesito between medicina et chirurgica.

Hippocrate : Hum, I see. What is your name ?

L'interne : Papyrophagus junior.

Hippocrate : Adjuvat, prosperat, prosectorat et demerdat, amen. Ego te nomo rapportor ad acta medica.

L'interne : Ego autem non sum patronis filius !

Hippocrate : Nihil obstat. Tôt ou tard dans l'anonymat tu concourras.

L'interne : Et nosco nihil about medicina !

Hippocrate : Aucune importance. Facere novam medicinam cum altis libris. Tout a été écrit mais tout n'a pas été lu, c'est ça qui permettra de publier. Publiamus, fili mi, tu écris et je signe. D'acc ?

L'interne : D'acc.

Le Récitant : Médite, public, sur cet entretien qui engageait deux existences : d'un côté, l'interne, se chargeant volontairement du joug de l'étude, de la recherche, de la compulsion ; de l'autre, le maître qui, usé dans sa jeunesse par un travail analogue, ne renonce pas cependant à apposer son sceau au bas d'une œuvre qu'il a laissée s'élaborer entièrement, magnifique preuve de confiance pour son élève »[3].

Le répertoire musical est, pour sa part, enrichi d'« adaptations » de nouveaux airs à la mode. L'actualité, politique ou artistique, prime plus que jamais dans le choix des thèmes : « Le bal des violeurs » (1949), « L'AP respectueuse » (1953), « Si Vérole m'était contée » (1954), « Les zobs en blanc » (1955), « Braguette s'en va-t-en guerre » (1959), « L'érection à suçage universel » (1962) et le dernier bal, en 1963 : « Le trou de mon CHU ». Après la disparition du bal, largement mis à mal par la crise de croissance de l'Internat, ont périodiquement lieu des « nuits », nettement moins gaillardes, où prime le spectacle : Une réception de Louis XIV au Palais-Royal en 1965, *La vie parisienne des hôpitaux* en 1976[4]. C'est en 1991 seulement qu'est organisée une nouvelle manifestation, un « gala » pour relever la tradition, « c'est-à-dire fortifier l'esprit de nos professions ». Cette reprise s'accompagne de la republication du *Bréviaire du carabin* destiné à ancrer le répertoire classique dans la mémoire des jeunes générations[5]. Deux ans plus tard, le bal rejoint la salle Wagram qui lui fut si longtemps associée : *« Tu peux monter sur scène, jouer, chanter, parodier, critiquer, te défouler sur tout ce que tu veux, du cursus au système, de la DRASS au Ministère, de l'AP au Comité, des patrons aux externes, des collègues à leurs femmes.*

(...) C'est un peu Strass et Paillettes contre DRASS et Layettes, une sorte de retrouvaille orgasmique de notre corps avec son esprit, une explosion érectile et festoyante de nos rites assoupis »[6].

Selon les facultés, d'autres traditions ont pris le pas. A Lille, c'est la revue annuelle où le principe est de chanter, en présence des patrons, tout le mal que l'on pense d'eux. C'est aussi la thèse de doctorat passée devant au moins cent invités qui fêtent l'événement toute la nuit.

Avec l'allongement des études, les futurs médecins sont en fait, parce que plus âgés, plus souvent aussi mariés et parents. Ceci peut entraîner une substitution d'une vie de famille à la vie entre camarades. Ceci est manifeste pour l'internat où la salle de garde a largement perdu son rôle de lieu de sociabilité pour ne rester qu'un instrument commode, une cantine et une salle de télévision.

Mai 1968 : sous les pavés, la médecine

Mai 68 fut certes, en faculté de médecine, un temps fort de la vie étudiante où l'imagination, la satire et l'exubérance donnèrent à plein. Où les élèves du Conservatoire de musique improvisèrent un concert dans un des amphithéâtres de la faculté ancienne à Paris. Mais les affiches, les dessins, les slogans reproduits sur les murs, les assemblées générales tenues jusqu'à l'aube dans des amphis bondés, les nuits d'occupation des locaux ne furent pas seulement une occasion de réjouissance. Ils allaient de pair avec les tracts les plus techniques, les motions et les commissions, les réunions paritaires et les communiqués incendiaires.

Dans ce cadre, il n'est pas possible de prétendre être exhaustif à propos des événements de mai dans les facultés de médecine. Le sujet mériterait à lui seul un fort volume. Mais quelques temps forts peuvent être dégagés.

Le réveil mouvementé des enfants sages

Le mouvement de 1968 commença plus tardivement en médecine que dans les autres facultés. Cette sagesse n'étonna pas les observateurs : les carabins passaient, par exemple aux yeux de *Combat*, pour *« les plus choyés de l'Université »*, enfants des classes moyennes ou de la bourgeoisie ne partageant ni les inquiétudes ni les aspirations du reste de la jeunesse étudiante. Or, stupeur : quand avec dix jours de retard, la Médecine parisienne se jeta à son tour dans la grève ce ne fut pas seulement, comme on aurait pu le croire, par solidarité ou sympathie avec les étudiants qui, durant la nuit des barricades, avaient eu maille à partir avec la police, ce fut un « ouragan » contestataire[1]. Ce n'était pas parce qu'ils n'avaient pas envahi la rue que les étudiants en médecine n'avaient rien à dire.

C'est le 14 mai que se tint la première assemblée générale d'étudiants en médecine. Accusée d'être soumise au système, l'Association des étudiants en médecine de Paris est détrônée illico par un comité d'action qui décrète la suppression des examens (la session de juin commençait), la grève illimitée et l'occupation permanente. A la grande surprise, toutefois, d'une partie des carabins. Un médecin, externe des hôpitaux de Paris, se souvient : *« Je pris brutalement conscience des événements lorsqu'un après-midi, à l'angle du boulevard Saint-Germain et de la rue des Saints-Pères, je me heurtai à l'un de mes camarades qui, tout excité, me lança sans ralentir sa course : "Tu peux laisser tomber tes livres et tes cahiers, il n'y aura pas d'examen, on vient de voter la grève".*

J'étais furieux d'être mis ainsi devant le fait accompli. Résolument réfractaire à ce genre de décision, prise à 2 heures du matin par un petit comité d'excités – comme par hasard, les plus fumistes – qui ne consultaient jamais l'ensemble des étudiants. C'était inadmissible : j'avais l'intention de le faire savoir.

Nous étions en quatrième année de médecine, et j'avais suffisamment travaillé pour envisager sans crainte l'approche des examens. Leur suppression en mai impliquait leur report en septembre et, pour ceux qui préparaient l'internat en décembre, cela représentait une véritable catastrophe »[2]. Pourtant, même les mécontents ou les décontenancés des premières heures vont trouver des motifs de revendiquer ou de manifester. L'assemblée générale s'est en outre déclarée *« contre l'inadaptation totale de la faculté de médecine à sa fonction sociale, contre le mandarinat qui écrase les études, contre le système de sélection périmé des examens et des concours »*[3]. Le propos est radical. Il le sera plus encore. D'emblée, le mouvement se remarque en effet par son ampleur à tous égards. Les décisions prises en AG n'émanent pas des seuls étudiants. Elles ont en effet reçu l'aval immédiat du comité de l'Internat, du comité des chefs de clinique et de membres du corps enseignant par dizaines. Dans les jours suivants, le *Journal du Comité d'Information de la Faculté de Médecine de Paris* publie d'ailleurs de longues listes de professeurs *« qui se tiennent à disposition des étudiants »*. Qui plus est l'effet de contagion sur les hôpitaux est instantané, eu égard à l'interpénétration des personnels. Dès le 16, les étudiants de Saint-Antoine et de la Pitié-Salpêtrière ont voté l'autonomie de leurs CHU. Et à l'hôpital psychiatrique Sainte-Anne, un millier de personnes, professeurs, assistants, internes et infirmiers ont choisi *« l'occupation du service du professeur Delay dont la chaire ne représente plus la psychiatrie actuelle »*[4]. L'externe mécontent des premières heures de grève découvre la satisfaction qu'il y a de *« pouvoir faire connaître à mes maîtres mes sentiments à l'égard de leur système et d'être écouté »*. Et il rappelle : *« Les patrons, complètement dépassés par ce raz-de-marée, considéraient avec effarement ces petits étudiants, leurs externes, à peine la dix-huitième roue du carrosse, qui osaient critiquer leurs méthodes et leur enseignement. Les internes et les assistants restaient silencieux pour la plupart, mais on sentait se fissurer la traditionnelle pyramide hiérarchique. des années de soumission donnaient à certains l'envie de se venger de leurs maîtres »*[5].

Où l'on parle beaucoup des mandarins et du mandarinat

Les bénéficiaires du système ne comptent en fait pas parmi les derniers de ses contempteurs. Dès le 14, le syndicat des chefs de clinique a ainsi voté une motion qui est, ni plus ni moins, un brûlot où il réclame la *« remise en question des fonctions hospitalo-universitaires à intervalles réguliers, devant les conseils de CHU où toute la population hospitalo-universitaire serait représentée »*[6].

Adieu donc, patrons tout puissants, hiérarchie hospitalière, intangible valeur des titres conquis de haute lutte lors d'étourdissants concours. D'autant que les plus haut placés abondent parfois dans le même sens. Le professeur agrégé Kahn se lance, devant l'AG du 15 mai après-midi, dans une impitoyable charge des patrons : *« Dans cette faculté, gérée de façon anté-diluvienne et dans les hôpitaux, des professeurs à titre définitif ne cherchent, en général, qu'à se caser dans la situation la plus favorable et imposer ensuite :*

– soit lorsqu'ils paraissent sur le petit écran

– soit lorsqu'ils ferment la consultation de leurs agrégés, jugés peut-être un peu trop protestataires.

C'est une structure dont personne ne veut plus. Il ne s'agit pas de collaborer pour la ratisfoler »[7].

Et un patron, le professeur Robert Merle d'Aubigné, de s'exclamer dans la foulée: *« Je ne suis pas fils de Patron, mon père était pasteur. J'ai durement travaillé pendant toutes mes études. J'ai 67 ans et je suis à 3 ans de la retraite. Cependant, je ne peux résister devant une assemblée pareille à ce mouvement merveilleux »*[8].

Il se trouve cent-trente enseignants pour approuver l'essentiel des revendications étudiantes : droit de veto sur l'élection du doyen de la faculté, le budget, l'organisation des enseignements, les constructions universitaires (c'est le *« pouvoir étudiant »*) ; autonomie des CHU de Paris ; fonction hospitalière rémunérée à tout étudiant parvenu à un certain stade de formation. Tant et si bien que les étudiants finissent par s'étonner un peu de trouver ainsi à leurs côtés *« les plus encroûtés ; les plus mystifiés dans un système ancestral »* [9]. Mais attention, pas question de replâtrage. Les étudiants en médecine ont beau avoir commencé le mouvement après les autres, ils pourraient leur en remontrer car, en fait d'archaïsme et de sclérose, il n'y a pas pire que la faculté de médecine. C'est, écrivent les chefs de clinique, *« l'exemple le plus achevé de ce que les structures universitaires anciennes, habitées par des hommes farouchement accrochés à leurs privilèges, ont pu produire en matière de népotisme et de paternalisme, où le dialogue enseignants/étudiants est totalement absent à tous les stades de la vie universitaire »*[10]. Il faut, répondent les étudiants, ridiculiser *« l'antique système (...) dont le caractère rhumatisant et débile éclatait au grand jour »*[11].

Le roi est enfin nu. Il va le rester. Aux alentours du 20 mai, Rennes, Toulouse, Grenoble et Lille font la grève totale. A Nantes, Nancy, Lyon, Amiens, Bordeaux et Tours, les facultés sont en outre occupées. Toutefois, Marseille et Montpellier sont en majorité opposées au mouvement et entendent passer normalement leurs examens[12].

Le mandarinat, les mandarins sont des mots de l'époque et cristallisent une bonne part des tensions. A quoi rime *« le maintien d'hommes arrivés tard à des postes qu'ils ne sont pas préparés à occuper et que, responsables devant eux-mêmes, ils pourront cependant occuper toute leur vie avant de les abandonner à leurs semblables »*[13] *?* Le professeur Soulié, chef de service à l'hôpital Broussais, va, un temps, faire les frais du ras-le-bol suscité par l'impérieuse manière des patrons de cette génération. Non pas dans la haine, mais dans une – rétrospectivement – étonnante illusion lyrique.

Au lendemain de la nuit des barricades et de son dénouement violent, le professeur agrégé Vernant a fait signer, dans la clinique cardio-vasculaire de l'hôpital Broussais, une pétition contre la répression policière. Le chef du service, le professeur Pierre Soulié réagit le 15 mai en supprimant sa consultation externe, en lui interdisant l'entrée en salle comme l'accès aux dossiers médicaux. Constatant qu'il est ainsi empêché d'exercer sa profession, Pierre Vernant lui écrit le 16, mais pas seulement pour réclamer des excuses. Au-delà de son cas personnel, il revendique plus d'autonomie pour tous les assistants, une participation réelle des étudiants à la marche du service et l'abolition de *« cette hiérarchisation extrême du service »*[14]. Le lendemain se tient à Broussais une réunion regroupant l'ensemble des membres du service concerné, des délégués du comité d'action des étudiants en médecine, du personnel de Broussais et d'autres hôpitaux. La lettre de Vernant est approuvée par quatre-vingt-sept voix contre sept. Soulié devra lui répondre avant le 20 mai, 9 heures[15]. Au cours de cette réunion, des membres du service prennent la parole, dont un agrégé, médecin des Hôpitaux, qui tient des propos d'une sincérité qui retient l'attention : *« Il est évident pour tous ceux qui fréquentent ce service que, depuis des années, nous souffrons de l'autorité, disons vraiment terrible, qu'exerce le patron sur nous. Nous vivions dans la terreur, le mot n'est pas trop fort ; il fera sourire les jeunes lorsqu'ils penseront que les gens de 45 ans comme moi parlent de terreur, nous vivions humiliés plusieurs fois par semaine parce que bafoués devant des malades, devant le personnel, et parce que la structure, telle qu'elle existait, de ce système-là ne nous permettait pas de redresser la tête et nous avons plié à combien de reprises !*

(…) Je prends toutes mes responsabilités ici et j'entends que les choses soient prises de la façon suivante : il ne s'agit pas d'un règlement de comptes avec notre patron, il ne s'agit pas d'une haine.

(…) Nous sommes tous prisonniers, nous devenons complices au fur et à mesure que nous montons dans l'échelle de ce système-là, de ce système qui est une chose atroce »[16].

Apprenant le 17 au soir ce qui s'est passé à Broussais, l'AG de la faculté refuse de patienter. La majorité vote aussitôt la destitution de la chaire de clinique et le remplacement du professeur Soulié par une direction collégiale. Un étudiant se charge, dès le lendemain, de l'annoncer à Pierre Soulié, qui ne fait *« pas d'opposition »*, mais déclare devant l'AG de Broussais : *« Vous vous êtes attelés à une tâche qui est une tâche lourde parce que l'homme est un automate et vous allez avoir des difficultés. J'espère que vous obtiendrez l'organisation dont vous rêvez. Il ne faut pas vous faire d'illusions. »* Et il ajoute en quoi il blâme lui aussi un système entaché de favoritisme et de luttes d'influence : *« Le Conseil de faculté standard, c'est la foire à Neu-neu, exactement, un chahut invraisemblable, des choses qui s'appellent des vœux, c'est-à-dire des ordres. Les vœux je les connais !*

Je vous ai dit ce que je pensais de l'organisation. J'en ai souffert, pas personnellement, mais un certain nombre de jeunes gens présents s'imaginent que parce que je n'ai pas pu les faire nommer à tel ou tel poste, je n'ai rien fait. Si je vous donnais le détail des batailles où, à 3 heures du matin, nous étions en train de rouler pour aller voir un tel ou un tel, vous verriez que les membres du jury [des concours] ou même ceux qui n'en étaient pas veulent défendre leurs types. C'est un truc atroce. »[17]

Le 22 mai, le service se prononce par un vote à bulletins secrets pour une direction collégiale.

L'« ancien chien lit »

Des résultats concrets se profilent donc. Le doyen de la faculté de médecine a officialisé le rattachement à son établissement du CPEM (année préparatoire à la médecine) qui jusqu'ici dépendait de la faculté des sciences. Mais, en fait d'innovation, c'est une vieille lune presque centenaire des revendications étudiantes et médicales. Des commissions provisoires de type paritaire se sont formées pour gérer les hôpitaux. La réforme des études médicales est un vaste chantier auquel tout le monde est prêt à collaborer. Dans les services hospitaliers, toutes les activités, hormis les soins, sont boycottées.

Mais le 23 mai, le comité d'action rappelle ses troupes à l'ordre : *« On nous a signalé que de moins en moins de gens couchaient à la faculté. Or, nous sommes en grève… jour et nuit. Venez donc installer vos quartiers de printemps ici. De nombreuses attractions vous y attendent. »*[18]

Cette annonce s'accompagne d'un dessin titré : *« Eh ! les nanas, venez coucher à la faculté».* Dans une salle de dissection, deux avenants squelettes humains déclarent: *«On s'ennuie ici. Venez dormir with us».* Un squelette de chien, au pied de la table de dissection (*«plumard Dunlop»*) est ainsi désigné: *«ancien chien lit».* La *«chienlit»* du général de Gaulle date du 19 mai.

Trois jours plus tard, un nouvel appel donne une bonne image de la réalité du mouvement après moins de deux semaines de mobilisation: *«Savez-vous qui fait fonctionner cette faculté occupée? (...) Il s'agit en fait d'une cinquantaine de vos camarades exténués qui, en permanence, font fonctionner les organes vitaux de cette maison.*

Qui, à la coordination, à la presse, au secrétariat, aux ronéos, partout ailleurs, ne dorment que deux, trois ou quatre heures par nuit!!!

(...) Ils ne peuvent participer aux assemblées générales et aux commissions. Dérision, ceux qui impriment ce journal et les tracts ne savent même pas ce qu'ils contiennent, n'ont pas eu le temps de les lire!!![19] »

Après les rudes échauffourées qui ont eu lieu à l'issue de la manifestation de la nuit du 24 mai, les interpellés sont acheminés en masse vers l'hôpital Beaujon. A l'arrivée, ils sont poussés hors des fourgons. Une double haie de policiers les attend, matraque en main. *«Le contrôle d'identité fait très mal»*[20]. Plus généralement, des étudiants en médecine ont joué, durant toutes ces journées et ces nuits, le rôle d'*«ambulanciers»* au Quartier latin. L'imitation des combats de la Libération de Paris est ici évidente. Le drame en moins: *«Sur chacune des voitures, nous avions collé de grandes bandes rouges en forme de croix et, dans nos ambulances improvisées, totalement autonomes et non équipées, nous sillonnions les rues du Quartier latin à toute allure, au mépris du danger. Lorsqu'un blessé était en vue, c'était une course folle pour savoir qui s'en emparerait le premier. Deux ou trois attelages, trop heureux de justifier leur existence, se disputaient le malheureux. Nous déposions notre colis à l'hôpital Cochin ou, pour un cas mineur, à la nouvelle faculté de médecine, transformée pour la bonne cause en hôpital de campagne*[21]. »

Le Conseil de l'Ordre occupé

Et le reste du corps médical pendant ce temps? Les praticiens, assurément, se débattent avec les autres Français dans les complications matérielles, à commencer par le manque de carburant, peu propice aux visites en voiture. On peut supposer qu'ils suivent, en plus des événements nationaux, ce qui se passe dans les facultés et les hôpitaux. La presse professionnelle s'efforce d'ailleurs d'en donner l'écho. Celui-ci n'est pas hostile, comme en témoigne, par exemple, ce commentaire paru le 25 mai dans *Le Concours médical*: « *Le débat actuellement en cours a pu prendre des aspects surprenants : on a pu voir des centaines d'étudiants remplir les amphithéâtres jusqu'à quatre heures du matin. On a pu voir des étudiants siéger de force dans les assemblées [des professeurs] de facultés.*

Est-ce pour autant l'anarchie ? Ce n'est pas sûr ; l'ensemble de ces manifestations provient du même désir profond de comprendre et de participer.

(...) Qu'étudiants et enseignants s'attachent ensemble à définir et à réaliser des réformes qui n'auraient pu se faire dans d'autres circonstances, c'est une bonne chose, encore faudra-t-il que ces réformes ne soient pas simplement l'expression de quelques-uns, encore faudra-t-il qu'elles ne se bornent pas non plus à de simples replâtrages. La médecine a trop souffert de réformes "parachutées" d'en haut, il ne faut pas que l'expérience actuelle, passionnante à bien des égards, n'accouche que de paroles... ».

Il n'est en outre pas exclu que les praticiens aient vu sans déplaisir les déboires des médecins hospitaliers, souvent condescendants à leur endroit. Ainsi lisait-on, en avril, dans la *Revue du Centre catholique des Médecins français*: « *Certains se prennent à rêver à un sursaut collectif de ces notables des hôpitaux et des facultés défendant, sans concession, la sécurité de leurs malades mis en danger quotidiennement par l'insuffisance des budgets des hôpitaux et la pénurie des infirmières, reprenant en main un enseignement médical toujours insuffisant et précipité dans le désordre par des réformes toujours à réformer, exigeant qu'on ne sacrifie pas froidement plusieurs générations de leurs collaborateurs les plus jeunes sur l'autel des principes financiers !* »

Les étudiants, d'ailleurs, réclament l'ouverture de l'hôpital aux praticiens, aux chercheurs non-médecins. Ils envisagent l'instauration d'un stage étudiant auprès d'un omnipraticien et la reconnaissance du statut de spécialité à part entière pour la médecine générale.

Il aurait bien sûr été étonnant que l'Ordre des médecins, symbole d'autorité et de coercition s'il en était, échappât à cette effervescence. Les locaux de la rue de Latour Maubourg sont occupés le 21 mai par un « conseil d'occupation du Conseil national de l'Ordre des médecins » qui, par un tract rédigé le 22 à 1 heure du matin, exige la démission des conseillers nationaux et l'autonomie des conseils régionaux et départementaux. Le lendemain matin, le président de Vernejoul, accompagné des membres du Conseil national et de la police, reprend possession des locaux. Commentaire du comité d'action étudiant, qui semble balayer l'Ordre d'un revers de la main : *« l'attitude de démission rencontrée face à ces graves problèmes (planning familial, médecine sociale, répression policière, etc...) du Conseil de l'ordre risque à l'avenir de s'aggraver encore si cette institution subsiste »*[22].

Quant aux syndicats médicaux, qui se proclament solidaires des étudiants en médecine, ils n'ont toutefois pas perdu de vue leurs propres marottes, renforcées par l'élargissement de la Sécurité sociale en 1967. Dans un premier communiqué du 21 mai, la Confédération des syndicats médicaux français expédie poliment les justes « aspirations » étudiantes avant de réclamer que *« soient assurées à tous les médecins une dignité et une sécurité familiales indispensables à leur mission »*[23]. Nouveau communiqué le 30 : *« dans cette période dramatique de la vie de la nation »* pour exiger que *« les libertés fondamentales de la médecine* [*i.e.* les principes de la Charte de la médecine libérale] *soient garanties par un véritable contrat collectif »*[24]. Et de s'approprier sans coup férir le discours ambiant pour justifier sa conception de la médecine et de l'assurance-maladie. C'est ainsi qu'à l'issue du conseil confédéral des 15 et 16 juin, le président du CSMF flétrissait *« la civilisation du gadget »* qui *« va à contresens de l'épanouissement humain, alors que l'expansion économique a libéré les ressources nécessaires à des services d'intérêts prioritaires : la culture, la santé (...). L'assurance-maladie ne saurait être assimilée à une simple assurance-auto : ce que la population d'une société évoluée cherche à assurer, ce n'est pas uniquement le coût du risque, c'est la santé elle-même en permettant l'accès à tous des moyens de la médecine permettant d'éviter la maladie ou de la guérir »*.

Puis il enchaînait sur un refrain plus coutumier : *« Cette incitation au choix de la carrière médicale n'atteindra son but que si la médecine garde, dans l'échelle des professions, un prestige social, une indépendance, un mode d'exercice, un standing matériel qui la rendent attractive »*[25].

Il faut au passage noter, à cette époque, l'émergence d'un renversement de tendance qui ne va pas tarder à brouiller les cartes. Cette envolée sur le risque de voir les jeunes se détourner des études médicales repose sur l'idée alors répandue que les médecins pourraient bientôt venir à manquer. En avril 1968, l'article de Jean-Pierre Etienne dans la *Revue du Centre catholique des Médecins français* posait la question : *« La France de 1980 manquera-t-elle de praticiens ? »* Devant l'AG de la faculté de médecine de Paris, un agrégé répond le 15 mai : *« nous sommes dans un pays où les enquêtes sociologiques ont montré que nous serions en 1970 devant un déficit de médecins dont les chiffres n'ont pas été contestés »*[26]. Mais un mois plus tard le vice-président du Syndicat national des médecins, chirurgiens et spécialistes des hôpitaux publics affirme : *« Vers 1975, 3 à 4 000 médecins nouveaux devront être formés chaque année. Or dès 1968, ce sont 10 000 bacheliers qui veulent se présenter aux portes des facultés de médecine, la sélection défectueuse et tardive, la désillusion des étudiants éliminés »*[27].

Le rêve et la nécessité

Le Comité d'action survécut quelques mois à mai 68. Mais la masse des étudiants s'en détourna bientôt. Toutefois, les projets de réforme ne furent pas tous abandonnés, ainsi qu'en témoigne un éditorial de la presse médicale étudiante datant de septembre 1970 : *« Rien n'est résolu. La loi Faure n'a jamais été une panacée, un remède miracle à tous les maux de l'Université. (...) Ceux qui espéraient bouleverser cent cinquante ans de tradition et d'habitude par un texte de quelques pages, sont de grands naïfs.*

La réforme des études médicales reste à faire. Elle se heurte aux différents groupes de pression, que ce soient les "lobbies" conservateurs ou les soi-disant "progressistes", voire "vrais réformistes" « [28].

Une remise en ordre était intervenue. L'agrégé qui avait dénoncé *« la terreur »* et *« l'humiliation »* qui sévissaient dans le service du professeur Soulié, avait tenu à rassurer son patron après sa destitution. C'était le système et non lui qu'on mettait au pilori : *« à aucun moment, il n'y a eu de notre part ni de celle des étudiants, la moindre haine contre vous, vous n'êtes que, je m'excuse, la première statue qu'ils déboulonnent, mais d'ici peu vous serez en bonne compagnie »*[29]. Le *Livre Blanc* diffusé par le comité d'action de la faculté de médecine au début du mois de juin prévoyait en effet que *« si un membre de l'équipe [hospitalière] n'est plus en mesure de remplir son poste, il abandonne celui-ci. Mais de toute façon, il reste dans l'équipe soignante avec une autre affectation et continue à percevoir un traitement inhérent à son titre »*[30].

Il faut croire que Pierre Soulié n'était pas convaincu par ce principe de *« dissociation du titre et de la fonction »* puisque, dès le 30 mai, il commence à rétablir son autorité sur le service. Au début d'août, il se débarrasse de trois membres du personnel jugés trop contestataires. Huit autres médecins sont licenciés à compter du 1er octobre. Douze autres les suivent par solidarité.

En 1972, un autre grand patron commentera : *« Cible vivante et sensible, trahi par quelques-uns de ses élèves, et parfois par la grande presse qui – soumise aux passions – discerne mal l'envie et la calomnie, Pierre Soulié vit là des heures, des jours, des mois de chagrin et de cruelles émotions, douloureusement affecté qu'il est par la révolte de certains de ses enfants. Il fait front avec un courage admirable, qui en dit long sur son caractère, et rétablit l'ordre après les amputations nécessaires »*[31].

Ni le « mandarinat », ni les concours, ni la séparation entre médecins de ville et hospitaliers ne furent abolis. Ceci ne signifie pas qu'il n'y ait pas d'héritage de mai 68 en médecine. D'abord sur le plan des réformes, avec une autonomisation effective des CHU parisiens. L'extension des fonctions hospitalières à tous les étudiants à partir de la troisième année d'études. Et le revers de la médaille : l'instauration d'un *numerus clausus* impliquant une sévère sélection à l'issue de la première année.

Du discours sur l'aliénation, de la volonté de changer la faculté de médecine et les rapports dans l'équipe hospitalière aussi, il demeura trace, même s'il n'impliqua pas toujours un bouleversement de l'attitude des médecins. *« Le mois de mai*, constate vingt ans plus tard un étudiant gréviste, *se termina sans que nous soyons parvenus à jeter les bases d'une telle réforme. Désormais, le rêve était devenu nécessité*[32]. *»*

Il y a tout de même eu l'arrivée d'une nouvelle génération, défendant de nouveaux projets comme Médecins sans frontières, Médecins du monde. La fonction philanthropique du médecin est revisitée par Xavier Emmanuelli, Rony Braumann ou Bernard

Kouchner. Ce dernier expliquait vingt-sept ans plus tard: *«Nous avons eu vingt ans dans les années soixante. Pour nous, la politique ce n'était pas seulement la joie intime et difficile de parler en public, de faire l'important, de publier nos propres journaux, de côtoyer les grands de ce monde, un Picasso, un Sartre, un Aragon, d'en imposer aux filles, d'organiser des manifestations, de nous battre avec la police, de réclamer l'indépendance des peuples colonisés: mais, avant tout, de nous opposer au fascisme»*[33].

Les événements de 1968 mêlent ainsi la tradition au changement. Lorsque les jeunes contestataires dénonçaient le médecin *«chargé de maintenir la population en état de travail et de consommation (médecin de travail), il est chargé de faire accepter aux gens une société qui les rend malades (psychiatre)»*[34], ils renvoyaient aux médecins se refusant à devenir, durant la Première Guerre mondiale les pourvoyeurs de chair à canon, entre 1942 et 1944, les auxiliaires des négriers du travail forcé en Allemagne. Mais l'autre versant de cette méfiance à l'égard d'une conception économiste de la santé entretient la justification de dépenses de santé toujours plus vertigineuses. Mais les médecins préfèrent revendiquer toujours l'intérêt de l'individu, y compris contre celui de la société. Faut-il leur donner tort?

Les médecins se caractérisent par l'uniformité de leurs études universitaires. Il n'y a pas d'alternative à la faculté de médecine et *a fortiori* aucun autodidacte. De tous les secteurs de l'élite, les médecins sont ceux qui connaissent le moins de reconversions au cours de leur vie professionnelle et il n'y a pas «d'importation» dans la profession médicale[35]. La part des formations multiples y est faible, les études parallèles exceptionnelles: licenciés et doctorats ès sciences, diplômes de droit ou de lettres, cursus dans une grande école témoignent surtout d'inclinations personnelles généralement atypiques. Et pourtant, selon qu'ils choisissent ou non la voie des concours, selon qu'ils préparent telle ou telle spécialité, les étudiants n'auront pas travaillé dans le même esprit, dans le même contexte, n'auront pas reçu la même formation. Sans parler, des variations, peut-être même s'agit-il de mutations, apparues au fil du siècle.

En 1928, il existait huit facultés et quinze écoles de médecine. La plus grande faculté, Paris, comptait cinq mille étudiants et la plus petite école, Amiens, quarante-sept. En 1991, les facultés et unités de formation et de recherche (UFR) étaient quarante-cinq. Sous les effets de la conjoncture, de l'explosion du nombre de bacheliers et de l'inertie des réactions, les nouveaux docteurs sont longtemps demeurés de plus en plus nombreux : 2 350 en 1965, 7 500 en 1975, 10 000 en 1979. Mais, en même temps, les étudiants en médecine représentent une part de plus en plus faible et de plus en plus sélectionnée de leur classe d'âge. Le temps est révolu où la médecine constituait, avec le droit, le débouché le plus naturel des fils de la bourgeoisie. Les études sont longues, les redoublements nombreux, le taux d'abandon impressionnant : 18 % pour une promotion entrée en première année en 1948, 41 % pour 1961, 80 % en 1993. Dans ces conditions, il n'est pas étonnant que les étudiants trouvent leur parcours risqué et leurs perspectives d'avenir peut-être pas à la hauteur de leurs sacrifices. D'autant plus qu'à l'orée de l'installation, ils possèdent bien des raisons de se montrer inquiets pour leur avenir professionnel[36].

Toutefois, la faculté n'est pas que le lieu de la sélection et de l'élimination. Elle reste avant tout celui de la formation en même temps que de la constitution d'une identité. Elle concourt *« à la création d'un groupe corporatif conscient de soi et dont les membres ont en commun le même bagage de savoir et de technique »*[37]. De plus, les études, d'autant plus valorisées qu'elles sont longues et approfondies, représentent une légitimité solide tant aux yeux de l'opinion qu'à ceux des pouvoirs publics.

DEUXIÈME PARTIE
LE MÉDECIN AU TRAVAIL

En un siècle, le corps médical a totalement changé d'ampleur. Il représente, de loin, le groupe le plus important parmi les professions libérales, même si la part de médecins salariés est passée d'une proportion insignifiante avant la Seconde Guerre mondiale à environ un tiers en 1990, surtout du fait de l'avènement du plein temps hospitalier. Mais ce n'est pas là la seule évolution du corps médical pendant le siècle : il s'est également féminisé, spécialisé, urbanisé et, probablement, durant les trois dernières décennies, il a vieilli.

Plusieurs facteurs ont joué sur ce dernier registre. Les uns d'ordre conjoncturel comme l'arrivée, en 1962, des médecins rapatriés d'Algérie. D'autres plus structurels. A cet égard, l'instauration du *numerus clausus* parmi les étudiants en médecine, en ralentissant le flux des nouveaux entrants dans la profession, induit à terme un vieillissement de la population médicale. Actuellement, un médecin sur cinq a plus de 50 ans, il y en aura un sur deux à partir de 2006[1]. Le corollaire de ce vieillissement est une augmentation de l'ancienneté professionnelle moyenne.

Autre évolution très nette – et peut-être plus durable –, la féminisation. On a vu que les étudiantes en médecine ont eu du mal à ne plus faire figure de minorité digne de curiosité plus que d'intérêt. De plus en plus de femmes étudient dorénavant la médecine et l'exercent, même une fois mariées : 10 % des médecins étaient des femmes en 1965, 21 % en 1979, 31 % en 1990. Si ce rythme se maintient, la parité pourrait être atteinte en 2020. D'abord attirées par le salariat (une femme sur quatorze médecins libéraux en 1963, mais une femme sur quatre médecins salariés), les « doctoresses » sont de plus en plus nombreuses à être des spécialistes. Il faut dire que l'exclusive masculine jetée sur certaines spécialités prestigieuses est en train d'être levée.

Ces quelques données étant posées, comment les médecins exercent-ils et, plus précisément, comment travaillent-ils ?

Chacun de nous a bien des occasions au cours de sa vie de voir son ou ses médecins au travail. Mais outre le fait que nous avons généralement alors en tête d'autres préoccupations que l'observation du médecin, nous n'en avons de toute façon qu'une approche parcellaire. L'exercice de la médecine, complexe et multiforme, se plie mal aux définitions ramassées.

A l'origine de l'exercice professionnel se trouve l'une des décisions les plus essentielles qu'un médecin ait à prendre pour sa carrière : l'installation. Il s'agit en fait d'un faisceau de décisions qui doivent être conciliées. Tout d'abord vient le choix du type d'exercice, qui s'est normalement dessiné au fil des années d'études, volontairement et/ou au gré des aléas de la réussite scolaire : exercice libéral en cabinet, médecine hospitalière, médecine salariée, exercice mixte. C'est dans des conditions similaires que s'effectue l'arbitrage entre la médecine générale et les spécialités. Enfin vient le lieu même de l'installation qui des trois éléments paraît le plus libre puisqu'il n'existe aucun encadrement légal de ce choix et seulement quelques critères déontologiques. Or, il apparaît que cette décision éminemment personnelle répond en fait à des règles assez stables.

Le lieu et le type de l'exercice déterminent dès lors des carrières fort différentes les unes des autres. Certes, elle est toujours fondée sur des rapports avec des patients qu'il s'agit de soulager et d'espérer guérir. Mais toutes les modalités en sont variables : nombre d'heures de travail, balance des consultations et des visites à domicile, revenus, relations avec les patients et la communauté, rapports avec le perfectionnement professionnel, risques encourus.

Toute cette trame sous-tend une gamme d'expériences vécues concrètes qui, bien entendu, ont considérablement évolué au long du siècle.

S'INSTALLER

Les enquêtes réalisées auprès d'étudiants en fin de cursus depuis 1968 montrent toutes le souhait majoritaire de pratiquer la médecine libérale, de préférence dans un cabinet indépendant. Malgré la conjonction de faits aussi divers que la féminisation de la profession, la création de nombreux postes salariés, l'instauration du temps plein dans les hôpitaux, la médecine reste ce qu'elle était: une profession libérale pratiquée en indépendant. Les faits correspondent en effet aux désirs: la majorité des médecins a exercé et exerce encore « en ville ».

Ouvrir un cabinet

Le choix du lieu d'installation est libre. Avant la création de l'Ordre des médecins (1940), il suffisait de faire enregistrer son diplôme de doctorat dans la préfecture du département où l'on s'installait, de le faire viser à la mairie où l'on déposait également sa signature. Depuis, il faut s'inscrire au tableau de l'Ordre de ce même département et le code de déontologie impose quelques restrictions mineures: ne pas entrer en concurrence directe avec le médecin qu'éventuellement, on remplace, ne pas s'installer dans un immeuble habité par un confrère en exercice sans son accord.

Malgré cette liberté, l'installation répond en fait à des règles stables et régulières. La densité médicale augmente avec la taille des communes et la présence d'un hôpital et d'équipements scolaires. Mais les campagnes sont mieux pourvues en généralistes que les bourgs ou les petites villes même si la voiture a permis un regroupement urbain des médecins. Enfin, les médecins sont plus nombreux dans les centres-villes que dans les banlieues[2]. Le fait le plus frappant est qu'il n'existe pas de corrélation entre le taux de médicalisation et l'installation, malgré les conseils prodigués par la presse professionnelle. Les installations nouvelles se font aussi dans des régions très médicalisées. Cette tendance est renforcée par la préférence que manifestent les nouveaux diplômés de demeurer dans le ressort de leur faculté d'origine. En comparant son déménagement professionnel dans les Alpes-Maritimes à sa première installation dans le Nord, un généraliste en éclaire les raisons : *« Avec les premiers malades, je sentis le tort que me faisait l'éloignement de mes maîtres, restés à Lille et qui ne pouvaient m'aider ce qui perturbait mes habitudes de travail. Dans le Nord, je connaissais bien mes spécialistes efficaces, adaptés à tel ou tel cas. (...) Je ne connaissais pas la région avec son réseau de possibilités et de conseils sollicités auprès des notoriétés médicales »*[3]. D'ailleurs, dans une enquête réalisée en 1980, il apparaît que « l'analyse du marché » ne détermine le choix que dans 18 % des cas, venant très loin derrière « l'attirance d'un cadre de vie agréable » (46 %), « la cession d'une clientèle » (39 %), puis « la connaissance antérieure des habitants », « une habitation convenable » et « la proximité de la famille »[4]. Les femmes tenant davantage compte, pour leur part du « lieu d'activité professionnelle du conjoint » et de la « commodité pour le conjoint et les enfants ».

Les médecins ont préféré de tout temps pratiquer dans une région où ils possédaient déja une implantation familiale et/ou personnelle ; par leur naissance, leurs études, leur mariage, ou les contacts de confrères, par exemple, plutôt que d'arriver en parfaite *terra incognita*. Cela pouvait s'avérer particulièrement nécessaire pour les médecins décidés à pratiquer là où le français ne s'était pas substitué partout aux langues, dialectes ou patois locaux. Et en 1977 encore, un généraliste, installé dans un village de 1200 habitants à 25 kilomètres de Strasbourg, conseille la circonspection aux médecins « de l'intérieur » avant de choisir leur région : *« Un omnipraticien d'Alsace doit être bilingue. Je pense qu'en clientèle rurale, peut-être moins en milieu urbain, l'omnipraticien doit connaître l'alsacien. (...) C'est d'ailleurs la première question que l'on pose aux remplaçants, autant le médecin remplacé que nos patients.*

(...) Ainsi la plupart des médecins installés en Alsace sont issus de la Faculté de Strasbourg »[5].

Il s'agit beaucoup plus simplement de faciliter les débuts de carrière en combinant un maximum d'atouts. Ainsi un jeune pédiatre, ancien interne des hôpitaux de Paris, s'installe-t-il aux débuts des années trente à Versailles où se trouvent sa famille et celle de sa femme et où des collègues anciens internes sont prêts à l'aider à constituer sa clientèle et à accéder à l'hôpital municipal. Tel jeune chirurgien est appelé à Amiens par un collègue plus âgé qui ne peut suffire à la tâche. Des groupes locaux d'anciens internes ou externes se constituent dans les villes de province qui s'efforcent d'attirer des collègues : on se signale les places à prendre et les possibilités d'installation. Courantes aussi, les petites annonces. Celles passées par des praticiens désireux de se retirer, ou par leurs veuves : *« Il a connu les affres d'un débutant en mal de situation : les conseils éclairés mais contradictoires de ses patrons, la perplexité devant les annonces, les visites, les marches, les contre-marches, les déceptions nombreuses et les hésitations causées par la crainte de l'inconnu.*

Or, un jour, il tomba en arrêt devant cette annonce alléchante et bonasse : "Urgent. Confrère âgé désirant aider jeune médecin actif mais sans situation cède poste médical et propharmacie. Pas de concurrent aux environs. Situation splendide, pays agréable".

Il fut séduit.

Et vite, il écrivit, prit des renseignements, rassembla en hâte ses bouquins, boucla rapidement ses malles... Huit jours plus tard, il était dans la place avec l'ardeur et les illusions des jeunes confiants dans leur étoile ».[6] Les « rachats » de clientèle sont en effet possibles. La profession étant non commerciale, il s'agit, pour être exact, de « droits de présentation ». Ils se monnayent à des tarifs très variables selon la prospérité du cabinet, mais le prix équivaut souvent à six mois de chiffre d'affaires. Sur cette pratique, les avis s'avèrent partagés. Pour les uns, l'investissement est disproportionné, l'endettement trop lourd eu égard à des résultats hasardeux. Pour ses partisans, c'est une bonne façon de se mettre le pied à l'étrier. Surtout, lorsqu'il s'agit d'un cabinet de groupe, la transition peut, pour les patients, s'effectuer en douceur entre le médecin qui s'en va et son successeur.

Parfois, ce sont des conseils municipaux ou des notables qui cherchent à attirer dans leur commune un praticien. Soit du fait d'une réelle nécessité. Soit pour cause de dissensions locales... Une annonce, parue en 1922, dans le journal des externes des hôpitaux de Paris donnera une idée des éléments qui peuvent rendre attractive l'ouverture d'un nouveau cabinet et une idée de ce que l'on attend, en échange, du médecin: *« On est à la recherche pour Airvault (Deux-Sèvres) d'un jeune médecin. Airvault est sur la ligne de l'Etat (Paris-Bordeaux), avec arrêt des express quand le régime d'avant-guerre sera rétabli. Dès à présent, les communications avec Bordeaux, Tours et Paris sont rapides.*

Actuellement, il y a deux médecins à Airvault: l'un, qui était très achalandé, est malade, âgé de 70 ans; depuis quelques semaines, il ne sort plus.

L'autre, qui exerce en ce moment parce que le premier est immobilisé, est peu recherché bien qu'il soit originaire du pays et installé depuis vingt-cinq ans.

Deux autres médecins à Saint-Loup-Sur-Thouet, cantons voisins de 6 km, ont tous les deux plus de 60 ans. L'un fait toutes ses visites à pied: il en fait donc peu; l'autre, riche, veuf, sans enfants, fait de la médecine en amateur.

Un autre médecin à Saint-Varnet, canton voisin de 12 km, a déjà eu une attaque de paralysie; très fatigué, il ne voyage plus la nuit.

Un autre médecin à Moncontour-de-Poitou, 12 km.

Deux à Thézenay, 18 km.

Il y aurait à Airvault un joli rayon pour un jeune médecin actif, sérieux, sans être fier, intelligent et sympathique. Il est essentiel qu'au point de vue politique, il ne manifeste pas d'opinions trop tranchées.

Un voyage à Airvault s'imposerait: une conversation d'une demi-heure vaudrait mieux qu'une correspondance de quinze jours.

On pourrait lui faire avoir le chemin de fer. Ce n'est pas d'un gros rapport, mais cela pose et le médecin voyage gratuitement.

Cette recherche est faite à la demande d'un grand nombre de personnes des communes voisines, c'est dire qu'un jeune médecin est certain d'avoir une bonne clientèle dès son arrivée.

Enfin, M. Balquet, notaire, organise en ce moment à Airvault un hospice-hôpital, auquel sera annexée une maison de retraite de santé.

S'adresser à M. Balquet, notaire, à Airvault (Deux-Sèvres) »[7].

En 1976, c'est une commune bretonne qui recherche un médecin «*patient*», qui, à condition d'avoir un «*bon examen de passage vis-à-vis de la population*», pourrait espérer au bout de quelques années une activité décente, avec toutefois cette réserve formulée par le secrétaire de mairie : « *Ça dépend de sa personnalité, ça ne lui tombera pas dans le bec !* »

Ce à quoi un jeune généraliste, très déconfit d'avoir cru les promesses faites au sujet d'un village de l'Indre, oppose le récit de ses propres déconvenues : « *Le maire, le secrétaire de mairie et le notaire m'avaient (verbalement) garanti une clientèle suffisante, mais s'étaient bien gardés d'évoquer la fuite de 18 % de la population depuis le recensement précédent et le moyenne d'âge des habitants.*

Quatre mois et demi plus tard, malgré ce vœu général de la population du village pour le retour d'un médecin (il n'y en avait plus eu depuis la guerre !), je glissais de quelques kilomètres pour rejoindre la petite ville de cinq mille habitants qui comporte pharmacie et laboratoire permettant une médecine décente et un nombre d'actes journaliers plus conformes aux nécessités économiques ». Et de laisser s'exhaler sa colère : « *Combien de temps permettrons-nous encore à des municipalités soucieuses de redorer le coq du village à n'importe quel prix, d'affirmer leur "autonomie médicale" vis-à-vis des municipalités environnantes, au détriment de jeunes tels que moi, sans qu'il soit possible d'y espérer finalement une activité décente ?* »[8]

Sans parler, dans un registre plus plaisant, de l'inénarrable annonce publiée en 1911 dans *Le Monde médical* par un candidat à l'installation : « *Ancien externe, 26 ans, terminant études serait heureux entrer relations, par remplacement par exemple, avec médecin ayant fille à marier et clientèle à céder bientôt* »[9].

Plus exceptionnel est le cas de cet interne de 1933 qui, en bavardant avec ses collègues, constate qu'il n'y a aucun cardiologue à Troyes et s'installe dans cette ville où il ne possède aucune attache pour y créer ce poste.

L'ensemble de ces considérations jointes à des critères économiques et démographiques explique que les densités médicales soient, à travers la France, éminemment variables. Toute moyenne nationale cache ainsi une infinité de situations locales particulières dont il faut tenir le plus grand compte à chaque fois qu'il est question de pléthore médicale.

Bien sûr, ces choix s'imposent surtout aux médecins libéraux. Hospitaliers et salariés sont davantage tributaires de contraintes quant à leur lieu de travail. Ou du moins de contraintes qui se rapprochent de celles auxquelles est confrontée la majorité des salariés. Mais, on le rappelle, les libéraux ont longtemps constitué une majorité écrasante des médecins en exercice et en représentent encore les deux tiers car, outre les libéraux exclusifs, des médecins pratiquent le multi-exercice, c'est-à-dire ont à la fois une activité professionnelle dans un cabinet et dans un hôpital, une clinique, etc... Même si l'avènement du temps plein hospitalier a raréfié ce multi-exercice, il concernait encore près d'un quart des médecins en 1984[10].

La médecine de groupe

Chaque médecin peut ouvrir seul son propre cabinet privé. Il peut aussi pratiquer la médecine de groupe. Secrétariat, matériel lourd et charges de fonctionnement sont mis en commun. Gardes et congés sont répartis. Le premier groupe médical a été formé à Sablé, dans la Sarthe, en 1938, à l'instigation d'un chirurgien d'Angers, puis de Nantes, Marc Nédélec. Le concept a mis longtemps à faire des émules. Il contredisait et la tradition et l'individualisme courant. Il apparaissait comme une manœuvre de concurrence déloyale, en parfaite contradiction, qui plus est, avec le libre choix du médecin par le malade. Au début des années soixante, un généraliste pratiquant dans un cabinet de groupe s'emportait contre l'injustice de ce procès d'intentions: *« Tous les reproches faits à la médecine de groupe se résument ainsi: elle n'a pas débarrassé les médecins de leurs défauts. En effet, nous sommes accusés de rechercher le monopole géographique, d'être tentés de passer convention individuelle avec les collectivités (en tiers payant et sous-tarif, de préférence), d'être tentés par la dichotomie, l'esprit de lucre, l'irresponsabilité et le salariat... (...) La médecine de groupe est un essai d'adapter l'exercice de notre profession aux exigences modernes. Ce n'est pas une entreprise de purification morale. (...) Nous condamner, uniquement parce que nous présentons les mêmes défauts que les médecins isolés, est vraiment injuste »*[11]. En 1970, Nédélec lui consacra un livre de prosélytisme et de conviction[12]. Ses partisans n'ont jamais cessé de reprendre les mêmes aguments: il ne s'agit pas de socialiser la médecine, mais de faire face aux contraintes d'équipement, d'horaires et de polyvalence, dans le cadre du statut libéral et indépendant. Le but est, selon le terme consacré, une « médecine globale ». La médecine de groupe a depuis lors nettement progressé et séduit aujourd'hui près d'un tiers des praticiens de moins de 55 ans. Il existe, depuis le début des années soixante-dix, de grands cabinets de groupe, installés dans des maisons médicales. C'est le cas, par exemple, du groupe de Prades, dans les Pyrénées-Orientales, fondé en 1971 par cinq médecins et qui, onze ans plus tard, comptait quinze associés : six généralistes, deux cardiologues, un radiologue, un allergologue, deux biologistes, un dentiste, une infirmière et un... vétérinaire. Ne restaient en ville au dehors du groupe, qu'un ORL et un ophtalmologiste[13]. Et c'est à Reims qu'a longtemps fonctionné le plus gros groupe médical, qui comprenait, en 1983, trente-huit associés, tous spécialistes[14]. Autre exemple, en Alsace, la médecine de groupe a commencé à se développer à la fin des années soixante. En 1975, 10 % des praticiens travaillaient en association. En ville, elle intéresse surtout les spécialistes et, au contraire, en milieu rural, les omnipraticiens, pour d'évidentes raisons de commodité dans l'organisation du travail[15].

L'association facilite en principe la vie quotidienne du médecin, réduit ses frais professionnels. Et l'on constate que les médecins de groupe, en particulier parmi les médecins ruraux, ont une activité particulièrement soutenue. Ceci facilite grandement l'installation d'un jeune diplômé, soutenu par des associés très occupés. « *J'ai 52 ans*, déclarait en 1992 un généraliste de l'Ile-de-France, *j'exerce dans une structure de groupe, je travaille quarante-cinq heures par semaine et je fais une moyenne de 7 000 actes par an, soit un revenu de 700 000 francs bruts (...). Un jeune confrère nous a rejoints il y a deux ans. A 30 ans, sa clientèle équivaut presque à la mienne* »[16].

L'avènement des spécialistes

Il faut en outre distinguer différentes catégories de praticiens parmi les médecins, selon leur domaine d'intervention.

Les spécialistes sont une évolution assez récente née du découpage de connaissances médicales de plus en plus étendues en disciplines gagnant en autonomie. Jusqu'aux années soixante, le médecin de famille ou le médecin de campagne reste très largement polyvalent, y compris en obstétrique et petite chirurgie. En cas de difficultés, il s'adresse à un consultant, lui aussi polyvalent, comme le montre ce témoignage d'un praticien installé dans les années vingt: « *C'était habituellement une ancien interne des hôpitaux d'une ville de faculté (essentiellement Paris pour la moitié nord de la France) et presque toujours le médecin-chef de l'hôpital.*

Fait très important, il coiffait l'ensemble de l'activité des médecins traitants. En effet, en dehors de villes de faculté, il n'y avait pas d'autres spécialistes que le chirurgien, l'oto-rhino-laryngologiste, l'ophtalmologiste et, plus tard, le radiologue.

Le médecin-consultant était donc appelé pour les maladies infectieuses, la gastrologie, la pneumologie (avant tout la tuberculose et les pleuro-pneumonies), la neurologie, la cardiologie, la dermato-syphiligraphie et peut-être surtout la pédiatrie.

Personnellement, j'avais orienté mon externat, puis mon internat en vue de cette polyvalence que l'on ne comprendrait plus guère aujourd'hui.

Le médecin-consultant recevait chez lui soit les malades qui venaient directement lui demander son avis, soit plus souvent des malades adressés par le médecin traitant. En dehors du cabinet médical, considéré comme zone neutre, le médecin-consultant ne se permettait pas d'aller voir un malade en ville ou en campagne sans être expressément appelé par son médecin traitant »[17].

Il existe donc peu de spécialistes au sens étroit du terme, même si les internistes pratiquent souvent une ou deux disciplines de prédilection. Entre les deux guerres mondiales, la phtisiologie reste pour ces médecins la spécialité la plus prisée, de peu, toutefois, devant la pédiatrie. Mais la phtisiologie amorce un recul, dû à l'éradication progressive de la tuberculose, et son exercice se combine souvent avec celui, débutant, de la cardiologie ou avec celui de la gastro-entérologie. L'ophtalmologie, l'ORL, la dermatologie et la neurologie restent modestement pratiquées, pour ne rien dire de la cancérologie qui n'en est qu'à ses balbutiements. La radiologie demeure cantonnée à l'hôpital; les généralistes effectuent eux-mêmes la plupart des clichés qui leur sont nécessaires, grâce à des appareils portatifs. L'exercice simultané de plusieurs spécialités, même assez éloignées, est fort courant. S'y ajoutent des chirurgiens eux aussi polyvalents (urologie, gynécologie, orthopédie) et, plus rarement, des obstétriciens. En ce sens, la notion de spécialistes a varié dans le temps. D'autant que la spécialisation était simplement celle mentionnée par le médecin lui-même, jusqu'à ce que l'Ordre des médecins soit habilité à vérifier ces qualifications (depuis 1947), puis que celles-ci se voient sanctionnées par des certificats ou des diplômes. La spécialisation est donc à tous égards un phénomène récent, ainsi que le montrent, par exemple, des chiffres établis pour la Saône-et-Loire, avec 3,4 % de spécialistes en 1906, 19,8 % en 1936 et 27,1 % en 1954[18].

En 1933, un médecin de campagne fustigeait pourtant déjà ce qu'il considérait comme la prolifération des spécialités. « *Cette science fragmentaire*, pouvait-on ainsi lire, *qui divise le corps en compartiments séparés, n'offre guère de raison d'être que dans les interventions opératoires, pour lesquels est requis l'entraînement à une agilité manuelle préalable. Autrement, quelle étrangeté de prétendre traiter un organe sans tenir compte des répercussions que le trouble de sa fonction exerce sur l'ensemble de l'économie* »[19].

Depuis cette époque, les spécialités sont devenues plus autonomes, plus nombreuses, de nouvelles spécialités sont apparues. Dans le même temps, la qualification des spécialistes a été plus encadrée et réglementée. Les patients vont de plus en plus les consulter de leur propre chef. La proportion de spécialistes parmi les médecins ne cesse de s'élever, renforcée par la féminisation du corps médical, les femmes exerçant plus volontiers des spécialités que la médecine générale.

En 1990, les spécialistes représentaient 48,5 % du corps médical, et ce chiffre est amené à s'accroître puisque les jeunes diplômés sont de plus en plus nombreux à s'installer comme spécialistes. D'ailleurs, en début de cursus, les étudiants se montrent surtout désireux de se spécialiser. En 1989, sur un échantillon de deux mille étudiants des onze facultés parisiennes, se destinaient à la médecine spécialisée : 78 % en début d'études, 69 % en cours d'études[20]. Le profil des spécialistes s'est concurremment modifié : aux hommes d'âge mûr, déjà établis professionnellement pour lesquels la spécialisation représentait une consécration se sont substitués, à la fin des années 60, des jeunes en début de carrière, pratiquant leur spécialité de façon exclusive[21]. La détérioration des revenus et de l'image du médecin généraliste, les moindres exigences en matière d'horaires et de gardes contribuent à alimenter ce phénomène. En 1990, une étude de la caisse nationale d'assurance-maladie estime qu'un spécialiste réalise en moyenne un chiffre d'affaires de 850 000 F par an pour 4 000 actes et un généraliste un chiffre d'affaires de 500 000 F pour 4 713 actes. Dans l'ordre décroissant de chiffres d'affaires viennent en tête les radiologues (dont la spécialité nécessite de lourds investissements), les chirurgiens, cardiologues, gastro-entérologues, anesthésistes, etc... et, en queue de peloton, les pédiatres et les psychiatres car, pour le même tarif, ces dernières catégories consacrent davantage de temps à chaque consultation[22].

Enfin, les spécialistes constituent la majorité des praticiens qui ont choisi les honoraires libres.

Face à la montée des spécialistes, les généralistes s'estiment parfois désavantagés, voire mis au rebut et cantonnés dans des tâches secondaires. Un omnipraticien, ayant exercé entre 1924 et 1957, pensait déjà que la progression des moyens d'investigation et des traitements qui ne peuvent être mis en œuvre qu'en milieu hospitalier « *a enlevé beaucoup d'intérêt à l'exercice de la médecine courante* »[23]. Les généralistes consultants, même prestigieux, ont éprouvé douloureusement la concurrence des jeunes qui ouvraient leur cabinet sous les auspices d'un certificat de spécialités. En 1959, un orateur du congrès des internats déclare ainsi : « *s'il y a une dizaine d'années l'ancien interne bénéficiait encore en s'installant d'une certaine notoriété auprès des malades et des confrères, cette situation s'est progressivement dégradée depuis, essentiellement du fait du développement considérable de la médecine de spécialités.*

(...) Cette évolution de la médecine contemporaine va progressivement entraîner une limitation de l'activité des omnipraticiens à une fonction de triage orientant vers le technicien spécialisé, au détriment du mode de pratique médical actuel de la médecine générale »[24].

En 1968, les auteurs du *Livre Blanc* des études médicales proposent de rendre obligatoire pour chaque étudiant un stage auprès d'un médecin « de ville » et surtout de donner à la médecine générale un rang égal à celui des spécialités. La complainte est incessante : le généraliste est peu à peu dépossédé de sa clientèle par les spécialistes. Son image subit en outre une détérioration qui semble se mesurer à l'aune du remboursement des actes médicaux par l'assurance-maladie : le tarif de la consultation chez un généraliste est inférieur à celui qui est en vigueur chez un spécialiste ; sans parler des actes de chirurgie. D'où la tentation pour le généraliste de choisir un « mode d'exercice particulier » ou MEP comme l'homéopathie, l'acupuncture, la mésothérapie, l'auriculothérapie, l'allergologie, l'angiologie, le thermalisme, etc..., qui le distinguera de ses confrères. Ce MEP permet, le plus souvent de justifier l'inscription dans le secteur des honoraires libres (66 % de dépassements contre 17 % pour les autres généralistes) : pour un nombre d'actes en moyenne inférieur de 30 %, un généraliste

MEP réalise sensiblement le même chiffre d'affaires qu'un généraliste sans mode d'exercice particulier[25].

Dans le même ordre d'idées, une comparaison permettra de mesurer la différence entre la façon dont se percevait autrefois le « médecin de famille » et celle qu'inspire dorénavant l'« omnipraticien ». En 1953, *« il est "le Docteur". Simplement. Sa plaque et son ordonnance sont souvent vierges de toutes références autres que celles des heures de consultation, mais tout le monde connaît sa silhouette, sa voix, le bruit de son moteur et, penché sur sa terre, le paysan sait, sans se retourner, que c'est lui qui passe sur la route voisine.*

On imagine mal le rythme de sa vie, mais on sait qu'on le verra à n'importe quelle heure, en n'importe quel point de son territoire »[26]. Quelque trente-cinq ans plus tard, un généraliste s'exclame à propos de ses confrères : *« Méprisés par les mandarins, harcelés par les démarcheurs de l'industrie pharmaceutique, exclus de la prévention et des décisions, ils voient leur domaine progressivement rétréci par la prolifération des spécialités »*[27].

Ne nous y trompons toutefois pas. De jeunes diplômés continuent de choisir la médecine générale par goût. Tandis que pour d'autres, elle ne constituait, déjà au tout début du siècle, qu'un pis-aller adopté par résignation : *« N'ayant aucune relation pour m'épauler, aucune fortune pour me permettre d'attendre le client, aucun titre hospitalier suffisant pour m'imposer, je ne remplissais aucune des conditions essentielles pour qui veut, dans une grande ville, réussir comme spécialiste. Je serais donc omnipraticien puisque je ne pouvais raisonnablement m'offrir le luxe de choisir le client, alors que j'ai voulu m'y essayer »*[28]. Et en effet, il existe souvent un complexe des généralistes vis-à-vis des médecins hospitaliers. La formation scientifique qu'ils ont reçue en tant qu'étudiants, l'approche théorique des questions médicales telle qu'enseignée à l'hôpital public a ancré dans leur esprit l'idée que la médecine la plus avancée, donc la plus performante, est l'apanage des CHU[29]. *« J'avais fait mes études à Lariboisière dans un service de pointe,* expliquait ainsi un généraliste au début des années 1980. *Et j'y ai contracté le complexe du spécialiste. Quand je [me suis installé], j'envoyais facilement mes malades à l'hôpital ou chez le spécialiste »*[30]. Cet affrontement plus ou moins feutré n'est pas nouveau : dans les années trente, par exemple, des généralistes parisiens s'étaient plaints que leurs patients, adressés par eux à l'hôpital, étaient accueillis trop souvent par des « quel est l'âne qui vous a prescrit ça ? » ou « quel est l'incapable qui vous a soigné jusqu'ici ? ». Mais, en même temps, les omnipraticiens revendiquent leurs contacts privilégiés avec les patients qu'ils suivent, leur polyvalence qui redonne son unité à chaque « cas » fragmenté par les spécialistes, l'humanité dont ils s'avèrent les grands dispensateurs face à la froideur des services hospitaliers de pointe. Et le carnet de suivi médical, que le plan de refonte du système de santé proposé en novembre 1995 offre aux généralistes l'espoir d'être le lieu obligé de la synthèse de soins, à tous égards mieux gérés. D'autant plus que le Premier ministre a insisté, devant l'Assemblée nationale, sur *« l'incitation à consulter un généraliste avant de s'adresser à un spécialiste »*[31].

Des débuts difficiles

Après avoir choisi, de façon plus ou moins raisonnée, son lieu d'exercice, le jeune médecin se trouve confronté aux difficultés de l'installation. Que ce soit dans des récits, parfois pleins d'humour, ou dans de minutieuses enquêtes statistiques, les mêmes difficultés reviennent : isolement dans le diagnostic et la décision thérapeutique, lenteurs dans la constitution de la clientèle, ton du rapport avec les patients, heurts dans les relations avec les confrères déjà établis et soucis pour financer l'installation et attendre l'arrivée des revenus suffisants et réguliers. En effet, tout le monde (heureusement !) n'est pas Knock et ne peut, en un tour de main, dénicher le bourg prospère mais sous-médicalisé, la clientèle empressée et crédule et la manne financière obtenue d'impérieuse façon.

Essayons de reprendre un à un ces éléments. Le jeune médecin débarque parfois dans une ville ou une région qu'il ne connaît pas ou qu'il connaît mal. C'est ainsi qu'en 1933, un jeune chirurgien, frais émoulu de l'internat des Hôpitaux de Paris, arrive à Abbeville, où il n'est jamais venu, avec sa femme. Celle-ci se souvient : *« La plupart des maisons étaient anciennes, certaines datant du Moyen-Age. (...) Ce pittoresque avait pour corollaire le manque de confort : pas de réseau d'égouts, pas de salles de bains (sans parler du reste), et les magasins étaient mal achalandés.*

(...) Un dimanche de février 1933, froid mais ensoleillé, nous

avions fait connaissance avec Abbeville. Cette journée devait décider de notre avenir.

(...) Avant la guerre, le dépaysement était grand lorsque l'on quittait Paris pour aller vivre "en province". De son côté, la population locale avait l'attention tournée vers les nouveaux arrivants. On avait vite remarqué que le jeune chirurgien ne portait jamais de chapeau ; c'était une audace dans cette ville où une couturière, m'essayant une robe, m'avait dit : "c'est la bonne longueur pour Abbeville" »[32].

Pendant longtemps, le nouvel arrivé devra impérativement commencer par rendre visite aux confrères installés dans le voisinage. En 1934, le journal d'étudiants *Le Jeune Médecin* conseillait de se plier à ces « *visites de courtoisie, de déférence, de voisinage et de confraternité qui doivent être pour lui une prise de contact essentiellement corporative et non une corvée assommante* ». Et pour faire bonne mesure, il y ajoute les sages-femmes, les pharmaciens, les dentistes, le président du syndicat médical local et celui de la société scientifique du ressort, même s'il n'a pas l'intention d'adhérer ni à l'un ni à l'autre[33].

En dépit (ou à cause de cela), un quart des médecins qui s'installent estiment avoir des difficultés avec les médecins voisins[34]. Premier à pratiquer la gastro-entérologie au Hâvre, un jeune interne, qui a ouvert un cabinet en 1933, connaît ainsi des débuts difficiles. « *Cette période*, résume un de ses amis, *fut très troublée (...) par le manque d'argent. Parents et plusieurs médecins mettaient un obstacle pénible à certains projets d'installation, un service à l'hôpital était refusé* »[35]. Cinquante ans plus tard, une jeune généraliste s'installe dans un village de l'Aveyron jusqu'ici dépourvu de médecin. Des confrères des communes voisines, qui jusqu'alors desservaient la population, suscitent par mesure de rétorsion l'ouverture sur place d'un cabinet rival[36].

Même lorsque l'accueil confraternel se passe mieux, il faut encore attendre le client. Cette expérience éminemment frustrante et angoissante constitue souvent l'un des morceaux de bravoure des souvenirs des médecins. Le ton, parfois humoristique, ne doit pas faire oublier des semaines ou des mois de réelle inquiétude suscitée par les rapports avec cette entité si mystérieuse : la clientèle. Un généraliste installé au début des années vingt dans une bourgade du Bourbonnais se rappelle : « *J'attendais le malade avec une lorgnette du haut des tours de ma maison et il ne venait pas. Ma clientèle était nulle. Les éléments bourgeois, méfiants comme la couleuvre, ne voulaient pas essuyer les plâtres ; ils attendaient de me voir à l'œuvre. Quant aux paysans, ils doutaient de me voir persévérer dans l'exercice de la médecine. Je passais pour riche, n'ayant pas besoin de travailler pour vivre »*[37].

En ville, le système des gardes de nuit ou de week-end procure seul un début d'activité, confie en 1975 un généraliste de Bagnolet : *« La première année de mon installation, chaque nuit m'imposait donc un ou deux déplacements urgents.*

Mais les journées s'écoulaient, elles, longues et même monotones. J'avais été libéré le 30 octobre du service militaire ; dès le 31, j'avais vissé, fébrile, ma plaque sur la porte du pavillon où nous habitions.

(...) Les clients étaient rares : un demi par jour les bonnes semaines, d'après mes statistiques... »[38].

Puis la situation se décante peu à peu : une concierge complaisante qui sert de première « rabatteuse », des premiers clients satisfaits qui assurent le bouche-à-oreille, une petite épidémie qui assoit une réputation. *« Parmi les maladies infectieuses de l'enfance (...), la rougeole est celle qui permet au jeune médecin débutant de briller particulièrement par son diagnostic »*, explique le généraliste d'une cité HLM de Meaux dans les années soixante. Et il conclut : *« Je lui dois de m'être imposé à la Pierre-Collinet, au moment de mon installation »*[39].

La patience et la chance sont deux armes précieuses. Car, pour la publicité, il ne faut pas y compter. La déontologie (et la vigilance de ses confrères) interdit au médecin d'y recourir. Ou alors sous des formes très originales, telle la campagne de promotion offerte en 1912 à un jeune installé par ses camarades de faculté : *« L'un d'eux piquait un sprint à mort sur le Cours Morand [à Lyon] où j'habitais. Une meute hurlante se précipitait à sa poursuite et, en le désignant du geste aux passants affolés, tonitruait à plein gosier l'explication de ce 100 mètres hystérique :*

– Où court-il ?... lançait une voix décidée.

Et le chœur beuglait en réponse :

– Chez le Dr Bidon !

Succès fou sur mon avenue bourgeoise »[40].

Succès probable aussi auprès des confrères qui ne se pardonnent guère entre eux les livres « grand public », les passages à la radio ou à la télévision, les interviews dans la presse. C'est dorénavant l'Ordre des médecins qui statue, souvent sur plaintes, sur ces pratiques jugées incompatibles avec l'exercice d'une profession non commerciale. Avant qu'il n'existât, c'étaient les syndicats médicaux ou les associations professionnelles qui avaient à trancher des cas de publicité ou d'usurpation de titres, avec une efficacité bien moindre dans le domaine des sanctions possibles.

Il ne s'agit pas de laisser filer le coche financier car la carrière des généralistes libéraux suit une courbe d'activité qui peut être ainsi décrite statistiquement: une montée qui dure de sept à dix ans après l'installation, une apogée dans la période allant de dix à vingt-et-un ans après l'installation puis une lente décroissance. Or, les échéances financières sont là, impérieuses. Ceci pourrait constituer dans l'avenir un souci d'autant plus lourd que les jeunes médecins rencontrent depuis la fin des années 1970 des difficultés croissantes à trouver un poste à temps complet dès la première année de leur inscription à l'Ordre[41].

Eloigné des maîtres qui l'ont formé, séparé de l'équipe au sein de laquelle il travaillait, le nouvel installé est livré à lui-même dans l'exercice de son métier, avec les lourdes responsabilités qu'il implique. Plus il a eu antérieurement d'expérience de la pratique, comme externe, interne ou comme remplaçant, plus il est à l'aise. Il n'en demeure pas moins qu'il s'agit là d'un pas délicat à franchir hors du contexte technique de l'hôpital: *« Car en médecine générale on n'est pas à l'hôpital. On part d'un stéthoscope, d'un appareil à tension, d'un otoscope et d'un marteau à réflexe. Avec ses dix doigts et ses cinq sens, il faut immédiatement faire la distinction entre le grave et le bénin, l'urgent et ce qui peut attendre »*. Qui plus est dans les conditions parfois déconcertantes du « colloque singulier » avec le patient. On estime, par exemple, que la moitié de la clientèle d'un omnipraticien consulte pour des symptômes dont l'origine organique n'est pas identifiable[42]. Ce qui n'exclut nullement qu'il y ait une demande réelle à prendre en considération. *« Le voici enfin ce jour de l'installation attendue. La thèse, formalité plus ou moins solennelle, une fois franchie, du matériel personnel a été acheté: finis les instruments toujours prêts qu'il suffisait de demander à l'infirmière de service. Des ordonnances vierges attendent sur le bureau neuf: finies les formules dictées à l'hôpital par le chef de clinique. Une plaque a été posée sur la porte: fini d'être un étudiant, un élève, un sous-ordre, un tiers interposé. Voici la pleine responsabilité nominale, voici l'appel téléphonique à vous seul adressé: voici la vie, votre vie »*[43].

Il faut enfin remarquer que les difficultés d'installation sont une rengaine aussi ancienne que la profession médicale elle-même. En 1932, un journal d'étudiants se lamentait par exemple à propos des nouveaux diplômés en titrant: *« Que sont-ils venus faire dans cette galère ? » : « Ont-ils pensé que, diplôme en poche, ils ne pourraient pas l'utiliser, car il n'y aura plus de place pour eux ?*

Ils vont encore coûter 90 000 F à leur famille.

L'installation leur coûtera 20 000 F au minimum, le double s'ils font du laboratoire, de l'oto-rhino-laryngologie ou de l'urologie, le quadruple s'ils font de l'électro-radiologie... Et leur budget sera en déficit de 60 000 F ... en attendant qu'au bout de trois ans, la clientèle leur permette tout simplement de vivre »[44].

Les médecins sont, à cette époque, assujettis à la patente. Cet impôt proportionnel au loyer pèse évidemment lourd pour les jeunes installés qu'une clientèle encore rare ne dispense pas de louer un appartement assez vaste pour y installer le cabinet et la salle d'attente classiques. En 1930, un praticien décrit ainsi l'« *installation selon les meilleures traditions* » : « *le salon d'attente confortable et discret, le cabinet de consultation sévère, les chers livres tant de fois consultés, à portée de la main, les instruments indispensables soigneusement rangés* »[45].

Certes, l'installation est alors coûteuse : logement à usage professionnel, voiture et, pour les chirurgiens, salle d'opération à équiper. Mais les frais restent à proportion de revenus qui ne tardent alors guère. On peut ainsi détailler l'installation d'un jeune chef de clinique. En mai 1933, il crée sa clientèle à Versailles, où vit sa famille. Il pratique alors la pneumologie, y compris comme consultant, et un peu de pédiatrie. Il loue un vaste appartement et achète une voiture d'occasion pour faire ses visites. Les emprunts qu'il a contractés sont remboursés dès 1939, avant la déclaration de guerre[46]. Une étude menée par des sociologues sur les carrières médicales entre 1930 et 1980 montre également que 4 % des médecins interrogés ont mis plus de 10 ans à rembourser les emprunts contractés pour financer leur première installation. Les remboursements les plus longs concernent les spécialistes (à cause des équipements particuliers)[47]. De fait, le plus gros problème est de pouvoir vivre en attendant d'avoir constitué sa clientèle : « *Ce jour-là ce fut un vrai coup de sonnette d'un vrai client qui payait vraiment. Je n'eus pas le courage de le faire attendre, de lui donner l'illusion du médecin débordé. (...) Je me ruai dans la salle d'attente et, le cœur battant la chamade, le poussai avec énergie dans mon bureau* »[48].

Les travaux et les jours

A la campagne ou en ville; en 1910, 1930, 1960 ou 1990; comme généraliste, comme spécialiste, comme médecin du travail; âgé de 30 ans ou de 65; homme ou femme: la pratique médicale semble éclater à l'infini des cas individuels. Pourtant, sans négliger les nuances ou les différences, il est possible de présenter les médecins au travail au long du XXe siècle autrement que dans un panorama dispersé. Parce qu'il existe aussi des points communs remarquables.

Surmenage

Quelle que soit sa situation personnelle et professionnelle, le médecin est ainsi pressé, bousculé, sollicité, bref très et, souvent, trop occupé.

Entre 1894 et 1924, un médecin de campagne installé près de Dunkerque assurait en moyenne vingt visites et consultations par jour[1]. Et en 1980, on en comptait autant pour un médecin rural [2]. Ce dernier travaille en moyenne cinquante-trois heures par semaine et parcourt dans le même temps 415 km. *« Je passe une grande partie de la journée en voiture*, explique en 1982 un généraliste de l'Aveyron, *car je fais autant de visites que de consultations ; le radio-téléphone n'est pas utilisable en montagne. Les déplacements sont difficiles en raison de l'état des routes : étroites, sinueuses, enneigées pendant quatre mois de l'année (...) ; la pelle représente alors un outil de travail aussi important que la trousse médicale !* »[3]

Certes, le médecin du début du siècle en cabriolet à cheval ou, à partir des années 1910 ou 1920, dans une voiture avec chauffeur, n'abat pas autant de distance. Mais, à des vitesses bien moindres, le temps passé en déplacements n'est sans doute guère différent. Six jours par semaine, il consulte ou visite de 8 heures du matin à 9 heures du soir, avec encore une heure et demie de travail le dimanche matin, entre les deux messes. Certes, la voiture, le téléphone ont amélioré les conditions de travail du médecin rural. Mais son activité reste caractérisée par la disponibilité qu'elle implique et la lourdeur de ses horaires. La moyenne hebdomadaire des actes effectués par un médecin de campagne de l'Indre-et-Loire s'établit, à partir de ses livres de comptes à quinze consultations et quatre-vingt-deux visites en 1900, trente et quatre-vingt-cinq en 1936[4]. En 1983, deux généralistes installés dans un canton de moyenne montagne de trois mille cinq cents habitants estimaient avoir « *du travail pour quatre, des revenus pour deux* » : « *le travail ne manque pas pour les deux praticiens de Lescheraines, qui assurent respectivement la garde de nuit un jour et deux week-ends par mois. Ainsi, 24 heures sur 24, une permanence des soins est assurée ; elle est nécessaire, il ne se passe pas une nuit de garde sans au moins une intervention. Si ce surcroît de travail ne leur était pas dicté par une certaine éthique de la médecine de campagne, il s'imposerait en tous les cas, disent-ils, pour des raisons financières* »[5].

Ceci n'est pas propre à la campagne. Prenons l'exemple d'un médecin des hôpitaux de Paris, professeur à la faculté de médecine avant la Deuxième Guerre mondiale. Il passe toutes ses matinées, y compris celle du dimanche, dans son service hospitalier pour visiter les malades hospitalisés dans ses salles, enseigner aux étudiants, opérer s'il est chirurgien. C'est ainsi qu'un médecin s'est souvenu : « *Enfant j'accompagnais mon père venu rendre visite à ses opérés le dimanche matin* »[6]. Son père était chirurgien des hôpitaux de Paris.

Une fois par semaine, il assure un cours à la faculté. Ses après-midi et ses soirées sont consacrés à sa clientèle : visites, consultations, déplacements comme médecin consultant à 50 ou 100 km de Paris assurent ses revenus, puisque ses fonctions hospitalières ne lui rapportent qu'une indemnité à proprement parler symbolique.

Autre exemple : en 1974, une enquête réalisée par un syndicat médical révélait que les spécialistes travaillaient entre cinquante et soixante heures par semaine (les plus occupés étaient les gynécologues et les urologues)[7]. Le multi-exercice des médecins qui se partagent entre un cabinet, une clinique et/ou l'hôpital ne fait qu'accroître ce phénomène. Une autre étude, réalisée en 1977, montre que le temps de travail hebdomadaire moyen est de cinquante-trois heures. Ceci représente un allongement de 5 % par rapport à 1967. Toutes les catégories de médecins sont touchées, surtout les généralistes et les médecins de campagne[8]. En 1992, un généraliste de banlieue confie : *« je travaille quarante-cinq heures par semaine. (...) Je pourrais gagner deux fois plus, mais je ne veux pas courir et je ne tiens pas le discours du sacerdoce »*[9]. Mais il existe, de fait, une tension extrême de cet équilibre du travail en même temps qu'une véritable ivresse du surmenage. Aussi le discours oscille-t-il toujours entre la plainte et l'exaltation. Ainsi ce médecin de la région lyonnaise, avant guerre : *« Pendant longtemps, j'ai aimé ces visites du soir après un long cabinet, comme une échappée hors d'une prison. Leur excès, s'ajoutant à de longs cabinets, a donné à la fin cette espèce de somnambule qui se déplace la nuit tombée, de porte en porte, tirant de son automatisme les derniers sursauts, bâillant à la dérobée, auscultant dans le vague, répétant mécaniquement l'ordonnance de la veille, rentrant fourbu de la huitième ou dixième visite, devant téléphoner parfois, ou résoudre encore une urgence »*[10].

Tandis qu'un autre, pratiquant dans les Pyrénées pendant la guerre, finit par crier grâce : *« Les soirées s'étiraient sans fin.*

Les fins de journée étaient souvent très pénibles, en raison des distances dans la montagne et de l'impossibilité d'organiser un circuit qui permette une économie de temps.

(...) J'endurais alors un des supplices les plus inhumains que j'ai connu dans ce pays : le manque de sommeil.

Dormir en voiture, dormir sur une moto, dormir à cheval ![11] »

Un généraliste, installé dans un bourg de 10 000 âmes à 30 km de Lille, dans les années cinquante et soixante, se laisse prendre, pourtant, à ce surmenage imposé et consenti à la fois : *« Il ne me venait pas à l'esprit de faire autre chose que de la médecine pratique. J'étais parmi les malades continuellement. Je ne m'appartenais plus, passant d'une urgence, type appendicite aiguë et occlusion intestinale, à un accouchement, puis à une série de visites à domicile, ternes en général puisqu'il n'y a pas chaque jour, heureusement, des cas présentant une gravité exceptionnelle.*

Vie palpitante, car je voulais attirer dans mon cabinet toute la population à soigner »[12].

Un omnipraticien de la banlieue-est de Paris préférera, dans les années 1970, insister sur l'usure des compétences : « *Il se coltine avec le mal, jour et nuit, avec le seul secours de ses connaissances entretenues tant bien que mal, au fil des années. Il parcourt les coursives, les couloirs, monte et descend les étages, obéit au coup de sonnette de la porte ou du téléphone* »[13]. Et en 1992, rien de nouveau, ce qui montre la récurrence d'une donnée qui semble inhérente à l'exercice de la médecine : « *Je galope de 6 heures du matin à 11 heures du soir, six jours par semaine. (...) Ce n'est plus une vie, je n'arrive pas à refuser des patients (...)* »[14].

Rien d'étonnant dans ces conditions que la vie de famille soit en l'occurrence la grande sacrifiée. Et il semblerait qu'au fil du siècle, cette contrainte ait été de moins en moins supportée. C'est-à-dire au fur et à mesure que d'une part les femmes sont plus nombreuses parmi les médecins. Et l'on voit certaines d'entre elles interrompre ou retarder leur exercice professionnel le temps d'élever les enfants en bas âge. D'autre part, au fur et à mesure que le rôle du père dans la famille, et en particulier dans l'éducation des enfants, est valorisé, surtout si les deux parents travaillent. Il faut dire que pendant fort longtemps, et aujourd'hui encore, les épouses de médecin ont été largement mises à contribution pour répondre au téléphone, prendre les rendez-vous, assurer le secrétariat. La femme d'un pneumologue versaillais, elle-même pharmacienne de profession, peut ainsi se souvenir que dans les années cinquante et soixante, entre ses jeunes enfants et la permanence à assurer pour le cabinet de son mari, sortir faire les courses relevait d'une haute stratégie mise au point avec le secours de la femme de ménage ! Le personnel domestique a ainsi représenté un appoint indispensable dans la bonne marche du ménage et du cabinet médical. D'où le dur coup de semonce ressenti par les praticiens lorsque les charges sociales puis les bouleversements de la population active les privèrent de ces auxiliaires. Le médecin, jusqu'ici, ne s'était guère conçu sans la bonne qui ouvrait la porte aux clients, prenait les messages et déchargeait les maîtres de maison des soins du ménage. En 1958, un journaliste médical moquait le médecin rural peu enclin à réserver du temps à « *ses responsabilités de chef de famille* » : « *certes, il proclame que le ménage "aux travaux ennuyeux et faciles" est une œuvre de choix. Mais il s'en décharge entièrement sur son épouse. Celle-ci était peut-être, il y a peu d'années, une jeune étudiante promise à un brillant avenir scientifique, dont, pleine d'innocence, elle s'est laissée détourner pour se voir réduire au rôle – non pas d'ilote, certes – mais de modeste auxiliaire de son mari dans quelque obscur village. Toutes ces corvées que repoussent avec une discrète ténacité les divers salariés et que, dans tout autre ménage, le mari exaspéré finit par faire lui-même, bon gré, mal gré, le mari médecin n'envisage pas même la possibilité d'y porter ses mains qui doivent rester pures dans l'attente du prochain accouchement ou de l'intervention aseptique* »[15].

La situation est bien entendu d'autant plus défavorable que le médecin exerce dans une zone de faible densité démographique. Dans une journée, il parcourt donc plus de kilomètres pour voir moins de malades. Ceci explique l'engouement précoce des médecins de campagne pour la bicyclette et plus encore la voiture, puis pour le téléphone.

Avant le développement des installations téléphoniques, les urgences ou les cas graves nécessitaient d'aller quérir le médecin à son cabinet. Pour éviter la dispersion et des aller-retour inutiles, les médecins essaient de fixer dans les hameaux et les villages de leur ressort une maison ou un café où les gens viennent demander le médecin. Une fois sur place, ils s'enquièrent des malades à visiter afin d'organiser les tournées de façon cohérente.

Toutefois, le téléphone et la voiture poussent les patients à faire déplacer le médecin plutôt qu'à se rendre à la consultation. D'où le fait qu'un médecin rural actuel, contrairement à ses confrères, accomplit souvent plus de visites à domicile que de consultations à son cabinet et parcourt des milliers de kilomètres qui l'amènent à changer de véhicule tous les ans ou tous les deux ans.

A l'origine, pannes et entretiens ont causé des soucis majeurs aux médecins décidés à se mettre à « l'automobilisme ». Certains, quelques retardataires y voient surtout l'une des illusions trompeuses du modernisme, tel ce vieux médecin franc-comtois qui, en 1913, cite pêle-mêle les inconvénients fâcheux de ce mode de locomotion : *« la jeune génération ne se lève plus le matin. Comme le lièvre, elle compte sur les jambes de son automobile et contracte cette déplorable habitude de croupir au lit. Le jeune médecin, en général devient paresseux ; quand il l'est déjà par nature et tempérament, il devient un hyper paresseux, toujours en retard. Aussitôt levé, il saute sur son véhicule et se précipite à 50 km à l'heure vers le malade qui l'attend. Souvent, il y trouve déjà un vieux confrère qui, parti à l'aube avec un simple bâton et ses deux jambes, est arrivé devant lui. Il a joui, cet amant de la nature, de la fraîcheur du matin ; si c'est dans la belle saison, il a entendu les oiseaux chanter, il a reposé sa vue sur un paysage embaumé, il a pensé à ses malades, il a lu ses revues et cette promenade à pied, en voiture [à cheval], en tram ou en chemin de fer a été pour lui l'occasion d'étudier, de réfléchir, de philosopher et d'augmenter sans fatigue son petit bagage scientifique, professionnel et intellectuel. L'automobilisme tue cette mentalité et devient une véritable maladie qui donne à celui qui en est atteint le délire de la vitesse. Elle devient un danger social quand elle attaque le médecin de campagne qui finit par traiter ses malades comme il traite les kilomètres, à la va-vite et sans les voir passer.*

(...) Cependant, si les frais de transport s'accumulent, le prix de la visite n'est pas augmenté et le nombre des malades n'est pas fatalement en rapport avec l'excès de dépense »[16].

Mais les grognons auront beau dire : « l'automobilisme médical » est vite entré dans les mœurs. La machine ne consomme rien tant qu'elle ne roule pas, elle peut être sollicitée sans avoir besoin de plage de repos, les vitesses sont inégalées : que d'avantages sur le cheval. Seul au volant ou conduit par un chauffeur, le médecin adopte la voiture automobile dès le début du siècle. D'ailleurs, un automobile club médical est bientôt créé. En 1902, un médecin écrit ainsi au *Concours médical* pour inciter ses confrères à sauter le pas : en sept ans, il a eu six voitures et s'en félicite. Mais il déconseille la motocyclette, trop pourvoyeuse de « *culbutes* »[17].

Le nombre de ses véhicules peut surprendre, mais il importe alors de posséder deux voitures pour ne jamais être totalement immobilisé, comme le médecin possédait auparavant plusieurs chevaux. A moins que l'on possède, par exemple, une bicyclette en plus de son automobile.

Le vélo a été adopté par le corps médical dès le Second Empire, en dépit de réticences à surmonter : « *Un médecin qui va vite n'est jamais ridicule* », pouvait-on lire en 1889 dans un journal médical belge[18]. Le vélo est ensuite dédaigné pour plus de confort et de rapidité. Sous l'effet de la pénurie, les deux-roues sont redécouverts bon gré, mal gré, par les praticiens durant la Seconde Guerre mondiale.

Faute d'essence, de pneus, de pièces détachées, les permis de circuler se raréfient. A Paris, seuls les transfuseurs et les accoucheurs roulent encore en voiture, pour les cas d'urgence. Les autobus ne marchent plus et les rames de métro sont de plus en plus espacées. S'il ne veut pas en être réduit à la marche, le médecin dispose d'éventuels transports en commun dans les grandes villes, de l'équitation à la campagne, de vélos, parfois équipés d'un moteur. Mais, dès l'été 1943, l'équipement cycliste devient précaire : *« Il est un fait désormais patent*, constate alors un journal médical, *c'est que la bicyclette tend à devenir à son tour un objet progressivement inutilisable. Les pneus sont désormais très longs à obtenir et très vite détériorés. De l'aveu de chacun d'eux, il est indispensable de disposer de cinq ou six machines en réserve, sans quoi il devient prétentieux de s'essayer à rouler sans solution de continuité »*[19]. D'où les récupérations de toutes sortes, le recours au marché noir et les bricolages maison. Ainsi la pittoresque situation d'un généraliste des bords de Loire qui, en l'absence de pont, avait pris l'habitude de laisser de part et d'autre du passage du bac une motocyclette pour assurer ses visites : *« Vers la fin de la guerre, l'absence de pièces de rechange m'obligea à ne faire qu'un seul vélomoteur avec les deux que j'avais achetés, mais l'un était marron, l'autre bleu ; l'un avait des roues à jantes larges, l'autre à jantes étroites, si bien que l'ensemble avait une allure curieuse, quelque chose comme un vélo de clown.*

(…) Là-dessus était juché un médecin aux allures de scaphandrier : lunettes, passe-montagne, casque de cuir, ciré pour le corps, ciré pour les cuisses parfois de couleurs différentes, bottes en caoutchouc »[20].

L'absence de voiture et le manque d'essence compliquent singulièrement la vie du praticien, surtout en campagne et là où le rayon d'activité est vaste. L'un d'entre eux confie, en mars 1943 : *« J'habite à 12 km du centre (Saint-Lô) le plus rapproché, à 8 km du médecin le plus proche, en pleine campagne. J'en suis réduit en hiver à monter dans la carriole des braves gens qui viennent me chercher en cas d'urgence. Je n'ai ni cheval, ni voiture, ni vélomoteur »*[21].

Des médecins moins nombreux dans une situation sanitaire aggravée par les restrictions alimentaires, des médecins qui se déplacent de plus en plus difficilement et au prix d'efforts physiques accrus, des médecins dont les journées ne finissent plus, entre les déplacements au ralenti et le cortège des certificats nécessités par le rationnement, telle se présente la situation en 1943-1944. Situation dont une représentation, un peu outrée mais très frappante, est donnée dans le film de Christian de Chalonge, *Docteur Petiot*. Pas étonnant, dans ces conditions, que la voiture et l'essence soient devenues des sujets d'obsession pour les médecins. Si bien que l'un d'eux s'exclame : *« La déformation est telle* *dans certains milieux de "praticiens", qu'on y considère qu'il est plus important pour un médecin de connaître la mécanique automobile que les doctrines ou les sciences médicales. Le succès des chroniques automobiles dans la presse médicale en témoigne. Voilà à quelles aberrations a pu conduire le spectacle du médecin praticien du XX*e *siècle, cette espèce de centaure-automobile, condamné au porte à porte, pour qui ses roues et sa magnéto sont devenues des instruments de diagnostic plus utiles que ses mains, son cerveau et son stéthoscope »*[22].

Le médecin de campagne

Pour lourde qu'elle soit pour tous, cette charge de travail prend, on l'a vu, des aspects différents pour chacun. Comment, par exemple, caractériser le type récurrent du « médecin de campagne » ? Il travaille beaucoup, il est isolé et confronté à l'absence d'équipements, c'est un généraliste qui doit être le plus possible un omnipraticien. Le matériel médical qu'il possède témoigne de la grande diversité des actes qu'il effectue. Il jouit d'une bonne santé (il est souvent plus jeune que les médecins installés en ville), c'est un homme à de très rares exceptions (3 % de femmes parmi les généralistes ruraux en 1980 contre 11 % parmi l'ensemble des généralistes et 19 % parmi l'ensemble des médecins). L'énorme disponibilité personnelle qu'implique la médecine rurale semble de nature, en effet, à décourager les candidates. Une jeune femme installée dans un village de l'Aveyron expliquait ainsi qu'elle avait dû tapisser la salle d'attente de son cabinet d'affichettes précisant qu'elle se déplaçait quand même la nuit ou par temps de neige et que bien qu'ayant des enfants, elle assurait la permanence des week-ends[23].

Il est possible de décrire la vie du médecin rural qui a évolué au même rythme lent qu'évoluaient les campagnes françaises. Jusqu'aux années cinquante, sa clientèle se compose en majorité d'agriculteurs et de leurs familles.

Le médecin se doit alors d'être décidé et même autoritaire. Il est seul maître à bord pour établir le diagnostic et le pronostic. L'appel aux consultants reste peu fréquent car coûteux. Les patients et leurs familles font preuve, face à la mort, de fatalisme. Ils redoutent les hôpitaux, préférant, en cas de nécessité quelques cliniques privées, surtout chirurgicales. Dans les spécialités, les consultants sont peu nombreux et les cas difficiles partent finalement à Paris dans des services hospitaliers très spécialisés. A l'exception des ouvriers agricoles, les patients ne bénéficient le plus souvent d'aucune couverture sociale. De tout cela, le praticien doit tenir compte dans ses décisions d'hospitalisation et ses choix thérapeutiques. «*Dans ce pays pauvre,* commente ainsi l'un d'eux, *je faisais sur place tout ce qui pouvait être fait à domicile. Je devais faire face aux traitements de blessés qu'il serait, pour de multiples raisons, impensable aujourd'hui de soigner à la maison*»[24].

Le mode de vie demeure traditionnel. L'habitation des paysans se réduit à une vaste pièce unique. C'est dans le même lit que l'on naît et que l'on meurt, entouré de sa famille. L'existence est rude, rythmée par la succession des saisons et le travail de la terre. Emblaves, fenaison ou moisson mobilisent toute la maisonnée. Les tâches ne sont pas mécanisées, les bêtes de trait apportent l'appoint de leur force.

Le médecin suit, lui aussi, ce rythme des saisons. La fièvre apparaît comme le signal qui déclenche la consultation. L'hiver voit revenir les pneumopathies banales ou les bronchopneumonies meurtrières pour les enfants ou les vieillards jusqu'à la généralisation des antibiotiques. Les angines s'avèrent parfois graves, diphtériques, en l'absence de vaccinations obligatoires. Le cortège des maladies infectieuses se manifeste aussi, jamais bénignes : rougeoles, scarlatines, oreillons, parfois des méningites, des tuberculoses encore fréquentes et au pronostic redoutable jusqu'en 1953, date de la mise en œuvre de la streptomycine contre le bacille de Koch.

Mais le paysan ne consulte pas pour ses rhumatismes. Toutes les douleurs musculaires, articulaires sont le lot commun des travailleurs de la terre et passent donc pour faire partie de la vie. Les maladies cardio-vasculaires sont ignorées : l'infarctus, la « mort subite » est étiquetée « attaque ».

L'été, la pathologie est différente : le purin ou le fumier rassemblé dans la cour de la ferme, les mouches contribuent à polluer les aliments. C'est le temps des diarrhées, des toxicoses chez les nourrissons, des fièvres typhoïdes. Le travail aux champs génère des accidents, parfois sans gravité, mais parfois à l'origine du tétanos car vaccinations, et plus encore rappels, sont loin d'être systématiques. La grosse chaleur provoque des insolations ou des accidents vasculaires cérébraux.

Dans toutes ces circonstances, le médecin est seul. Pour lui aussi la vie est rude. L'été, il suit le rythme solaire imposé par les patients qui ne l'appellent guère que très tôt ou très tard, c'est-à-dire avant de partir aux champs ou après en être rentrés. L'hiver, il parcourt, malgré le verglas, des chemins parfois défoncés par les intempéries. Les appels de nuit sont réservés aux cas vraiment urgents : accouchements et accidents.

Isolé et confronté aux situations les plus diverses, le médecin de campagne se caractérise par sa polyvalence. Il est omnipraticien au plein sens du terme. Dans son équipement, tout d'abord, il prévoit une trousse d'urgence, une trousse d'accouchement, une trousse de petite chirurgie, un appareil de radioscopie portable à partir des années trente, un petit stock de médicaments pour pouvoir attendre que l'ordonnance soit exécutée par le pharmacien (propharmacie), un appareil de transfusion sanguine.

Durant la première moitié des années soixante, des mutations décisives s'amorcent. Le milieu rural évolue, techniquement d'abord, avec la mécanisation, la sélection des races d'élevage. Les campagnes sont désenclavées par l'amélioration de la signalisation routière (cruciale pour le médecin), par la généralisation de l'électricité et la propagation du téléphone. La sécurité sociale est étendue aux exploitants agricoles. Le recours au médecin et, au-delà, aux examens complémentaires devient monnaie courante. Des laboratoires d'analyses, des cabinets de radiologues s'ouvrent dans les bourgs. Des villes moyennes voient leur vieille école de médecine devenir faculté, leur hôpital gagne des services spécialisés.

A partir de 1965, les différences de qualité entre médecine rurale et médecine urbaine s'estompent. La notion de droit à la santé se propage. Toutefois, un médecin de Montesquiou, dans le Gers, écrit encore en 1977 : *« Le médecin de campagne est encore le médecin de famille investi de la confiance des paysans et, bien que considéré comme un notable, il reste quand même proche de ceux dont il partage le mode de vie, les habitudes, les coutumes, subissant comme le paysan, les variations climatiques, le froid, la neige, la boue »*[25].

Le développement des transports automobiles draine dans les campagnes des populations aux profils variés. Le médecin rural est désormais celui qui exerce dans une commune de moins de cinq mille habitants non agglomérés. Figure récurrente au début du siècle, dans une France à dominante rurale, il devient plus rare, mais se maintient, presque exclusivement parmi les généralistes: les médecins ruraux représentaient encore 16 % des médecins libéraux en 1976[26].

Toutefois, depuis une cinquantaine d'années, l'installation à la campagne s'avère un choix délicat: les épouses se montrent réticentes et les jeunes diplômés sont plus ou moins préparés à l'isolement et au dénuement technique. D'où une instabilité notable des postes ruraux. Il faut parfois savoir faire marche arrière comme dans le cas de ce jeune omnipraticien qui découvrit en quatre mois qu'il s'était installé dans un village trop petit ou trop sous-équipé et préféra une ville voisine, comptant cinq mille habitants, des pharmacies et un laboratoire[27].

Dans un contexte où les agriculteurs sont formés techniquement, les techniques médicales nouvelles sont acceptées, voire réclamées. Le médecin doit plus que jamais suivre une formation post-universitaire continue grâce à la presse professionnelle, à des journées de formation nationales ou régionales.

La société rurale se transforme. Alors que la population vieillit, les personnes âgées sont de plus en plus admises dans des maisons de retraite, voire en moyen ou long séjour à l'hôpital. Ou elles bénéficient de programmes d'aide au maintien à domicile dans lesquels leur médecin est partie prenante.

S'il se compare à ses confrères omnipraticiens des villes, il peut penser que s'il n'en reste qu'un, il est celui-là: *« Sans aucun doute si, en l'an 2000, il devait rester un généraliste, ce serait un médecin rural, car ses conditions d'exercice lui confie des responsabilités qu'il ne peut partager avec aucune équipe hospitalière ou spécialisée. La médecine générale en milieu rural incarne parfaitement la médecine de l'homme total »*[28]. Car le médecin rural, s'il ne se cache pas les servitudes de son état, n'en méconnaît pas non plus les grandeurs. Certes, il affronte un lourd isolement professionnel qui se double d'un isolement familial et personnel. Conjoint et enfants sont rudement mis à contribution. D'ailleurs, le fils d'un médecin de campagne exerçant dans les années 1920 et 1930 dans l'Eure-et-Loir, se montrait bien décidé à embrasser la carrière médicale à son tour à la stricte condition de pratiquer en ville, comme spécialiste: *« Mon père était médecin de campagne. Il avait une belle clientèle. Lui adorait cette clientèle de campagne. Mais moi, ça ne me tentait pas beaucoup. C'était une vie impossible. Il se levait une ou deux fois par nuit toute la semaine. Il n'y avait pas de dimanche, il n'y avait rien. C'était une clientèle très dure. J'ai trouvé qu'en faisant, à la fois, chi-*

rurgie, médecine et tout le reste, on finissait, avec l'avance de la médecine, par ne plus être très à la page partout »[29]. Dans les années cinquante, l'un de ces praticiens s'est d'ailleurs décrit comme « *ce personnage en demi-teinte, parfois renfrogné par l'effet de la fatigue, très souvent tabagique, volontiers bon vivant, [qui] a perdu le brillant social qu'une installation citadine lui aurait peut-être, après ses études, permis de conserver* »[30]. Le corollaire de cet isolement, c'est donc la disponibilité et la permanence des soins à assurer. A tout cela, on peut essayer de pallier par la médecine de groupe car la voiture et le téléphone permettent un rayonnement supérieur autour de bourgs plus importants qui peuvent permettre au médecin d'envisager d'avoir une clientèle rurale sans s'installer forcément dans un village. Mais, en regard de tout cela, le praticien de campagne goûte bien des attraits. La qualité de la vie, la conviction d'être réellement le médecin de famille, de plain-pied avec ses patients : « *On peut dire qu'il "règne" sur sa clientèle,* se réjouit l'un d'eux, *et celle-ci étant relativement stable, les rapports médecin-malade sont probablement plus profonds, plus viscéraux, dépassant le cadre médical pur* »[31].

Mais, surtout, il conserve cette responsabilité globale et continue du malade dont ses confrères urbains se sentent toujours plus dépossédés et qui semble constituer, de l'avis général, l'essence même de la vocation du médecin généraliste. D'ailleurs, en 1980, les généralistes exerçaient encore à 40 % en milieu rural[32].

En ville : médecin de famille et autres

En ville, la situation des médecins s'est peut-être finalement davantage modifiée que celle de leurs confrères des campagnes. Et les différences semblent aller en s'accentuant entre les généralistes et les spécialistes.

A l'origine, le pendant de la figure emblématique du « médecin de campagne » paraît devoir s'incarner en ville dans le « médecin de famille » qui, au début des années cinquante, est déjà quelque peu un mythe : « *C'est l'ultime praticien de la vieille école. Avec son inévitable appareil de tension. Le dernier fossile blanchi et lassé, à goûter les réveils en sursaut de la sonnette de nuit, les noms illisibles sur les portes anonymes et les ordonnances griffonnées au coin d'une table graisseuse»*[33]. Pourtant, à cette époque encore, même de prestigieux anciens internes des Hôpitaux ne dédaignent pas ce rôle. La médecine générale a ses lettres de noblesse, elle est la médecine par excellence que les spécialités ne sont pas venues encore détrôner.

«J'ai connu une époque où l'omnipraticien était vraiment tout, se rappelle en 1953 un médecin syndicaliste.

Il était consulté à l'occasion d'un mariage, d'un changement de situation, invité aux fêtes de famille de ses clients.

Il était l'oracle auquel on s'en tenait et il ne serait venu à l'idée de personne de demander la venue en consultation d'un autre confrère.

(...) Le médecin de famille envoyait tous les ans une note dont l'importance était basée sur l'état de fortune du malade, autant que sur la valeur des actes accomplis»[34].

Dans les villes petites ou moyennes, ils sont souvent partie prenante dans la vie de l'hôpital local. C'est là le multi-exercice qui va longtemps caractériser ces médecins. Ainsi, le dr Alexandre Negreanu, installé à Saint-Aignan, dans le Loir-et-Cher, à la fin de la Seconde Guerre mondiale. Ici aussi, la polyvalence prédominait: *«L'accueil n'a pas été trop mauvais, pas trop amical non plus! Il n'est pas facile en province, surtout dans ces petites villes, d'être réellement consultant.*

J'ai fait mon trou à force de travail pour arriver au bout d'un certain nombre d'années à avoir deux cabinets, à être chef de service d'un bon service de médecine générale.

(...) J'avais aussi accroché à l'hôpital, une petite Maternité de douze lits. Je faisais environ trois cents accouchements par an.

(...) J'étais à l'hôpital "temps partiel", ma femme et moi avions chacun un cabinet en ville (...). Nos deux salles d'attente étaient trop pleines. Mon épouse à orientation pédiatrique, moi "le tout venant" qui sait tout, plus ou moins superficiellement. On voyait de la médecine très variée, distrayante, stimulante».

Un omnipraticien, exerçant dans une petite ville dépourvue de spécialiste, a établi, de façon détaillée, le relevé de ses activités entre le 14 novembre et le 15 décembre 1967 (période sans épidémie). En vingt-six jours ouvrables, il a accompli 581 actes, soit une moyenne de 23 quotidiennement. Le détail renvoie un tableau, sans doute surprenant pour le néophyte, du travail d'un généraliste. Largement en tête viennent les «*affections inorganiques du système nerveux*» (140 actes); puis un groupe comprenant aussi bien les «*états "grippaux" communs*» (72) que la rhumatologie (60), la traumatologie (53) ou la médecine préventive (42) et les grossesses (36) ; un peu plus loin, on trouve pêle-mêle des maladies infantiles banales (10), de l'O.R.L. (27), de la dermatologie (15), des cardiopathies (20), des affections digestives (24), des affections respiratoires (14) ou des problèmes urologiques (11) ; enfin, le généraliste s'occupe, plus occasionnellement, d'hématologie, d'endocrinologie, d'allergologie, de cancérologie, d'ophtalmologie, de tumeurs bénignes ou d'affections organiques du système nerveux[35]. Rien de surprenant qu'il se sente alors si sollicité, tant du point de vue du temps, que de celui des compétences : *« Vite, vite, vite, il faut aller toujours plus vite, tant augmente sans cesse le nombre de gens à voir, à examiner, à écouter, le flot de paperasses, les tracasseries administratives et la nécessité absolue de se tenir au courant de l'évolution des techniques et de l'art de guérir »*[36].

Heureusement, il est moins isolé que son confrère rural. Les spécialistes, les services hospitaliers sont à portée de main, d'autant plus depuis que la protection sociale permet un accès généralisé au système de santé. D'autant plus aussi que moyens d'investigation et traitements sophistiqués lui échappent.

En 1982, une généraliste parisienne décrit, à son tour, ses journées : *« La matinée commence par une série de coups de téléphone : demandes de visite ou bien, souvent, simplement, demandes de conseils ; nouvelles données par les malades. Suivent quelques activités indispensables de maîtresse de maison. Le reste de la matinée est consacré aux visites au domicile des malades. Les visites à domicile sont évidemment plus fatigantes, mais le fait que le malade reçoive son médecin chez lui, dans son cadre de vie, est l'occasion d'une meilleure compréhension de la part du médecin et crée une relation affective supplémentaire. (...) L'après-midi je fais mes consultations. Leur nombre est toujours, sauf en cas de rares épidémies, nettement plus élevé que celui des visites à domicile »*[37].

Mais la complainte du généraliste des villes (40 % en 1980, auxquels il faut ajouter 20 % de généralistes exerçant en milieu « semi-urbain »[38]) ne cesse de s'accentuer depuis l'éclosion des spécialités. Pendant longtemps, en effet, il a dû se montrer aussi polyvalent que son confrère des campagnes. Au début des années cinquante, un omnipraticien de Bourg-la-Reine, commune de la proche banlieue de Paris, dresse un tableau de compétences qui frappe par son exhaustivité (gynécologie, chirurgie, examens de laboratoire, traumatologie, ORL, etc...) : *« Il doit pouvoir faire un accouchement à domicile, faire une délivrance artificielle, un curetage, faire une scopie correcte, instaurer un pneumothorax, l'entretenir, faire les examens de crachats, les numérations globulaires, une formation sanguine, une ponction sternale, une suture du périnée, une paracentèse, une cautérisation de cornets, l'ablation d'un polype nasal ou du col utérin, un lavage de sinus, une réduction de fracture fermée avec plâtre correct, bref une foule de petites interventions médico-chirurgicales abandonnées aujourd'hui aux spécialistes »*. Au lieu de cela, que voit-il en observant un généraliste ? *« Son rôle*, déplore-t-il, *consiste aujourd'hui, dans la grande majorité, à donner un coup de stéthoscope, à prendre la sacro-sainte tension, à faire quelques piqûres intraveineuses et à signer les feuilles de Sécurité sociale »*. Et la conclusion éclaire tout le sens de ce bouillant exposé : le généraliste *« doit avoir une culture et une pratique suffisantes pour lui permettre de n'envoyer au spécialiste (au vrai spécialiste) que les cas échappant à sa compétence et à ses moyens d'investigation »*[39]. Dès la fin de la Seconde Guerre mondiale s'est noué là le grand débat, désigné en 1949 dans la *Défense du Praticien* comme « *le danger de l'extension à l'infini des spécialités* ». Les problèmes de concurrence sont accentués par le bonus tarifaire que l'assurance-maladie reconnaît aux actes des spécialistes par rapport à ceux des généralistes. *« Nous désirons mettre en lumière l'action néfaste et dissolvante pour notre profession et surtout pour l'omnipraticien de cette éclosion de spécialistes et de compétents*, s'exclamait l'un d'eux en 1952 : *ORL, pédiatres, ophtalmologistes, dermatologistes, gynécologistes, anesthésiologistes, urologistes, stomatologistes, chirurgiens, cardiologues, neurologues, psychiatres, psychothérapeutes, j'en passe et des meilleurs pour qui une instrumentation ou un appareillage voyant auront aux yeux des malades un prestige indéniable renforcé par un bon C2 »*[40]. Trente ans plus tard, la plainte reste identique : « La peau de chagrin » titre *L'Omnipraticien français* le 28 mai 1980 : *« Depuis quelques décades, tout vise à rétrécir le champ d'activité du généraliste.*

(...) L'Omnipraticien s'est trouvé peu à peu "débarrassé" des cœurs, des poumons, des tubes digestifs, du système nerveux, des femmes, des bébés, des enfants, des adolescents, des vieux et des moins vieux.

(...) Réduit à être le médecin de l'adulte bien portant, accidenté en dehors des heures de consultation du spécialiste ».

Alors, une « *médecine sans joie* »[41], un travail ingrat et solitaire dépossédé de son intérêt ? Une enquête, menée en 1979, montrait pourtant que 81 % des praticiens interrogés se déclaraient satisfaits d'être généralistes, 72 % auraient été prêts à recommencer. Mais les inquiétudes pesaient sur l'avenir puisque seulement un quart d'entre eux désiraient que leur enfant, s'ils choisissait la médecine, devienne à son tour généraliste[42]. Décision bien lourde à prendre, donc, que de choisir un métier aimé mais vulnérable dans lequel on risquait de plus en plus de finir enfermé. La solution passerait aussi par *« un décloisonnement de la société médicale où, à l'image de la société ambiante, l'étiquette seule permet de parler* ex cathedra.

La création de passerelles sérieuses donc fiables entre les diverses activités médicales tout au long de la vie professionnelle éviterait que tout soit définitivement joué avant 30 ans »[43].

Le salariat : un monde à part ?

Il existe depuis fort longtemps des médecins salariés : médecins des prisons, médecins des dispensaires. L'exercice de la médecine n'implique pas un exercice libéral, ni même hospitalier. C'est une décision du conseil d'Etat qui, en date du 30 janvier 1929, a reconnu l'exercice de la médecine sous forme salariée en statuant sur la dispense de patente. Mais ce n'est que depuis la fin de la Seconde Guerre mondiale que l'essor de la médecine sociale a multiplié ces postes salariés et a substitué des exercices salariés exclusifs à une prédominance des exercices mixtes. En 1990, il y avait 40 000 médecins uniquement salariés, non compris les hospitaliers, soit plus d'un quart du total. Ce qui fait dire à certains commentateurs que le système *« n'est plus tout à fait libéral »*[44].

Les statistiques disponibles tiennent en général compte des médecins hospitaliers, catégorie très particulière dont le nombre a explosé depuis le début du siècle du fait du changement de nature de l'hôpital public et de l'avènement du plein temps hospitalier. On note ainsi que non seulement la proportion des salariés s'est élevée, mais que le nombre total de médecins ayant considérablement augmenté, le médecin salarié a cessé d'être une curiosité pour devenir un élément courant de la société. Au début des années 1950, le rapport s'établissait environ à 70 % d'exercice libéral, 20 % d'exercice mixte, 10 % de salariat. En 1970, les chiffres étaient passés respectivement à 40, 33 et 27 %. Aujourd'hui, les trois catégories représentent trois tiers arithmétiquement bien partagés. Ceci traduit les modifications dans les aspirations des jeunes diplômés. En 1968, environ un quart d'entre eux souhaitait s'engager dans la «*médecine fonctionnarisée*» (dont le plein temps hospitalier) ou salariée[45]. En 1981, ils étaient plus d'un tiers dans ce cas. Avec une préférence pour le salariat, de tous temps, plus accentuée chez les femmes[46]. La féminisation du corps médical joue en faveur du salariat. En 1968, par exemple, les femmes médecins se répartissaient ainsi: 10 % en exercice libéral, 36 % à l'hôpital, 18 % en médecine de contrôle, 36 % dans les centres de soins[47]. Cette attirance se comprend aisément, ne serait-ce que parce que la régularité des horaires est la formule la plus compatible avec les impératifs de la vie familiale dont les femmes sont nombreuses à devoir tenir compte. Toutefois, le nombre des postes médicaux salariés croît de plus en plus lentement. Après le formidable appel suscité dans les années 1960 et 1970 par la création des CHU, le recrutement de médecins hospitaliers s'est nettement tassé. Et, à moins d'une réorientation fondamentale – et bouleversante – de la médecine de ville, le salariat demeure encore limité.

Tous les médecins salariés ne sont pas fonctionnaires, loin s'en faut. Les combats des médecins salariés, dans les années 1950 et 1960, pour l'unification de leurs contrats de travail et la reconnaissance de leurs droits, en témoigneraient si nécessaire. C'est ainsi, d'ailleurs, que la Fédération nationale des médecins salariés, contractuels et fonctionnaires est affiliée à la Confédération générale des cadres (CGC), même s'il existe aussi des liens avec le syndicalisme médical.

En dehors du secteur public hospitalier, ils sont par exemple employés par des centres interprofessionnels de médecine du travail, des caisses d'assurance-maladie, des centres de santé (ce nom a remplacé l'appellation de dispensaires) financés par des communes, des mutuelles ou des comités d'entreprise par exemple, etc… Certains postes ont été institués au début du siècle comme ceux de médecin des Mines qui dépendent d'un régime spécial de Sécurité sociale. D'autres ont été profondément remaniés à la Libération comme ceux de la médecine du travail. D'autres encore sont de création plus récente comme le planning familial. D'autres enfin ont pu avoir une existence circonstancielle et, donc, éphémère, tels les médecins-fonctionnaires du Maroc ou ceux de l'aide sociale en Algérie qui ont disparu avec la décolonisation. Ou bien ceux des centres de lutte anti-tuberculeuse ou anti-vénérienne relégués au second plan par la maîtrise de ces pathologies. Il serait donc fort difficile de dresser un panorama exhaustif de la médecine salariée. Elle intéresse au premier chef la prévention : médecine du travail, médecine scolaire et universitaire, protection maternelle et infantile, centres psycho-pédagogiques, consultations de dépistage du cancer ou du sida. Elle peut concerner le contrôle comme dans le cas des médecins attachés aux caisses de la Sécurité Sociale. Mais elle comporte aussi les soins : centres de santé et médecine professionnelle intégrée (Mines, SNCF, par exemple) en fournissent de bonnes illustrations. Il faut enfin remarquer l'essor d'une médecine d'urgence : SAMU, SMUR, transfusion sanguine...

A défaut de pouvoir être complet, et dans l'espace et dans le temps, on peut évoquer quelques cas particuliers, fondés sur des témoignages, qui permettront de rendre vivante cette médecine salariée que chacun a côtoyée, ne serait-ce qu'en tant qu'écolier ou que salarié, mais qui paraît souvent moins familière, moins proche que la médecine de ville.

Voici d'abord un médecin du travail dans les années 1950. Le Dr Valette a été nommé, en 1953, médecin du travail dans une grosse sous-préfecture. Le Centre interprofessionnel de médecine du travail vient d'être créé, non sans difficultés. Le Conseil départemental de l'Ordre des médecins, par exemple, a désapprouvé ce contrat. La ville compte déjà plus d'une cinquantaine de médecins auxquels le Dr Valette rend ponctuellement visite pour une prise de contact lors de son installation. Pour marquer d'emblée sa bonne volonté, il affiche dans son bureau : *« Le médecin du travail fait de la prévention. Il n'est pas habilité à rédiger des ordonnances »*. Quoique cette absence de prescription – imposée par la loi – soit, à son avis, un grand sacrifice, il reconnaît en même temps qu'elle est la condition d'une bonne entente avec les médecins traitants qui redoutent plus que tout la concurrence et le « détournement » de clientèle. Par ailleurs, il prend soin de ménager les susceptibilités des omnipraticiens en adressant les malades diagnostiqués *« à des spécialistes uniquement pour des cas vraiment insolubles par le médecin de médecine générale »*.

Mais le médecin du travail ne se contente pas de s'abstenir. Quelles fonctions remplit-il ? Il donne des avis sur la reprise du travail après une maladie ou un accident eu égard au poste occupé ; il transmet des renseignements aux experts pour leurs rapports après un accident du travail ; il aide au placement dans des centres de rééducation ou des sanatoriums ; il surveille l'état de santé des apprentis sur demande du médecin de l'orientation professionnelle ; il adresse le malade négligent ou qui s'ignore, dépisté au cours d'une visite, à un médecin traitant[48].

Le médecin du travail recherche aussi son intégration au monde de l'entreprise. Il réfléchit sur les cadences, les rythmes et l'organisation du travail selon les professions ou les entreprises auxquelles il a affaire. Au cours d'un colloque de médecine du travail, tenu en 1957, l'un d'entre eux mentionne ainsi « *la nécessité d'attirer l'attention des cadres sur l'importance de considérer l'ouvrier comme un homme, les exigences de leur travail quotidien pouvant parfois le leur faire oublier sans qu'ils le veuillent. Il souligne le rôle du médecin d'entreprise dans l'adaptation des machines aux ouvriers et dans les mutations de poste, qu'il peut favoriser par une information exacte des ingénieurs et cadres qui autrement auraient pu prendre certaines demandes pour des récriminations non justifiées* »[49].

Autre exemple : celui d'un médecin du service de santé scolaire en 1960. Instituée par une ordonnance de 18 octobre 1945, la fonction de médecin scolaire demeure, quinze ans plus tard, de l'avis même d'un praticien concerné, encore insuffisamment intégrée à la fois dans l'institution scolaire et dans le corps médical : « *sa situation qui ne lui confère guère de prestige et bien peu d'autorité lui permettra de s'apercevoir que la valeur professionnelle, si elle est nécessaire, n'est pas suffisante pour obtenir une pleine efficacité* ». En même temps, le médecin scolaire a conscience d'avoir un rôle essentiel de santé publique et d'expansion de l'hygiène : « *l'éducation sanitaire de la famille s'amorce au cours du bref colloque médecin-écolier* ». Comment ne pas y croire lorsque la mercière locale lui déclare un jour de visite : « *Je savais que vous alliez venir, car hier, j'ai vendu des tricots de corps, des culottes et des slips* » ? On se lave avec soin, on met des sous-vêtements neufs pour le « *médecin des écoles* ». Sa visite, annoncée aux parents sur le carnet de correspondance, est attendue par les écoliers comme une heureuse diversion au train-train, occasion de remue-ménage. Avec des événements-phares, plaisants comme la cuti-réaction et son « timbre » collé sur le thorax, à ne pas laver ; angoissants comme la vaccination. Au médecin donc d'instaurer la relation avec la réalité humaine qui se cache derrière la définition officielle de « *l'enfant d'âge scolaire* », « *le petit écolier en slip, quelque peu intimidé* » qui se tient devant lui[50].

Troisième exemple : un généraliste travaillant avec le régime de sécurité sociale des Mines en 1971. Il ne s'agit pas de salariat, mais d'une « médecine de caisse » où les médecins sont payés au forfait et où les cotisants bénéficient de la gratuité des soins. Vivant au milieu des mineurs et de leurs familles qu'ils soignent exclusivement, il revendique pour les médecins des mines d'être, « *dans une bien plus forte proportion que leurs confrères, devenus des médecins de famille* ». Ils connaissent leurs problèmes spécifiques, les maladies professionnelles, les risques du métier, ils les suivent pendant de longues années. Surtout, ils sont « *totalement délivrés du lien d'argent* » si bien qu'« *il n'y a vraiment plus qu'eux entre le malade pris dans sa totalité humaine et la médecine* ». Tout en ayant gardé liberté de prescription, le médecin des mines pense être mieux intégré que ses confrères libéraux dans le régime spécifique de Sécurité sociale des mineurs et se montre, de ce fait, plus attentif aux répercussions financières de ses prescriptions[51].

De fait, les médecins salariés partagent avec leurs confrères libéraux des principes fondamentaux. Parce que ceux-ci sont à la base de la conception française de la médecine : liberté de choix, liberté de prescription, le cas échéant. Parce que tous ces médecins ont été formés ensemble par les mêmes professeurs, dans les mêmes facultés et services hospitaliers. Aussi parce qu'une bonne part des salariés ne le sont qu'à temps partiel et exercent donc par ailleurs selon le mode libéral. Tout ceci n'empêche pas les salariés d'avoir développé aussi une éthique qui leur est propre. Avec tout d'abord « *un impératif absolu auquel nous ne pourrions renoncer sans nier par là-même l'esprit de notre profession* » : « *l'indépendance professionnelle* »[52]. Le risque majeur que cherchent à combattre les médecins salariés est le lien avec l'employeur s'il venait à gêner l'autonomie technique, la liberté des décisions et à porter atteinte au secret médical. D'ailleurs en 1970, un praticien libéral n'hésitait pas à décréter que le médecin du travail occupe une « *position sujette à caution* » : « *A-t-il été créé pour surveiller les conditions de travail et les améliorer ? Ou est-il un employé comme les autres, soumis au patron ou au chef du personnel ?* »[53] En balance apparaissent les avantages : la fixité et la régularité, tant horaires que financières, de l'activité d'une part ; d'autre part, l'affiliation au régime général de la sécurité sociale qui a longtemps représenté des boni conséquents vis-à-vis des libéraux en termes de retraite, de congé de maternité et de revenus de substitution en cas d'arrêt prolongé de l'activité pour raisons de santé. Mais les salariés refusent qu'on les voit « *réfugiés dans la quiétude d'un "fixe"* » puisqu'en échange ils ont perdu la situation d'hommes libres qui fait la force des médecins. La sécurité dont ils bénéficieraient est donc, de leur point de vue, une «*opinion erronée, aussi bien à l'égard du médecin salarié à temps partiel qui doit conjuguer deux ordres d'activité, qu'envers le médecin consacré entièrement à une collectivité ; ce dernier est même souvent le moins tranquille, le plus facilement vulnérable dans ses rapports avec cette collectivité, risquant de compromettre subitement tout son avenir s'il déplaît*»[54].

Interrogés sur les raisons du choix de leur mode d'exercice, des médecins salariés de centres de santé désignaient en 1976, dans l'ordre: un choix d'éthique médicale (dont le rejet du paiement direct de l'acte au médecin par le patient), le désir de travailler en équipe, la recherche de la couverture sociale. 90 % souhaitaient définitive leur activité en centres de santé. Et la majorité se montraient satisfaits de la qualité des soins qu'ils dispensaient et de l'intérêt propre de leur travail[55]. Ainsi, comme le déclarait un responsable syndical lors d'un congrès médical: «*il y a des médecins salariés heureux*»[56]. Et ce malgré les frustrations inhérentes à certains postes (telle l'interdiction de prescription), le moindre prestige, les heurts avec les confrères libéraux qui peuvent voir dans le salariat une terrible menace contre les traditions médicales et l'essence même de cette profession libérale, le mépris dans lequel ils se jugent tenus par l'Ordre des médecins ou les confrontations qui les opposent à leurs employeurs.

Un sondage, réalisé en 1990, montrait par exemple que les trois-quarts des salariés et des chefs du personnel reconnaissaient l'utilité du médecin du travail. Mais moins d'un quart des entreprises estimaient «*avoir été amenées à modifier les conditions de travail suite à une intervention du médecin du travail*». Autre ambivalence: 54 % des généralistes libéraux ont une bonne ou une très bonne image des médecins du travail, 41 % en ont une image moyenne. Or, face à ce résultat somme toute encourageant au sein d'une profession peu indulgente, tout de même quatre médecins du travail sur dix «*n'ont pas le sentiment de faire tout à fait partie intégrante de la communauté médicale*»[57]. Les témoignages des médecins salariés prouvent qu'ils partagent avec tous leurs confrères la conviction du sacerdoce et de la vocation. «*Peut-être dans cet exposé*, écrit ainsi l'un d'eux, *avons-nous pu montrer un peu de vanité, mais passionnés par notre "métier", nous demandons un peu d'indulgence, et souhaitons que l'on comprenne que cette vanité n'est autre chose qu'un peu de fierté pour la Médecine du Travail*»[58].

Les hommes en blanc

La médecine hospitalière est peut-être celle qui, au long de ce siècle, a été la plus bouleversée dans ses conditions d'exercice comme dans son contenu technique. Ceci n'empêche pas une certaine permanence dans les attitudes et les mentalités des médecins hospitaliers.

A propos des études de médecine, l'hôpital a déjà été longuement évoqué en tant que lieu de formation et de socialisation professionnelles des futurs médecins, hospitaliers ou non. Et ce, surtout pour la période antérieure à la mise en œuvre de la réforme Debré. Plutôt que d'y revenir, il paraît intéressant d'évoquer à leur tour les médecins hospitaliers actuels.

L'institution du plein temps a intégré à l'hôpital des médecins qui, par exemple en 1955, y passaient en moyenne trois heures par jour à partager entre les soins, la recherche et l'enseignement[59]. Jusqu'alors, l'élite médicale était sélectionnée par des concours publics (hospitaliers et/ou universitaires) mais sa rémunération restait extérieure puisqu'elle dépendait de la clientèle privée traitée en dehors de l'hôpital. Ce second terme a été bouleversé par le temps plein, accompagné d'un traitement en rapport, et par la disparition progressive des « lits privés » dans les hôpitaux publics. Le tournant s'est pris très vite. En 1965, les CHU comptaient 1 325 médecins à temps plein et 2 010 à temps partiel. Quatre ans plus tard, ils étaient respectivement 3 164 (+140 %) et 1 308 (-35 %)[60]. L'hôpital a cessé d'être le lieu d'accueil des plus pauvres. Il est devenu le lieu des urgences et de la médecine de pointe. Peut-être les plateaux techniques de plus en plus coûteux le transformeront-ils en «*pôle de compétences techniques*» intégré à un réseau local de soins[61]. Et les médecins ont changé en même temps que disparaissaient les salles communes, que les malades payants, toujours plus nombreux, remboursés par l'assurance-maladie se substituaient aux indigents et que des méthodes de diagnostic sophistiquées et des traitements délicats remplaçaient l'abstention thérapeutique.

Jouissant d'un très fort prestige auprès de l'opinion publique, la médecine hospitalière est un peu le miroir aux alouettes pour les étudiants. Mais les places sont rares et chères. D'abord parce que les concours, on l'a vu, opèrent une sélection féroce. Aussi parce que dans les CHU et les grands hôpitaux régionaux, la progression fulgurante du personnel médical dans les années soixante et soixante-dix a gelé les recrutements. Assistants et chefs de clinique voient ainsi leurs possibilités d'accès à la maîtrise durablement compromises. Ceci a été l'une des raisons qui ont entraîné, en 1983, la grève de plusieurs semaines de toutes les catégories de médecins hospitaliers. Il faut dire que, par exemple, pour l'Assistance publique de Paris, le nombre des médecins des Hôpitaux avait augmenté de 43 % entre seulement 1970 et 1978, avec une progression de 52 % pour les assistants, c'est-à-dire le groupe le plus jeune[62]. A côté de cela, les recrutements s'avèrent très difficiles pour les petits hôpitaux locaux, modestement équipés et où les contraintes, en termes d'horaires et de gardes, s'avèrent fort lourdes en regard des rémunérations offertes.

A l'intérieur de l'hôpital, les services jouissent d'une relative autonomie. Ils sont à la fois unité de soins, d'enseignement et de recherche et regroupent des catégories de médecins aux statuts et aux pouvoirs différents. Le chef de service assume en outre une fonction d'administration générale et de gestion. Son temps est donc rare[63]. Ce qui n'empêche pas le caractère hiérarchique accentué du service hospitalier et de l'équipe médicale, alors même que la relation de travail quotidienne, le besoin qu'ils ont les uns des autres, leur formation et leurs obligations communes contribuent à les souder dans l'activité intérieure et dans le comportement vis-à-vis de l'extérieur. *« A l'intérieur du monde hospitalier,* précise l'un d'entre eux, *personne n'est dupe. On sait parfaitement reconnaître les médecins de valeur, quitte à défendre les médiocres en cas d'agression extérieure »*[64].

Avec les médecins de ville, en particulier les généralistes, les relations s'avèrent complexes. Tous les médecins étant formés dans les centres hospitalo-universitaires, ils y gagnent la conviction que l'excellence et les grands moyens relèvent de l'hôpital. Des programmes de formation professionnelle, tels que les Entretiens de Bichat qui rassemblent chaque année des centaines de généralistes, contribuent non seulement à diffuser les nouveaux acquis scientifiques, mais aussi à bien redire qu'ils s'élaborent dans les CHU[65]. Mais en même temps, les omnipraticiens développent un certain complexe de supériorité vis-à-vis des hospitaliers, certes privilégiés mais aussi « planqués » de la médecine : *« Je pense souvent à ces mandarins aux sandales dorées qui le [le généraliste] méprisent injustement et le critiquent impitoyablement du fond de leur tour d'ivoire aseptisée, nickelée, émaillée, climatisée, alors qu'ils sont entourés de leur cour compétente et dévouée... Ils devraient bien venir se "recycler" pendant quelques semaines dans ces cités pour affronter, une fois n'est pas coutume, les problèmes du généraliste, ses incertitudes, ses inquiétudes et ses angoisses que nul ne partage jamais*»[66]. La pomme de discorde éternelle est constituée par la fermeture de l'hôpital aux médecins de ville qu'ils ressentent comme du mépris et de la négligence. Aussi ne sont-ils pas les derniers à dénoncer la déshumanisation qui sévit à l'hôpital: «*L'hôpital, lieu privilégié de la médecine de pointe, qui se devrait consultant, crée des consultations ouvertes sur la cité, reçoit le malade, l'engloutit, le répercute de service spécialisé en service spécialisé, sans le plus souvent vouloir ou pouvoir fournir une synthèse au médecin traitant qui revoit un beau jour son malade réapparaître dans un état second, exploré de toutes parts, angoissé et pas plus avancé*», pouvait-on lire en 1980 dans l'éditorial d'un journal d'omnipraticiens[67].

Le « docteur » et ses « patients »

Le colloque singulier est considéré comme le lieu privilégié de l'échange approfondi entre le médecin et celui venu le consulter. Il doit permettre au médecin d'asseoir les actes par lesquels il remplit sa mission : soigner, soulager, guérir si possible.

En fait, cet exercice de confiance est bien plus compliqué qu'il n'y paraît. Il se trouve obscurci par la difficulté du patient à s'expliquer, à trouver ses mots, à définir ses sensations, à les localiser précisément, etc. En 1931, par exemple, un journal d'étudiants en médecine reproduisait quelques lettres reçues par un généraliste normand, lettres dont le pittoresque des descriptions cliniques n'a d'égal que celui de l'orthographe : *« Monsieur le Maître,*

Je crois que j'ai attrapé un coup d'air, je tousse par moment surtout le matin ; ça part dessus le sein et dessou du côté droit, j'ai mal à la tête, j'ai aussi mal dans la bouche, ça me tombe sur la poitrine, c'est rude ; j'ai aussi mal dans les pieds, ça me fait des sensations, ça me monte dans les jenoux, dans les fesse et dans le pognet et dans les mains que j'en crie... ».

Ou encore : *« Monsieur le Maître,*

Je vous écrit ces quelque ligne pour vous dire que je fais de leau et elle ne tourne pas, je dégonfle un peut mais pas assez le bas des jambes et les chevilles ne dégonflent pas tout à fait et ça me fait mal du côté des chevilles en avant et en arrière et sur le cou de pied et je gonfle en dessu du jaret jusqu'aux boulets.

Je voudrais une purgation pour me faire rendre de l'eau si vous en jugez à propos ».

Commentaire du journal : *« maint client instruit, ou se croyant tel, lâche des énormités certes beaucoup plus impressionnantes en elles-mêmes »*[1].

Même si ces occurrences plongent parfois le médecin dans un vif embarras, il ne s'en offusque pas : elles sont inévitables. Il a bien d'autres reproches à formuler à l'égard des patients.

A entendre aujourd'hui les médecins, il apparaît que deux raisons majeures ont tourné la tête des patients. La Sécurité sociale a fait d'eux des « ayants droit » exigeants, égoïstes et vétilleux. La vulgarisation scientifique et médicale (particulièrement honnie sous la forme des émissions de télévision) les transforme en autant d'insupportables Trissotin, marchandant plus que jamais une confiance déjà mise à mal par la perte de prestige qui frappe injustement les médecins et dont témoigne la multiplication des procès dont ils sont l'objet. Procès à ajouter aux risques du métier, un métier dont les conditions d'exercice se sont améliorées matériellement, mais semblent aussi s'être compliquées, ne serait-ce qu'à cause de l'augmentation vertigineuse de la masse des connaissances médicales.

Confiance ou affrontement ?

Si les conditions socio-économiques ou culturelles donnent des colorations différentes à la relation entre le médecin et le patient, celle-ci est intrinsèquement délicate. Le rappel d'exemples datés montre que s'il y a bien évolution, elle n'implique pas forcément une détérioration.

C'est en 1907 qu'est paru un fort volume intitulé *Défends ta peau contre ton médecin !* On ne saurait être plus explicite. La seule lecture de la table des matières, où à la mode de l'époque, les chapitres sont résumés, est sans appel. On y relève par exemple que la faculté de médecine est *« le dépotoir des familles »* où l'on se débarrasse des rejetons les moins doués mais les plus bassement ambitieux. On y apprend *« comment on rit, dans la coulisse médicale, des fautes des professeurs dont les hospitalisés sont lamentablement les victimes »*. Là où l'on s'attendait à trouver compétence et dévouement, on ne rencontre que deux catégories de médecins : le boucher, *« Coupe-la-queue »*, et le cupide, *« Tond-la-bête »*. Or, la lecture comparée de ces quatre cents pages avec la presse professionnelle et les écrits de médecins contemporains est édifiante : les délires de ces redresseurs de torts ne représentent que l'écho déformé des critiques virulentes dont les médecins ne cessent d'accabler leur profession. Quand on lit dans *Défends ta peau*, *« élèves et maîtres sont d'accord pour condamner les programmes actuels des études médicales qui ne font que des médecins ignorants et dangereux »*, force est de constater que c'est la conclusion logique qui semble découler des lamentations dont les médecins fustigent leur formation.

Les exemples pourraient être multipliés. Une chose est certaine et demeure constante : les plus durs contempteurs du corps médical se trouvent souvent parmi les médecins eux-mêmes, ils fournissent bien des arguments à leurs adversaires et les difficultés que ressentent les médecins dans leurs rapports à la société sont fréquemment le reflet des malaises internes de la profession. Ainsi, c'est un médecin qui, en 1989, écrit : *« A la veille du troisième millénaire, l'institution hospitalo-universitaire ne s'érige pas en pouvoir concurrent, mais en exécutif de tous les autres pouvoirs : le judiciaire, le législatif, l'industriel, le policier... et cela ne pourra que s'aggraver d'année en année, à moins que vous les patients (que ce mot est bien choisi !), les assurés, les assujettis, les contribuables, les usagers, vous exigiez enfin votre droit de contrôle »*[2].

Or, face à cela, les Français, depuis qu'ils sont sondés, ne cessent d'exprimer la bonne opinion, professionnelle et humaine, qu'ils ont du corps médical. Et de lui manifester cette confiance en restant souvent fidèles à leur médecin. En 1980, par exemple, près des deux tiers des réponses à une enquête du journal *La Croix* estimaient que *« les médecins sacrifient une partie de leur vie privée pour leurs malades »*[3]. Le titre de docteur demeure revêtu d'un indéniable prestige. Il rassure. Un praticien le nomme plaisamment « *la marque absolue de la science infuse* »[4]. Le médecin est, dans bien des cas, « le docteur », tout simplement. Certes, la généralisation de l'assurance-maladie permet d'accéder à bon compte à sa « science ». Mais est-ce pire que par le passé ? Quel médecin regretterait le patient indélicat qui « oubliait » d'acquitter le relevé, annuel ou trimestriel, d'honoraires qu'en 1934 un journal professionnel recommandait d'expédier sous enveloppe affranchie à quarante centimes ? Sûrement pas ce médecin de campagne qui exhalait sa colère : *« Je viens de passer une matinée entière dans la commune la plus arriérée de mon fief médical. Comme bien souvent, alors que je n'avais qu'un malade à y visiter, je dus entrer dans chaque masure ou presque, une sentinelle vigilante étant juchée sur le seuil de chaque porte. Cette façon de faire me révolte, m'agace, déséquilibre mes tournées. (...) Une seule chose compte pour ces gens-là : ne pas payer au toubib d'indemnité kilométrique et toujours s'arranger pour que ça soit le voisin qui casque »*[5]. C'est ce même insupportable sentiment de n'être qu'une dupe que Céline a exprimé avec violence dans *Voyage au bout de la nuit*: *« J'étais trop complaisant avec tout le monde et je le savais bien. Personne ne me payait. J'étais consulté à l'œil, surtout par curiosité. C'est un tort. Les gens se vengent des services qu'on leur rend. La tante à Bébert en a profité comme les autres de mon désintéressement orgueilleux »*.

Cette question des honoraires n'est pas anodine. De jeunes médecins ont pu découvrir, au cours de remplacements ou au début de leur installation, qu'ils redoutaient, par gêne ou par timidité, de demander de l'argent à leurs patients : *« Quand on me reconduisait à la porte, après que j'avais donné à la famille les conseils et remis mon ordonnance,* écrit à nouveau Céline, *je me lançais dans des tas de commentaires rien que pour éluder l'instant du paiement quelques minutes de plus. Je ne savais pas faire ma putain »*. Certains préfèrent se réorienter pour échapper à cette gêne : salariat, médecine de caisse ou tiers-payant font alors l'affaire. On a vu que certains de ces médecins exprimaient leur satisfaction de voir la relation avec le patient débarrassée de la question d'argent au seul profit de la médecine. Au contraire, les partisans du paiement à l'acte estiment que le fait d'« honorer » son médecin entre dans l'établissement normal du rapport. En 1983, un généraliste exerçant dans une petite ville de l'Hérault réaffirmait ainsi dans un bulletin syndical la nécessité de maintenir le paiement à l'acte, opinion partagée, sans doute, par une bonne partie de ses confrères : *« Il faut absolument que le malade connaisse la valeur du service qu'il reçoit et participe à celui-ci par le paiement d'un ticket modérateur. Tout autre système ne ferait que conduire à la dévaloration du médecin et de ses soins »*[6].

Dévalorisation et perte de prestige comptent au nombre des grandes hantises du corps médical. Des faits concrets nourrissent ses inquiétudes comme la tarification de leurs actes jugée par les omnipraticiens trop sous-évaluée par rapport à ce qui est accordé aux spécialistes ; ou comme pour tous, chaque report ou limitation opposés à l'augmentation des honoraires par les pouvoirs publics. Mais il soupçonne aussi la vulgarisation médicale ou les doutes exprimés par les malades. *« Parlez médecine,* s'emporte un généraliste en 1930, *chacun, avec assurance, exposera ses théories et prônera ses méthodes, résidus mal digérés d'articles de vulgarisation scientifique, et jugera sans hésitation les médecins qu'il connaît* »[7]. Ce grognon oublie que c'est le bouche-à-oreille et la façon dont chacun vante son médecin qui assurent la meilleure publicité des praticiens. Et ces exigences ne signifient pas forcément une perte de prestige ou une méfiance accrue mais traduisent plus simplement l'évolution de la société. Il serait par exemple illusoire de regretter un prétendu temps béni où la population des campagnes s'en remettait en toute confiance et sérénité à son médecin de famille. Les praticiens ruraux ont-ils assez combattu la méfiance, la retenue et les superstitions paysannes, les rebouteux préférés à leur science ! En 1973 encore, une enquête montrait que les cadres supérieurs et les employés étaient les plus satisfaits de l'information médicale, qu'ils jugeaient bénéfique l'intervention des médecins en matière de logement, d'alimentation, de pollution et que les moins satisfaits, les plus sceptiques restaient les agriculteurs. En outre, les spécialistes et les généralistes étaient tenus comme les sources les plus fiables en matière d'information médicale, devant, en ordre décroissant, « *les livres, la radio et la télévision, les revues médicales, les pharmaciens, les médecins du travail, la Sécurité sociale, la presse générale, l'entourage, les guérisseurs* »[8].

Ce médecin a raison qui constate que « *le petit malade peut s'offrir le luxe de douter de son médecin* »[9]. Le risque n'est pas bien grand de demander conseil à ses proches en cas de rhume. Il y a déjà moins de gens qui vont voir un rebouteux pour un poignet cassé (qu'ils croient généralement foulé ou démis). Et il faut bien du désespoir à un cancéreux pour s'en remettre à un magnétiseur. Le charlatanisme est hautement condamnable parce qu'il est une escroquerie à la souffrance. Pas parce qu'il lèse les médecins.

Un singulier colloque

Un patient qui vient consulter n'est jamais un individu conscient, porteur de symptômes qu'il expose de façon rationnelle. L'enjeu, qui consiste à confier sa santé, et peut-être sa vie, même à un médecin à qui on fait la plus entière confiance, s'avère trop crucial pour arriver, en quelque sorte, vierge à la consultation. Chacun attend de son médecin un type de réponses, un certain comportement, des paroles de telle sorte. Un médecin racontera comment un client hésita à s'en remettre à lui parce que sa boutonnière ne s'ornait d'aucune décoration. Un autre insistera sur la nécessité d'être vêtu d'une façon stricte, voire imposante. Et déplorera un certain relâchement : *« Vers 1900, si la redingote subsistait toujours, on se permettait un pantalon et une cravate de fantaisie. Peu à peu, la jaquette fit son apparition et le chapeau haut de forme fut remplacé par le chapeau rond, puis la jaquette le fut par le veston et le melon par le chapeau mou. Maintenant [1951], il est devenu courant de voir le médecin faire ses visites en vêtement clair et sans chapeau – Sans chapeau... »*[10] En ce domaine aussi, que de changements ! Se remémorant sa première année de stage à l'hôpital, en 1959, un praticien constate vingt ans plus tard : *« le port de la cravate était pratiquement obligatoire puisque c'était une marque de respect dû aux malades ; après tout, si la qualité de la Médecine passait par les apparences du costume, je ne pouvais guère me soustraire à ces petites règles maniaques. (...) Ici, plus que partout ailleurs, l'habit ne fait pas le moine et je me rappelle encore avec stupéfaction ce genre de consigne vestimentaire qui, finalement, n'avait aucune espèce d'importance et nous semble, aujourd'hui, à la limite de la mesquinerie »*[11]. Mais il n'y a pas en l'occurrence que des questions de mode ou d'usage. Des médecins de campagne faisaient leur tournée à cheval qui passeraient dorénavant pour des fats en culottes d'équitation dans une voiture tout terrain. Le médecin hospitalier est maintenant vêtu légèrement et avec décontraction sous une blouse qui le protège et protège les malades. Il se dépense dans un hôpital souvent surchauffé. Il y a quatre-vingts ans, son lointain prédécesseur épinglait un tablier sur sa redingote dont dépassait un col à coins cassés et couvrait le sommet de sa tête d'une calotte de ratine noire.

En 1930, un généraliste a essayé de rassembler la multitude de ses expériences dans la relation avec ses patients : *« Un être plus ou moins cultivé, plus ou moins rempli de préjugés, vient vers vous après avoir subi les influences variées de vos prédécesseurs, souvent méfiant, prêt à toutes les défensives et à toutes les critiques, et alors que vous vous disposez, en toute simplicité, à examiner et à formuler vos conclusions, vous allez, sans le savoir, jouer un rôle devant le plus exigeant et le plus impitoyable des spectateurs »*[12].

Quant à l'intimité du colloque, elle n'est pas une règle intangible. Une mère ne quitte pas le chevet de son enfant que le médecin examine. Des conjoints viennent consulter ensemble. Dans les milieux populaires ou paysans, la visite du médecin s'effectuait souvent, jusque bien après la Seconde Guerre mondiale, en présence d'une famille, parfois nombreuse, et de voisins plus ou moins compatissants. Le médecin doit donc s'habituer à travailler en public. Un public, certes moins compétent que les condisciples, les maîtres ou les infirmières devant lesquels, étudiant, il officiait dans les hôpitaux. Mais public certes pas plus indulgent que le jeune installé affrontera avec précaution, ainsi que le recommande un confrère plus capé, en 1939 : *« Oh ! imprudent jeune homme qui débute dans la médecine ou fais tes premières armes dans le quartier, songe bien que cet examen que te font subir les mégères est plus important pour ta carrière que tous les PCN, internats et clinicats du monde ! Sois habile dans tes paroles et cérémonieux dans tes gestes »*[13].

Puis, l'on s'y fait, comme ce médecin de campagne appelé pour soigner un fermier projeté par un cheval contre une mangeoire : *« Lorsque j'entrai dans la cuisine (c'est la salle de réception dans toutes les fermes), pas moins de quatorze personnes étaient dressées autour de la vaste table rectangulaire.*

(...) Cette garde d'honneur ne m'impressionna nullement, car j'étais habitué à semblable mise en scène et à l'entr'aide des paysans en cas de malheur »[14].

Parmi ce public, le médecin, surtout isolé, recrute au gré des circonstances des aides de fortune pour un transport ou une intervention. Il ne peut guère s'en passer, lors des accouchements, même s'il s'expose ainsi aux regards les plus critiques. Un médecin de campagne du Bourbonnais, exerçant du début des années vingt à la fin des années cinquante, se remémore de pénibles incidents : *« Dieu ! Que nous étions à plaindre avec les accouchements à domicile ! A partir d'un certain moment, il devenait imprudent de s'absenter, cependant que d'autres malades dont les soins pressaient nous attendaient. Si cela traînait, il fallait freiner toute impatience, savoir attendre. (...) Après ce long exercice de patience, il fallait, dès que possible, intervenir. S'agissait-il d'une application de forceps ? Il fallait la faire dans un mauvais éclairage, après avoir déplacé les meubles et la poussière, avec l'aide de maladroits qui flanquaient leurs doigts ou un linge maculé dans le plateau aux instruments stérilisés. On n'avait pas le droit de réfléchir ; toute hésitation était tenue pour de l'ignorance. Vous aviez des accusateurs particulièrement malveillants dans les deux membres de la famille qui, placés comme des piliers à vos côtés, tenaient les cuisses de l'accouchée et ne savaient jamais conserver la bonne position. Il m'est arrivé des aventures épouvantables au dérapage du forceps, à la glissade sur la traîtresse et bien inopportune descente de lit d'où s'est échappé un pot de chambre non vidé. Une autre fois, j'ai renversé un méchant poêle allumé. (...) Il faut avoir beaucoup de maîtrise de soi pour ne pas être couvert de ridicule*»[15].

A la famille ou aux proches, trois-quarts des Français semblent partisans que le médecin dise la vérité dans les cas graves. Quant à la dire au malade lui-même, l'opinion est partagée. Un Français sur deux estime que le médecin est alors juge. Mais un tiers réclame la vérité et un quart la refuse[16]. Mais la question ne divise pas moins les médecins. Le professeur Jean Hamburger enseignait par exemple à ses étudiants «*l'interdiction de prononcer devant le malade certains mots qui, l'expérience l'indique, doivent être considérés comme sources possibles de l'éveil d'idées anxieuses*». Certes, la confiance nécessaire entre malade et médecin passe par la vérité, sauf dans le cas du pronostic vital, puisque la vérité assénée au malade ne ferait encore qu'affaiblir sa capacité à lutter. Ici règne donc «*l'exception*»: «*il faut mentir, mentir dans tous les cas, sans exception aucune*»[17].

A ces principes s'en opposent d'autres tout aussi anciens dans l'expérience et la morale: la vérité participe du respect dû au patient qui, du fond de sa maladie, demeure un être humain à part entière. Elle peut avoir des effets bénéfiques sur le comportement du malade. Cette tendance est prônée, par exemple, par le professeur Léon Schwartzenberg qui l'illustre dans son action ou ses livres (particulièrement *Requiem pour la vie*, publié en 1985). Mais toute systématisation heurte, en la matière. Et, lors de son bref passage au ministère de la Santé en 1988, sa proposition de dossier de suivi médical soulève un tollé de la part de ceux qui craignent qu'un patient puisse, en le lisant, découvrir, seul et brutalement, qu'il est condamné. En l'occurrence, chaque médecin apprécie de pouvoir se forger sa conviction propre et agir, différemment peut-être, au cas par cas.

Les risques du métier

Pourront-ils un jour se voir reprocher de s'être tus ou, au contraire, d'avoir parlé ? Les malades et leurs ayants droit ont trente ans pour mettre en cause la responsabilité de leur médecin.

Là aussi, le problème est ancien et a pu se manifester avec une violence qui a frappé les esprits. En juin 1918, le chirurgien des hôpitaux de Paris Samuel Pozzi fut abattu par un opéré mécontent. Déjà en 1893, la retentissante affaire du Dr Laporte, poursuivi, condamné et finalement relaxé, à la suite du décès d'une parturiente, avait suscité la création de la première société d'assurance et de défense des médecins.

Et c'est en 1934 que Georges Duhamel, ancien médecin lui-même, s'épouvante des «*sanctions parfois aveuglément rigoureuses*» dont la justice accable les médecins. Il évoque un passé, idyllique, durant lequel un médecin n'avait rien de plus à redouter que la désertion de la clientèle, s'il avait «*accumulé les fautes et les erreurs*». Pour finir, il appelle de ses vœux un Ordre des médecins dont le droit de sanction permettrait «*en de nombreux cas de soustraire les médecins à la juridiction des tribunaux*»[18].

Le milieu des années soixante-dix a vu s'installer, parmi les praticiens français, une psychose du procès, motivée par des projections du système américain dont on sait qu'il génère un contentieux formidable pour des motifs essentiellement financiers. En 1979, interrogés par sondage, 95 % des généralistes craignaient «*autant*» ou «*plus qu'avant*» d'être poursuivis devant les tribunaux dans le cadre de leur pratique quotidienne[19]. Durant les quelques années précédentes, les poursuites judiciaires avaient augmenté de 10 % par an. Ce chiffre semblait justifier les plus vives alarmes qu'attisaient les hauts cris d'une presse professionnelle révoltée. On pouvait ainsi lire, en 1976, cette véritable plainte contre la persécution : «*Désormais, les grands noms de la Médecine française ne sont plus épargnés par les procès... surtout si ces grands spécialistes ont le malheur d'opérer dans des cliniques privées.*

(...) Une chose est sûre, le "bénéfice du doute" semble plus facile à l'heure actuelle à obtenir par un délinquant que par un médecin. Nul ne peut être contre l'application de la loi : à l'inverse, on peut se demander si dans l'esprit de certains magistrats, la loi et surtout son interprétation est la même pour les médecins et pour les autres. Pourtant l'exemple désastreux des Etats-Unis

où les chirurgiens ont de plus en plus de mal à s'assurer et où ils hésitent de plus en plus à opérer, devrait faire réfléchir les plus "zélés" de nos magistrats»[20].

Mais ces fantasmes se sont rapidement apaisés. Dès 1984, un nouveau sondage montrait que 24 % des généralistes avaient plus de crainte qu'auparavant contre 48 % en 1979. La dédramatisation accompagne le constat que, si le nombre de plaintes a augmenté, celui des médecins et des actes aussi. Il n'y a donc pas eu d'explosion. L'effet des chiffres, en pourcentage d'augmentation, tenait surtout à la modestie du nombre de cas: trois condamnations pénales en 1979, onze en 1982![21] Une étude exhaustive, menée par le Groupement des Assurances mutuelles médicales (GAMM) pour les années 1985-1994, confirme ces tendances. Le GAMM assure 115 000 médecins, dont les deux tiers des médecins libéraux français. Durant les dix dernières années, les déclarations de plaintes judiciaires ont crû régulièrement. Mais en tenant compte de l'augmentation du nombre d'actes par médecin, la progression reste limitée à 60 % en dix ans. Statistiquement, on estime qu'un praticien sur deux verra sa responsabilité mise en cause au cours de sa vie professionnelle. Toutefois, certains spécialistes sont beaucoup plus exposés que leurs confrères: anesthésistes, obstétriciens ou chirurgiens esthétiques, par exemple. Surtout, seul un quart des affaires déclarées seront à terme reconnues fautives par une décision de justice (2 % de condamnations pénales, 6,5 % de condamnations civiles) ou par une transaction à l'amiable (16,5 %)[22]. La condamnation judiciaire n'est donc pas une épée de Damoclès au-dessus de la tête de chaque praticien. Les grands procès pour «erreur médicale» restent assez rares pour qu'on les remarque dans la presse. Et la plus grave, sans conteste, des affaires récentes, celle du sang contaminé par le virus du sida, se situe à la marge de la pratique médicale courante. Aussi peut-on être étonné, voire choqué, qu'il se soit trouvé des scientifiques et quelques médecins pour signer, en 1994, une pétition qui affirmait que la mise en cause pénale des médecins du centre de transfusion ou du ministère de la Santé pèserait à l'avenir sur les initiatives des chercheurs. Non seulement le rapport est pour le moins lointain. Mais encore la déontologie demeure une des choses les mieux partagées par le corps médical, chercheur ou praticien. «*L'éthique d'un métier*, a écrit en 1994 Léon Schwartzenberg, *chacun de ceux qui l'exerce connaît très bien son code: il suffit de demeurer dans les limites de ce qui définit spécifiquement l'objet de cette profession*»[23]. Les chercheurs ne sont jamais les derniers à signaler les risques ou les dérives dont pourraient être porteuses leurs avancées conceptuelles ou thérapeutiques. Que ce soit en matière de génome humain, d'assistance médicale à la procréation ou de prélèvement et d'utilisation des éléments et des produits du corps humain. Les praticiens ne sont jamais non plus les derniers à rappeler, parfois à contre-courant, que les considérations économiques doivent demeurer secondaires. L'exercice médical reste centré sur la personne soignée, conçu en sa fonction seule et dans son seul intérêt. En respectant l'adage : *primum non nocere* (d'abord ne pas nuire)[24].

Même s'ils incriminent, devant l'augmentation des poursuites, les médias dans leur ensemble, la plupart des médecins ont compris qu'elle découle aussi de « *la prise de conscience par les malades de leurs droits* ». Ils s'élèvent contre les poursuites pour motifs abusifs ou la confusion entre l'obligation de moyens et l'obligation de résultats[25]. Pour le reste, ils sont les mieux placés pour savoir que le progrès médical, en particulier thérapeutique, s'il offre des perspectives merveilleuses, multiplie aussi les risques. L'un d'entre eux constatait, dès 1979 : « *Depuis la fin du siècle dernier, depuis les premiers remèdes de synthèse, depuis l'aspirine, tout a changé, lentement d'abord, puis de plus en plus vite. Peu avant la guerre, vers 1935, les sulfamides ont représenté en médecine la première grande victoire des chimistes. Après la guerre, l'invasion des médicaments chimiques de synthèse s'est faite innombrable. Les corticoïdes, les antidiabétiques, les psychotropes, les antihistaminiques et bien d'autres de moindre célébrité* »[26].

Des milliers de molécules sont, tous les ans, déposées par les laboratoires pharmaceutiques et deviendront, pour certaines, de nouveaux médicaments. Et il faudrait y ajouter, aujourd'hui, dans un autre registre, les prodromes de la thérapie génique. Les médecins ont donc conscience qu'il leur faut se montrer vigilants et intensifier leur formation continue. La convention de 1993 l'a d'ailleurs hissée au rang de priorité indemnisée par un prélèvement de 1,6 % sur le total des honoraires remboursés.

Comme le faisait remarquer, en 1990, Jean Hamburger, « *la masse des données acquises, dont la connaissance est nécessaire aux soins des malades, a brusquement dépassé les capacités de préhension et de mémoire du médecin* »[27]. La formation continue s'impose comme une nécessité et elle a évolué dans ses modalités. Mais elle ne constitue pas une innovation. La presse médicale est fort ancienne (le premier numéro du *Concours médical*, par exemple, date de 1879), a compté des titres par centaines, destinés à aider le praticien à se perfectionner et à mettre à jour ses connaissances. Une enquête par questionnaire réalisée en 1971 montrait que 90 % des praticiens la jugeaient indispensable. Et les abonnements aux revues médicales faisaient florès, même si une majorité déclarait lire «*quelques pages*» dans «*plusieurs revues*». 35 % suivaient tout de même des sessions d'enseignement post-universitaire régulièrement, 30 % assez souvent, mais 35 % jamais[28].

Une enquête portant, elle, sur la décennie 1983-1993 donne un temps de lecture médicale pour les généralistes de une à trois heures par semaine. La presse médicale continue de se tailler la part du lion, mais les spécialistes recourent volontiers aux manuels et assistent à des congrès tandis que les délégués médicaux apportent aux généralistes une information précieuse.

Bien sûr, quoique indemnisée en partie, cette formation permanente garde un caractère facultatif, fondé sur un strict volontariat. Aussi ces heures pèsent-elles parfois fort lourd sur des emplois du temps déjà surchargés.

TROISIÈME PARTIE
LE CORPS MÉDICAL

Les médecins forment une profession, aux frontières extérieures bien définies, mais aux clivages internes mouvants et parfois conflictuels. Le terme de corps médical renvoie à la crise perpétuelle qui le secoue et dont le moindre des paradoxes n'est pas de conserver des motifs et des symptômes stables sur tout le siècle. Ce, malgré les changements intervenus dans la société et l'économie françaises. Au cœur de cette crise se trouve un rapport difficile à l'Etat, aggravé sans doute par la création puis la généralisation de l'assurance-maladie.

Les médecins se posent aussi des questions sur leur place dans la société non pas en termes de rôle (ils se savent utiles), mais en termes de statut. Ces interrogations génèrent mécontentement et frustration, en contradiction avec l'image « du médecin » dans la société, représentation valorisante dont chaque médecin a souvent conscience pour lui-même tandis qu'il s'inquiète d'une perte de prestige de sa profession. Ces inquiétudes cristallisent d'ailleurs des soucis financiers.

Les médecins, enfin, sont aussi des citoyens, finalement disponibles aux engagements ou aux actions militantes. On les retrouve ainsi aux heures de crise, moins cantonnés, en comparaison avec d'autres professions intellectuelles, dans le discours de l'expert que tournés vers l'action.

Les médecins se comptent

« Il est bien difficile, confiait, en 1970, au plus fort de la bataille sur une sélection des étudiants en médecine, un praticien normand, *d'aborder les problèmes de démographie médicale sans être taxé, si l'on est médecin, de malthusianisme, accusé de fâcheux réflexes de défense professionnelle. Si l'on n'est pas médecin, les qualificatifs sont différents, ils prétendent traduire l'incompétence et l'irresponsabilité »*[1].

C'est pourtant là un sujet dont on ne peut faire l'économie à propos du monde des médecins au vingtième siècle tant il lui est consubstantiel. Il est ancré dans l'expérience de nombreux médecins et, plus encore, dans la représentation qu'ils se font de leur situation et de leur avenir. Vécu le plus souvent sur le mode du traumatisme, il a généré, au cours de ce siècle, des crises violentes et de douloureux épisodes.

Dans l'étude qu'ils ont consacrée en 1959 aux médecins, les sociologues Jacqueline Pincemin et Alain Laugier ont fait remarquer que *« quel qu'ait été leur nombre, les médecins ont toujours cru qu'ils étaient trop nombreux »*[2].

Loin d'exprimer une intention polémique, ce constat paraît traduire une réalité qui frappe tous les observateurs du monde médical. L'un d'entre eux renchérit pareillement en 1991 : *« Les inégalités géographiques de densités médicales sont stables depuis plus d'un siècle. L'encombrement médical était déjà dénoncé en 1900 »*[3].

Ce thème, qui a changé de dénomination au cours du siècle (encombrement, inflation, pléthore), fait figure de véritable poncif du discours médical, depuis au moins cent cinquante ans. Un florilège n'est guère difficile à dresser et il frappe surtout par sa répétitivité. En 1842, dans *La Gazette médicale de Paris*: «*La profession éprouve une sorte d'abaissement continu, les médecins n'ont aucune considération personnelle, leurs rangs se pressent, s'agglomèrent, ils étouffent de concurrence*». Le *Concours médical* en 1879: «*Près de 18 000 médecins: ce nombre est évidemment bien au-dessus de tous les besoins. De là encombrement dans la profession et situation pénible pour la plupart d'entre nous*»[4].

Dans l'essai d'un généraliste parisien, paru en 1911: «*La précarité de la profession médicale est évidemment causée par son encombrement. Il devient indispensable de rendre plus difficile l'accès de l'art de guérir, d'apporter un frein à la prodigalité des diplômes, en exigeant des études plus étendues et des épreuves plus concluantes.*

En attendant, les encombrés, nous le craignons bien, tireront la langue encore longtemps. Le meilleur conseil à leur donner, en cette occurrence, c'est de se désencombrer eux-mêmes et de chercher à la campagne ce que leur refuse la ville où la plupart se précipitent sans réflexion» [5].

Même son de cloche dans une thèse soutenue devant la faculté de médecine de Paris en 1939, à ceci près qu'une première catégorie de coupables est ici désignée: «*Sans aucun parti pris, il nous semble impossible de discuter un instant que:*

1° d'une part il y a pléthore,

2° d'autre part il y a trop d'étrangers exerçant en France»[6].

Le Concours médical, en 1948: «*Il y a en effet maintenant trop de médecins et trop de futurs médecins pour que ceux-ci restent ce qu'ils ne devraient jamais cesser d'être: des gens sérieux ayant hautement conscience de leur tâche et de leurs devoirs*»[7].

Et un généraliste d'Oran montre, en 1950, une magnifique ignorance des réalités démographiques comme du simple bon sens, en s'exclamant: «*Le progrès des sciences médicales, permettant la guérison très rapide de toutes les maladies, vient encore aggraver le problème de la pléthore médicale, rendant plus précaire la situation matérielle du médecin*»[8]. Et c'est à n'en pas croire ses yeux de trouver ces paroles reproduites, telles quelles, dans un grand journal professionnel.

Après une rémission jusqu'à la fin des années soixante – et même les alarmes contraires –, nouvelle flambée d'inquiétude dans les années soixante-dix. L'instauration de la sélection des étudiants, en réduisant lentement la progression, va modifier les données du problème en insistant sur les questions de densités médicales régionales, d'une part, et, d'autre part, sur les possibilités de reconversions professionnelles.

Tous les ingrédients se trouvent ici réunis, qui caractérisent un débat ponctué de courtes rémissions : pléthore, affirmations péremptoires, chiffres inquiétants, pronostics alarmistes, concurrence menaçant de mettre à mal la déontologie, installations irréfléchies, nécessité de limiter l'entrée dans la profession de nouvelles générations, voire de certaines catégories. Des bribes de statistiques nourrissent éventuellement ces déclarations. Elles iront d'ailleurs en s'affinant au fil des années. Mais il s'agit souvent d'affirmations péremptoires, comme si c'était là une telle évidence qu'elle n'ait pas à être justifiée. Les descriptions de ses conséquences dramatiques n'en sont que plus longues.

Pourtant, il existe au sein même du corps médical une contestation de la pléthore. D'abord au nom d'une conception du sacerdoce médical, illustrée par certains milieux catholiques, ainsi que par les communistes avant guerre, puis les groupes de gauche après guerre. Mais aussi une contestation des chiffres mêmes de la pléthore, ceci invitant à réfléchir à la situation médicale en France et à ses conditions.

Des chiffres et des maux

Entre 1901 et 1995, le nombre de médecins exerçant en France a été multiplié par onze : de 16 000 à 184 000. Durant cette période, la population française n'a bien sûr pas augmenté dans des proportions identiques. Et, effectivement, on est passé d'une moyenne d'un médecin pour 2 500 habitants à un pour 300. Enoncés ainsi, les chiffres semblent donner raison aux augures qui n'ont cessé de crier au sur-effectif des médecins qui ne peuvent tous vivre de leur travail, faute de clients. Mais ces données demandent à être affinées, complétées et surtout considérées en fonction d'autres données sociales.

Si les médecins de la Belle Epoque déploraient déjà l'encombrement médical, les problèmes restaient très circonscrits, voire très relatifs. Paris, et dans une bien moindre mesure quelques autres grandes villes telle Nice, connaissent certes une augmentation réelle du nombre de leurs médecins installés. Mais les études de Pierre Darmon ont montré que les conséquences matérielles pour les médecins parisiens en restent fort limitées car, dans le même temps, le recours aux médecins n'a cessé de se développer. Ne serait-ce que du fait de l'allongement de l'espérance de vie[9]. Dans les petites villes ou les campagnes, l'inflation médicale n'est qu'un mythe. Dans l'immense majorité des départements, les nouveaux arrivants remplacent les disparus et assurent leur renouvellement sans augmentation importante du corps médical. Par exemple, en Saône-et-Loire, les médecins sont 219 en 1891 et 232 en 1906[10].

La guerre de 1914, en installant la pénurie médicale, se charge d'ailleurs de rappeler que le corps médical n'était pas si pléthorique que des médecins voulaient bien le dire. Malgré l'empressement des jeunes gens à s'inscrire à la faculté de médecine durant les hostilités, un déficit d'étudiants se produit jusque durant les premières années vingt, suscitant même l'inquiétude de voir, à terme, le recrutement de médecins se tarir ! En effet, entre 1911 et 1921, le nombre de médecins a légèrement diminué, passant de 20 500 à 20 300. Aux morts de la guerre s'ajoute un tassement du nombre des vocations imputé à la « vie chère » qui a appauvri surtout la bourgeoisie. Celle-ci, alors même qu'elle aurait le plus besoin de procurer une profession garante de revenus à ses fils (voire à ses filles), ne parviendrait plus à supporter le coût d'études longues. Au logement et à la nourriture s'ajoutent les inscriptions, les livres, le matériel (squelette ou demi-squelette, instruments de petite chirurgie …), l'impression de la thèse elle-même. Signe des temps, un décret du 8 mai 1920 ramène de 200 à 65 le nombre d'exemplaires de thèse à déposer au secrétariat de la faculté avant la soutenance. D'autant que la guerre a élevé l'âge de certains étudiants, parfois mariés et pères de famille. Les bourses sont considérées comme insuffisantes et humiliantes. Et les prêts d'honneur hypothéqueraient trop lourdement un avenir professionnel qui s'ouvre généralement sous les auspices d'une coûteuse installation.

Mais au début des années trente, la perspective, et donc le discours, se renversent, aggravés par des statistiques universitaires dont le Ministère de l'Education nationale contestera *a posteriori* la fiabilité[11]. Il donnera en 1945 des évaluations corrigées. Le nombre d'étudiants inscrits en première année de médecine a augmenté de 38 % entre 1900 et 1932, puis encore de 40 % entre 1932 et 1939. Toutefois, le nombre de diplômes délivrés a crû dans de bien moindres proportions : + 5,5 % entre 1900 et 1932. Le nombre de médecins en exercice est passé de 15 900 en 1900 à 20 360 en 1920 (+ 28 %), 25 410 en 1931 (+ 25 %) et 29 000 en 1938 (+ 14 %). L'augmentation du nombre annuel de nouveaux doctorats est donc bien plus lente que celle du nombre des médecins en exercice. Les nouveaux installés représentent un excédent croissant par rapport aux médecins qui se retirent. L'importance accrue des revenus du travail par rapport à ceux de l'épargne au sein de la bourgeoisie, l'absence de retraite poussent les médecins à exercer jusqu'à un âge avancé. Par ailleurs, du fait que ces statistiques portent sur de petits nombres, les proportions s'élèvent rapidement, créant des illusions statistiques. D'autre part, la progression de la population médicale s'est accélérée dès le tournant du siècle et pas seulement après la Première Guerre mondiale : + 80 % entre 1900 et 1938. La médicalisation s'est diffusée. De nouvelles spécialités sont apparues : radiologie, curie-thérapie, électrothérapie, vaccinations, soins dentaires, par exemple. La nécessité de répondre aux suites de la guerre (orthopédie, traitement des vénériens, tuberculose des gazés) s'ajoute aux lois sociales pour légitimer l'accroissement du nombre des médecins. Une socialisation du coût des soins commence en effet à se développer portant sur les accidents du travail (1898), les soins gratuits aux pensionnés de guerre (1919) avant que les assurances sociales ne touchent de plus larges secteurs de la population (1930).

Le constat de ces besoins nouveaux ne fait pas désarmer les Cassandre de la pléthore qui, paradoxalement, sont souvent les mêmes que ceux qui ont combattu, de façon acharnée, l'instauration des assurances sociales. De celles-ci, ils n'ont retenu qu'une tentative de l'Etat pour les assujettir. A peine une infime minorité a-t-elle perçu le fait que la socialisation du risque-maladie, en augmentant les dépenses de santé des populations les plus modestes, pourrait améliorer les revenus médicaux.

Ceci n'empêche donc pas que les années trente soient occupées par une volonté de réduire le nombre des médecins, y compris de façon autoritaire. La sélection des étudiants étant alors rejetée parce qu'elle est contraire aux traditions universitaires, reste la possibilité de jouer sur les marges, marges qui prennent donc une importance démesurée. C'est ainsi que les médecins étrangers, et dans une moindre mesure juifs, deviennent les boucs émissaires de l'encombrement médical. En 1934 est votée la loi Armbruster qui, rompant avec la tradition libérale jusqu'alors en vigueur, interdit l'exercice de la médecine aux étrangers, sauf ceux installés avant la promulgation de la loi.

Pendant la Deuxième Guerre mondiale, l'idée qu'il y ait trop de médecins tombe d'elle-même. On en manque, au contraire. L'exclusion des médecins « nés de père étranger » et juifs, décidée pour des motifs idéologiques (nous y reviendrons), se combine en l'occurrence avec la captivité des médecins prisonniers de guerre en Allemagne (en violation des conventions internationales) et les fortes restrictions apportées aux déplacements des médecins par le manque de véhicules et d'essence, pour faire sentir le manque de médecins en certains points du territoire. Entre 1938 et 1943, force est ainsi de constater une diminution de 3 000 unités parmi les médecins en exercice (moins 15 %). On passe ainsi d'un médecin pour 1 470 habitants à un médecin pour 1 538. Juste après la Libération, les besoins se multiplient (service de santé des armées, du rapatriement des prisonniers et déportés, secours aux régions sinistrées) et entraînent la mobilisation ou l'incitation répétée au volontariat. Echelonnées en fonction des besoins, dix classes de médecins et d'étudiants en médecine sont alors appelées sous les drapeaux. Finalement, le décret du 20 avril 1945 instaure la réquisition des médecins, hommes non mobilisés et femmes. La priorité est le soin aux populations civiles. En second lieu, le décret stipule que docteurs et étudiants en médecine pourront être requis pour les soins aux rapatriés, y compris hors de leur lieu de résidence. En 1947, le nombre des médecins n'a progressé que d'un millier par rapport à l'avant-guerre, soit 30 000 médecins en exercice. Mais ni ce fait, ni les harassements de l'occupation, ni les appels aux volontaires lors de la Libération, ni les créations de postes de médecins salariés, ni même les perspectives ouvertes par la Sécurité sociale (octobre 1945) n'ont pu les persuader qu'ils n'étaient pas trop nombreux. Au contraire, la complainte repart de plus belle. L'Ordre qui, de naissance, a fait siennes ces idées, crée un groupe de travail sur la démographie médicale. Un rapport est ainsi publié en 1947 qui fixe à 40 000 en 1965 « le degré de saturation ». La France, au même moment, se situe en dessous des normes de l'Organisation mondiale de la Santé en matière de densités médicales[12]. En 1954, le président de la Confédération des syndicats médicaux français (CSMF), constatant que le corps médical est passé de 1947 à 1953 de 30 000 à 36 000 individus, écrit : *« Ces simples incidents prouvent surabondamment que le problème de la pléthore se pose déjà de façon aiguë, car le chiffre de la population est loin de présenter une progression parallèle »*[13].

Or, les études montrent que les Trente Glorieuses furent des années fastes également pour les médecins en termes d'image, de pouvoir et de confort matériel, grâce à un faisceau de facteurs convergents. La généralisation de la Sécurité sociale, l'essor de l'hôpital public, la diffusion des progrès dans l'investigation et la thérapeutique, le baby-boom ont changé le statut de la médecine et fait exploser les dépenses de santé dont une partie génère le revenu médical. La consommation médicale représentait 3 % du PIB en 1950, 9 % en 1980[14]. La médicalisation a connu une progression remarquable. On a vu que les doléances de la CSMF dataient de 1954. Certes entre 1954 et 1962, le corps médical crût de 27 % alors que la population n'augmentait que de 9 %. Mais, dans le même temps, la consommation médicale progressait, elle, de 60 %[15]. C'est dorénavant d'une pénurie que s'inquiètent les professionnels, de façon non moins péremptoire, à l'exemple d'une revue médicale en 1965 : «*La poussée démographique de la Nation est à peine couverte par le léger excédent des effectifs (...).*

Ainsi, à partir d'une situation déjà minorée au sein du concert des Nations, tous les facteurs concourent pour poser dans les années à venir le problème de la satisfaction des besoins sanitaires de la Nation par un corps médical qui, dès maintenant, ne peut faire face qu'au prix d'un surmenage journalier et d'un maintien en activité au-delà d'un âge anormalement avancé (72 ans en moyenne) »[16]. Et, en 1966, un démographe fort compétent pouvait s'inquiéter de la désaffection des bacheliers à l'égard de la médecine. «*Jusqu'à ces dernières années les milieux médicaux vivaient dans la crainte d'une pléthore : mais si la désaffection relative pour les études médicales persiste, si la demande du public en actes médicaux continue à s'accroître et si les techniques médicales demandent un personnel plus nombreux, on risque au contraire de se trouver d'ici peu devant une pénurie relative* »[17]. Pourtant, ces années voient s'accomplir une forte poussée de la population médicale. En 1960, les médecins sont 44 900 (un pour 1 010 habitants) ; en 1965, ils sont 54 800 (un pour 810 habitants). Soit une croisance de 22 % en cinq ans ! Or, là, pas de cris d'alarme, pas de prévisions apocalyptiques : médecins et pouvoirs publics découvrent que le secteur de la santé a, en moins de deux décennies, changé de dimension et de visage et a besoin de cet afflux de personnel compétent.

C'est l'arrivée à l'âge des études des classes pleines du baby-boom (nées à partir de 1942) qui révéla soudain que le trop-plein menaçait une profession fort attractive, socialement et financièrement parlant. Aussitôt les propos les plus catastrophistes se multiplient qui, on l'a vu au sujet des étudiants, divisent profondément le corps médical. Le choix des pouvoirs publics amène, en 1971, l'instauration d'un *numerus clausus*, qui n'a depuis lors que gagné en sévérité. Par inertie, le nombre des médecins n'en a pas moins continué à progresser. Le rythme annuel de croissance est passé de 1 ou 2 % entre 1945 et 1960 à 7 % entre 1970 et 1980. Puis il s'est mis à baisser. Il était, en 1991, de l'ordre de 2 %. Ceci donne 45 000 médecins en 1960, 115 000 en 1980 et 150 000 en 1990. On sait d'ores et déjà que la croissance va être de plus en plus lente et dès 2000-2010, les effectifs stagneront autour de 180 000 puis diminueront en fonction du *numerus clausus* choisi aujourd'hui[18]. Les pouvoirs publics seront sans doute d'autant moins enclins au libéralisme que les dépenses de santé sont réputées avoir atteint un seuil intolérable et que les différents plans d'assainissement des comptes de la Sécurité sociale sont toujours partis du principe qu'en matière de consommation médicale, l'offre créait la demande et que, donc, plus il y avait de médecins, plus les assurés sociaux y recouraient. A présent traqués par les conventions d'auto-contrôle des prescriptions, désignés comme fauteurs de déficit et menacés de « maîtrise médicalisée » des dépenses, les médecins libéraux sont en quelque sorte devenus les victimes de leur discours obsessionnel sur la pléthore. Il s'est d'ailleurs amodié depuis le début des années quatre-vingt. A partir de ce moment, en effet, on essaie d'envisager une action de meilleure répartition géographique des médecins. Puis de nouvelles pistes se sont ouvertes, autour des principes *« tous les médecins dont les Français ont besoin »* et *« rien que les médecins utiles pour la santé »*[19]. Les médecins ont été amenés à comprendre qu'il n'y avait pas que des bénéfices à attendre d'un malthusianisme outrancier. Les syndicats recommandent à présent le maintien de la sélection des étudiants, l'incitation à la retraite anticipée, une formation tournée vers d'autres fonctions que le médecine de soins et une réorientation vers les secteurs les moins encombrés de la médecine salariée.

Tout est relatif

Il n'existe probablement pas, pour le corps médical, de « nombre d'or ». L'équilibre doit se trouver en fonction de nombreux critères socio-économiques. Il varie donc dans le temps et est même difficilement comparable de pays à pays. Il est par essence mouvant et cet équilibre est ainsi plus souvent en déséquilibre... C'est pourquoi des médecins figurent également au nombre des contestataires de l'encombrement médical.

Une première catégorie d'arguments porte sur les densités et les divers types de médecins. Une seconde envisage plutôt une réflexion sur le rôle et la fonction des médecins.

A partir de la fin des années 1930, certains jeunes docteurs, pourtant nourris au lait du discours sur la pléthore, finissent par demander si cette débauche d'alarmes ne cache pas surtout la frilosité et l'égoïsme de leurs aînés, avides de préserver leurs avantages. En 1942, un médecin écrira ainsi au Dr Bernard Ménétrel, chef du secrétariat particulier du maréchal Pétain : *« Y-a-t-il vraiment trop de médecins ? Je dis non. Combien de petits villages restant à 15 ou 20 km de tout médecin pour lesquels la visite du médecin est une charge terrible, 150 à 200 F la visite.*

Il est à croire que la médecine nourrit son homme puisque le nombre des aspirants à ce poste augmente tous les jours.

Non, il n'y a pas trop de médecins, il y a trop de médecins marrons, trop de commerçants de la profession et cela dans les plus hautes sphères médicales plus encore que chez les humbles médecins praticiens. Il y a de grands patrons qui ne valent pas cher. Il ne faudrait pas chercher beaucoup pour trouver de grands patrons qui dichotomisent outrageusement »[20].

C'est dans l'émergence de ce courant au sein de cette génération qu'il faut rechercher le sens d'une thèse soutenue en 1939 et intitulée « *Etude statistique sur la profession médicale* ». Fils et petit-fils de médecins, vierge de tout titre hospitalier, l'auteur a poursuivi ses études durant les années mêmes où le débat sur la pléthore a suscité, par son ampleur, les réactions les plus exacerbées. Or, loin d'en être intoxiqué, ce futur praticien de province expose les chiffres pendant quarante pages, avant de conclure sans atermoiement : *« On parle beaucoup depuis quelques années du (sic) pléthore médical. Les milieux médicaux se sont émus de l'augmentation incessante du nombre des étudiants, craignant un encombrement imminent de la profession. Or, lorsqu'on examine les statistiques professionnelles, on s'aperçoit que non seulement ces craintes sont chimériques, mais qu'au contraire la France et l'Empire français manquent de médecins. (...) En ce qui concerne l'avenir, non seulement l'encombrement de la profession paraît peu vraisemblable, mais on peut même craindre que le nombre des médecins tombe au-dessous d'un chiffre indispensable pour le maintien de la santé publique, surtout dans les campagnes »*[21].

Le discours majoritaire est ainsi pris absolument à contre-pied, et ce, devant un jury de professeurs de la faculté qui ne sont pas insensibles au thème de la pléthore. Ce candidat est donc sûr de son fait. Il se singularise d'ailleurs en appliquant à ce sujet explosif les méthodes scientifiques de l'observation. Malheureusement, il n'a pas indiqué la source de ses statistiques et il n'a pas pris la peine de détailler les conclusions intermédiaires qu'elles lui inspiraient. Mais ces chiffres n'en fournissent pas moins des renseignements précieux qui permettent de relativiser, mais aussi d'expliquer partiellement, le discours sur la pléthore.

Le problème ne se situe pas dans une explosion démographique médicale. Il réside bien plutôt dans la répartition des praticiens sur le territoire français. 75 départements dépassent la moyenne nationale d'un médecin pour 1 620 habitants, 14 sont en dessous. Les départements les plus médicalisés sont les Alpes-Maritimes, la Seine et la Haute-Garonne, les moins les Côtes du Nord, la Moselle, le Morbihan et l'Ardèche. Les zones attractives combinent une population aisée avec une situation de métropole (implantation rayonnante pour les spécialistes et les consultants) et, éventuellement, une faculté de médecine. Les zones désertifiées ont des caractères plus complexes. Il peut s'agir aussi bien de campagnes isolées que de communes de banlieue. Elles regroupent des populations peu solvables. Pour la banlieue, ce critère joue de façon bien plus déterminante que la proximité de Paris. Depuis 1932 et le *Voyage au bout de la nuit,* Céline a rendu notoire la condition de médecin de banlieue. Ainsi il y a un médecin pour 769 habitants à Neuilly contre un pour 2 792 à Noisy, 2 778 à Pantin ou 2 520 à Aubervilliers. Or, cette situation fait écho à celle des arrondissements limitrophes : un médecin pour 274 habitants dans le 16e, un pour 354 dans le 17e contre un pour 2 297 dans le 19e ou pour 1 977 dans le 20e. Dans les campagnes, la question de la solvabilité de la clientèle se double de la rigueur des conditions matérielles, difficilement compensées par la possession d'une voiture automobile. Etendue du territoire à couvrir, rudesse du climat ou du relief, méfiance ou pauvreté des populations rendent l'installation peu tentante. Le record du sous-équipement médical est détenu en 1938 par le canton de Cléguérec, dans le Morbihan, avec un médecin pour 12 136 habitants. Dans l'Ardèche, plusieurs cantons n'ont même pas un médecin pour 8 000 habitants[22]

A contrario, une forte concentration médicale ne signifie pas forcément qu'il y ait pléthore. A Paris, qui détient le record avec un médecin pour 561 habitants, la centralisation française joue à plein. Métropole régionale et nationale, elle concentre les spécialistes. Dans les arrondissements qui n'accueillent pas de cabinets prestigieux, le nombre des praticiens est assez similaire à la moyenne française et se retrouve, d'ailleurs, en Seine-et-Oise et Seine-et-Marne. Mais les 6e, 7e, 8e, 16e et 17e arrondissements regroupent à eux seuls 65 % des médecins de Paris, pour seulement 25 % de ses habitants. Ces spécialistes consultent bien sûr pour toute la ville, toute la région, voire tout le pays. Il n'y a donc pas, en l'occurrence, de surpopulation médicale. Dans les années trente, l'action du Bureau universitaire de statistiques prouve que ce fait n'a pas échappé à des observateurs dépassionnés : *« la détermination des débouchés était entreprise. On réussit à mettre en évidence l'importance des possibilités offertes par les laboratoires, les carrières administratives, etc... Sur le plan géographique, on établit la carte de régions déshéritées au point de vue médical et susceptibles de recevoir, d'une part, de jeunes diplômés, d'autre part, les régions pléthoriques »*[23].

Ce sont ces thèmes que relaient les journaux étudiants de gauche, comme le mensuel de l'Union fédérale des étudiants (communiste) : *« Le chômage universitaire ? Le BUS a été créé pour lutter contre lui. Et il s'y est employé. Un seul exemple : l'année dernière, trente jeunes médecins ont pu, par ses soins, être placés dans des communes où leur présence était nécessaire et où ils vivront très honorablement »*[24].

Les comparaisons internationales confirment que les statistiques ne reflètent pas la complexité de la situation française. Sur dix-huit pays européens, la France vient en douzième position. Sans parler des cas aberrants des pays que le démembrement de l'empire austro-hongrois a placés dans une situation de sureffectif médical dramatique, la France vient loin derrière l'Italie, la Suisse ou l'Allemagne[25]. Le problème, si problème il y a, est donc bien plutôt celui de la répartition des médecins sur le territoire et de la médicalisation de la société française.

En Allemagne, les médecins sont plus nombreux (52 217 en 1932), ils ont augmenté plus vite qu'en France (plus 90 % entre 1900 et 1932) et on en compte un pour 1 370 habitants. Pourtant, l'exclusion des médecins juifs (13 % du total), à partir de 1933, fut retardée, particulièrement au sein des caisses d'assurance-maladie et à Berlin, pour ne pas nuire à la situation sanitaire du pays[26]. Il n'y a donc pas surpopulation médicale dans un pays où la protection sociale est anciennement répandue. En l'absence d'un tel système, la France se trouve limitée dans ses dépenses de santé. La médicalisation et l'augmentation du nombre de médecins plus rapide que la croissance de la population correspondent en effet à l'expansion d'une demande solvable de soins liée à l'évolution économique générale. Après la croissance rapide du tournant du siècle[27], les difficultés économiques devraient entraîner un ralentissement de la progression du nombre des médecins, mais il est en partie annulé par la diversification des spécialisations et l'apparition de nouveaux besoins liés aux progrès techniques (avec, par exemple, la radiographie ou les laboratoires). La majorité des médecins ne le voit toutefois pas et ne cherche pas à proprement parler de solution économique mais psychologique ou politique. Le désert médical des campagnes et plus encore des colonies montre bien que la question se pose en termes de rentabilité. Personne ne peut croire qu'un médecin pour 86 245 habitants en Indochine ou pour 68 392 en Afrique occidentale française (AOF) soit la marque d'une situation sanitaire viable. Elle traduit seulement une donnée économique : *« plus rien dans nos colonies, car celles-ci ne peuvent plus payer des médecins »*[28].

En fait, ces données n'ont pas été bouleversées fondamentalement après-guerre. Même, les progrès des communications et des transports ont renforcé l'urbanisation du corps médical. Les disparités géographiques demeurent fort importantes. En 1912, 13 % des communes françaises avaient au moins un médecin, 15 % en 1938, 17 % en 1960. L'augmentation du nombre de communes médicalisées est peu sensible et l'implantation des médecins sur le territoire est éminemment stable. *« Dès le début du XIX*e *siècle,* écrit en 1961 un démographe, *on retrouve dans un département rural les mêmes postes que maintenant, occupés alors par des officiers de santé ou, déjà, des docteurs en médecine »*[29]. La tendance est même plutôt à la concentration puisque c'est le nombre des communes comptant au moins 21 médecins qui a progressé le plus vite. De ce fait, les densités médicales restent aussi contrastées qu'avant-guerre et selon des lignes de partage presque similaires. Ainsi en 1976, pour une moyenne nationale d'un médecin pour 650 habitants, on en trouve un pour 432 en Ile-de-France ou un pour 485 en Provence-Alpes-Côte d'Azur, mais un pour 943 en Basse-Normandie et un pour 990 en Picardie. *« Seule une action énergique,* en déduit en 1980 le journal d'un syndicat de généralistes, *peut permettre de mieux répartir le corps médical, l'évolution spontanée ne peut résoudre le problème »*[30].

A cela, l'inflation médicale, vraie ou supposée, ne change rien, si insistant soit le discours. En 1981, un sondage réalisé auprès de deux mille étudiants de sixième année montrait que seulement 42 % des hommes et 31 % des femmes auraient accepté de s'installer dans *« des régions sous médicalisées »*[31]. Une exception ne fait ainsi que confirmer la règle. *« J'ai 52 ans, j'exerce dans une structure de groupe, je travaille quarante-cinq heures par semaine et je fais une moyenne de 7 000 actes par an, soit un revenu de 700 000 francs (les charges sont lourdes). (...) Un jeune confrère nous a rejoints il y a deux ans. A 30 ans, sa clientèle équivaut presque à la mienne. Aucun miracle là-dedans : nous avons choisi la banlieue, nous ne sommes pas installés n'importe où, à deux pas de la fac et de papa-maman »*[32].

Ainsi qu'il a été dit à propos de l'activité des praticiens, beaucoup sont surmenés, tandis que quelques-uns ne parviennent que peu ou pas à vivre de leur profession. Un généraliste confiait ainsi, en 1992 : *« Je galope de 6 heures du matin à 11 heures du soir – six jours par semaine. J'ai porté mon prix de consultation à 150 francs (au lieu de 100). Je gagne, net, 80 000 francs par mois. Mais ce n'est plus une vie, je n'arrive pas à refuser des patients, alors qu'il est impossible à un jeune de faire son trou dans mon secteur »* [33].

En 1957 déjà, un confrère écrivait dans la revue *Esprit* que *« la plupart des médecins qui concluent à une pléthore dénoncent en même temps le surmenage de la profession »*.

En 1984, l'assurance-maladie aurait recensé 10 000 *« médecins peu actifs »*, c'est-à-dire effectuant moins de cinq actes par jour, soit environ 10 % des praticiens libéraux. Et 1 000 docteurs en médecine auraient été inscrits à l'ANPE[34].

Il ne peut fondamentalement en être autrement puisque la médecine est une profession libérale et que les patients choisissent librement leur (ou leurs) médecin(s), peuvent en changer à leur guise et peuvent consulter autant qu'ils le souhaitent. Or, à ce libre choix, les médecins sont les premiers attachés comme à l'un des principes fondateurs de la charte médicale, avec, d'ailleurs, la liberté d'installation. En l'absence de toute forme d'obligation ou d'incitation – qu'on pourrait imaginer principalement financière –, les choix d'installation restent éminemment stables et ne peuvent, à court ou même à moyen terme, bouleverser le paysage médical français.

D'ailleurs, les disparités régionales viennent montrer que si la densité médicale influe sur le nombre d'actes des praticiens, elle a toutefois moins de poids que la densité démographique générale. Les médecins de campagne se caractérisent souvent par une relative faiblesse du nombre de malades vus chaque jour, mais par un nombre considérable de kilomètres parcourus. En ce sens, il est fort probable qu'un médecin installé dans une zone à peuplement diffus, même sans concurrent immédiat, effectue moins d'actes qu'un confrère exerçant dans une grande ville « sur-médicalisée ». Ainsi, les médecins du Nord, de l'Est ou de l'Ouest de la France font en moyenne vingt ou vingt-deux actes par jour, contre seize dans le Sud-Ouest[35].

D'autre part, les généralistes libéraux ne sont plus les seuls médecins. C'est là un point capital qui modifie profondément les données du débat. Au début de ce chapitre ont été ainsi annoncés des chiffres globaux : 16 000 médecins en 1901, dix fois plus quatre-vingt-dix ans plus tard. mais cette comparaison souffre d'une distorsion. Si en 1901, tous les médecins ont à très peu près un exercice libéral, ils ne sont plus, dans ce cas, que 108 000 en 1991 (les deux tiers). Ainsi qu'il a été dit, les médecins salariés, qui ne sont généralement pas prescripteurs : médecins du travail, des écoles, contrôleurs de la Sécurité sociale, médecins travaillant dans des laboratoires pharmaceutiques ou dans des entreprises fabriquant du matériel médical, se sont multipliés depuis 1945. En outre, certains de ces secteurs manquent d'effectifs. Ce trait a toujours caractérisé la médecine préventive. Il faut y ajouter une quarantaine de milliers de médecins hospitaliers, dont une part est à temps plein. Tous ces médecins non libéraux représentent tout de même 17 % des effectifs en 1956, 26 % en 1975 et un tiers aujourd'hui. Si bien qu'en matière de densité, les disparités régionales s'accentuent encore si l'on ne compte que les médecins libéraux. La proportion varie par exemple de un à six entre la Haute-Loire et Paris[36].

Enfin, parmi les médecins libéraux, doivent se distinguer les généralistes, des généralistes à mode d'exercice particulier (allergologues, homéopathes…) et des spécialistes aux situations éminemment variées. Or, depuis 1985, ce sont eux qui augmentent le plus vite. Le nombre de psychiatres a par exemple presque doublé en moins de dix ans. Autres spécialités qui connaissent une très forte progression : la dermatologie (très féminisée), la gynécologie, la diététique, puis la gastro-entérologie et la rééducation-réadaptation fonctionnelle[37]. Cette diversification explique que sur les questions de démographie, les médecins aient de moins en moins des réactions monolithiques. Chacun mesure les conséquences de l'évolution annoncée en vertu de sa propre position dans le champ professionnel. Il est évident que les 200 néphrologues, les 300 urologues ou les 100 neurochirurgiens perçoivent leur situation d'un façon différente de celle dont les 60 000 généralistes perçoivent la leur et leur propre attitude se distingue de celle des 6 000 gynécologues-obstétriciens ou des 4 500 ophtalmologistes. Tout s'évalue selon le « marché » potentiel, la concurrence actuelle et celle qui pourrait se développer.

De même, il existe des différences notables dans la population potentielle des patients : personnes âgées, enfants, curistes, cancéreux… Les raisonnements globaux perdent de leur pertinence car il existe bien des catégories de médecins qui ne jouent pas le même rôle et ne répondent pas aux mêmes besoins. Une même statistique d'un médecin pour 300 habitants peut correspondre à des situations très diverses, selon, entre autres, la proportion et la diversité des spécialistes parmi le corps médical concerné. Dans les départements comptant de nombreuses stations thermales, le nombre des médecins est bien sûr exorbitant par rapport à la population sédentaire car certains praticiens n'exercent guère qu'auprès des curistes et parfois seulement pendant la saison.

Force est de constater aussi que la féminisation du corps médical (10 % en 1962, 30 % en 1994) commence à modifier les paramètres de l'exercice professionnel. Non seulement les femmes apprécient davantage le salariat mais, même dans le cadre libéral, elles privilégient souvent le temps partiel ou n'exercent pas continûment. Elles s'interrompent, par exemple, pour élever leurs enfants. Or, elles représentent en 1991 22 % des médecins libéraux, dont 34 % des trente-trente-cinq ans[38].

Bref, la pléthore est relative en cela qu'elle n'est pas générale, mais très segmentée. C'est une constante qui n'empêche pas, aujourd'hui pas plus qu'hier, une pénurie relative, par exemple dans les hôpitaux, dans certaines spécialités réputées comme présentant de lourdes sujétions (anesthésie, réanimation, chirurgie générale, obstétrique) ou plus lucratives en ville (radiologie). La progression, il est vrai exponentielle, du nombre de médecins n'a pas provoqué de baisse globale de leur charge de travail, preuve que de nouveaux besoins existaient ou ont été suscités, provoquant au passage la suspicion des pouvoirs publics.

Le nombre de médecins a donc très tôt fait l'objet de polémique en France. Les inquiétudes des médecins peuvent se comprendre puisque la prolifération leur paraît nuisible au prestige et grignoteuse de revenus. Malgré l'instauration des assurances sociales, puis de l'assurance-maladie qui font disparaître les bases qui justifiaient le malthusianisme. Mais les mentalités évoluent très lentement et le corps médical continue souvent à penser en termes de partage d'un marché restreint et non d'expansion de la demande médicale et de développement de demandes nouvelles. Or, au même moment, les années fastes qui suivent la généralisation de la Sécurité sociale apportent aux plus pessimistes un net démenti : l'amélioration du niveau de vie et les progrès de la médecine génèrent de nouveaux besoins. Les médecins ne peuvent ignorer que leur situation matérielle n'est pas menacée. Mais, alors qu'une décrispation pourrait s'amorcer, l'afflux d'étudiants des classes pleines dans les facultés de médecine (à partir de 1968) suscite l'inquiétude des pouvoirs publics. Pour la première fois, ils décident de réguler la démographie médicale, les précédents vichyssois ayant eu des motifs idéologiques bien plus qu'économiques. La pléthore est réutilisée à l'encontre des médecins dorénavant jugés comme des fauteurs de déficit des comptes sociaux.

La réponse, très contraignante, de l'hyper-sélection des étudiants en fin de première année, puis des spécialistes par le concours de l'internat, apportée aux alarmes de la pléthore n'est pas sans générer des distorsions. Non seulement dans le recrutement des étudiants, mais aussi parce qu'elle va entraîner, à terme, un vieillissement sensible du corps médical.

L'EXCLUSION : LE DISCOURS ENTRE DANS LES FAITS

Ainsi que précédemment évoqué, le thème de la pléthore s'est toujours plus ou moins trouvé associé, au fil des années, à l'idée qu'une solution résidait dans l'exclusion hors du corps médical de certaines catégories. Les catégories désignées ont, elles, varié dans le temps, revenant par phases sur le devant de la scène : étudiants, femmes, étrangers, juifs, mais aussi non-latinistes ou non-héllénistes, bacheliers scientifiques ou bacheliers littéraires, comme nous l'avons vu en considérant l'évolution des études de médecine.

A propos des étudiants en médecine, la complainte a longtemps consisté à affirmer que l'enseignement était trop facile, les examens donnés, le tout à des étudiants trop nombreux. L'idée était donc qu'il suffirait de se montrer plus exigeant pour que le nombre des nouveaux diplômés décroisse naturellement. En effet, le libéralisme et l'attachement aux traditions universitaires interdisaient d'instaurer un concours ou une sélection des étudiants, au risque de soulever l'ire de ceux-là mêmes qui dénonçaient l'encombrement médical. Quand ce concours qui ne s'avoue pas a finalement été introduit, au début des années 1970, il n'a pas désarmé les critiques sur la qualité et le contenu de l'enseignement, montrant qu'au fond les deux débats n'étaient pas liés consubstantiellement. C'est en outre une nouvelle preuve de la sévérité avec laquelle les médecins tendent à juger tout ce qui touche à leur profession, en particulier les réformes ou les évolutions.

Le flot monte

Les femmes ont été, en leur temps, jugées comme autant de concurrentes indésirables, mais, heureusement, incapables. Elles ont été durement touchées par les lois d'exclusion de Vichy prises à l'encontre des médecins « nés de père étranger » et juifs, car elles ne bénéficiaient pas des avantages concédés aux anciens combattants. Toutefois, leur progression s'est accompagnée d'une acceptation, du moins dans le discours. Et les obstacles qu'elles rencontrent, pour bien réels qu'ils soient, par exemple pour accéder aux sommets de la hiérarchie hospitalo-universitaire ou à certaines spécialités, ne s'accompagnent plus ouvertement d'un discours de mépris et de rejet.

Les catégories les plus durement frappées ont été les juifs et les étrangers, y compris les naturalisés ou les enfants d'immigrés, nés en France. On a vu que les étudiants avaient été, durant les années trente, à la pointe de ces revendications d'exclusion, parce qu'ils étaient ceux qui se sentaient le plus directement menacés par un déferlement de concurrence. La présence d'étrangers d'origine, souvent juifs de surcroît, parmi les médecins et les étudiants en médecine, avait provoqué dans le corps médical français une poussée vive et tenace de xénophobie. Des syndicats médicaux et étudiants, aiguillonnés par certains de leurs membres en étaient venus à faire de ce sujet, l'un de leurs principaux combats. On avait ainsi abouti à la loi qui, en 1934, avait interdit l'exercice de la médecine aux étrangers. Mais cette loi n'était pas rétroactive : les étrangers déjà installés pouvaient continuer à pratiquer. D'autre part, les Français naturalisés ne subissaient, bien sûr, aucune restriction. C'est à eux, toutefois, qu'en 1935, la loi Cousin-Nast imposa de nouvelles exigences relatives au déroulement des études, aux diplômes requis et au service militaire.

L'ensemble de ces dispositions avaient amené rapidement une décrue du nombre des étrangers inscrits dans les facultés et écoles de médecine françaises. A Paris, par exemple, on passa de 32 % d'étudiants en médecine étrangers pour l'année scolaire 1932-33 à 20 % dès 1937-38. Parallèlement, le nombre total des inscrits diminuait de près d'un cinquième. La nouvelle législation semblait donc répondre à l'exigence principale des médecins : éliminer les étrangers qui, parfois grâce à des privilèges abusifs, menaçaient d'engorgement la profession médicale. Toutefois, face à l'inertie des situations acquises, il faudrait attendre plusieurs années pour la voir porter tous ses effets. S'était compter sans une véritable fureur xénophobe qu'entretenaient astucieusement les professionnels de l'antisémitisme. Ceux-ci, tel Xavier Vallat, choisissaient volontiers leurs exemples d'« invasion » de la France dans les chiffres que le corps médical lançait plus ou moins à l'aveugle. Ils effrayaient ainsi à bon compte les profanes, atterrés d'apprendre que leur médecin de famille serait bientôt, selon toute probabilité statistique, un juif roumain, et s'acquéraient les sympathies des plus activistes des médecins. La profession s'en était alors prise aux naturalisations qui, de son point de vue, permettaient ni plus ni moins que de contourner la loi. Un interne des hôpitaux de Paris écrit ainsi, en juillet 1936, au président du Comité des internes en exercice pour exiger son intervention à l'encontre de deux collègues, étrangers et juifs, qui s'apprêtent à demander leur naturalisation : *« Voilà donc deux individus qui tentent de grossir le nombre déjà trop élevé des collègues nommés à titre étranger et qui, secondairement, s'installent chez nous.*

(...) Il serait, je crois, très opportun que notre association prenne ces deux affaires en main et oppose un veto absolu à ces deux naturalisations. Elles n'ont aucune raison valable d'être prononcées.

De P... est Espagnol et doit avoir, si mes renseignements sont exacts, atteint et dépassé l'âge de trente ans, ce qui le met à l'abri des obligations du service militaire en France. Il fait donc partie de ces indésirables qui se découvrent un amour violent pour notre pays lorsqu'ils ont dépassé l'âge de porter l'uniforme.

Quand au nommé L..., il est candidat au diplôme d'université et il prétend vouloir rester en Fance pour se consacrer à la Science (avec un grand S). On sait ce que cela veut dire. D'ici peu, une fois nautralisé, il s'arrangera, bien que n'ayant pas le baccalauréat français, à faire transformer son diplôme d'université en diplôme d'Etat et nous le retrouverons d'ici trois ou quatre ans installé praticien et concurrençant les collègues. A ce moment-là, il sera trop tard pour faire quoi que ce soit contre lui. C'est maintenant qu'il faut agir ou jamais. Je livre ces faits à tes méditations et, je l'espère, à une vigoureuse action de notre association »[1]. Le flot des naturalisations dispensées sous le Front populaire n'avait fait que conforter ces inquiétudes. Elles étaient aussi relancées par l'arrivée de médecins juifs, réfugiés des pays d'Europe de l'Est qui pratiquaient une politique ouvertement antisémite. La seule pensée, pour des nationalistes farouches, de devoir intégrer des médecins juifs *et* allemands était tout simplement insupportable ! En juillet 1938, par exemple, au puissant syndicat des médecins de la Seine, le grand champion de la dénonciation de la pléthore médicale, le Dr Fernand Querrioux, se livre à une attaque en règle contre le projet de Georges Mandel d'envoyer dans les colonies « *les médecins autrichiens de minorité ethnique* »[2]. Les germanophobes français se refusent à considérer les médecins juifs persécutés par les nazis autrement que comme des Allemands. Dès le mois de juin 1933, le mensuel médical d'Action française met en garde les syndicats médicaux contre la tentation de faire un geste en faveur des « *médecins socialistes et juifs* » qui subissent dans le Reich de « *mauvais traitements – nullement mortels –* », geste qui ressemblerait « *beaucoup trop à une main tendue. Le boche l'a certainement vu comme cela et, vraiment, il n'avait pas besoin, pour accourir, qu'on lui fît signe* »[3].

Un lecteur tiendra, dans une lettre au journal, à marquer son accord complet : « *Vous croyez à la "confraternité" bocho-française sous le signe d'Israël ?* »[4]

Il existait donc, avant la guerre, un courant non négligeable qui réclamait la révision des naturalisations, voire l'instauration d'un *numerus clausus*. Les Etudiants bonapartistes l'appellent le « contingentement des juifs dans les facultés ». En mars 1939, il développent leur projet : « *Représentez-vous nos sentiments, lorsque nous voyons nos Facultés et nos lycées envahis par les Juifs et que nous rencontrons ensuite des camarades qui, ayant terminé leurs études, en sont réduits au chômage. L'Antijudaïsme croît de jour en jour chez les étudiants, et il arrive qu'un Juif se fasse rosser sur le boulevard Saint-Michel. Il est donc urgent, pour éviter ces violences regrettables, que la question soit réglementée légalement.*

Nous réclamons le contingentement des Juifs dans les Facultés. Il est inadmissible que, alors que les Juifs représentent 1 % de la population française, ils occupent un tiers des places dans les professions libérales.

Que l'on ne me dise pas qu'il est impossible de faire des lois d'exception contre les fidèles d'une religion. Les Juifs forment un peuple à part. Sans dire, comme le font certains, qu'il n'existe absolument pas de Juifs français et nationaux, nous devons reconnaître que, pour un Juif qui s'est vraiment assimilé aux Français, il y a en cent qui sont Juifs avant tout »[5]. Il s'en prenait soit aux juifs, comme ici, soit aux catégories d'étrangers soupçonnés d'en comporter le plus, les Roumains et les Polonais. C'est dans ce contexte, envenimé par la débâcle de 1940, qu'intervinrent les mesures d'exclusion adoptées par le gouvernement de Vichy. Elles figurent au nombre des pages les plus sombres de l'histoire du corps médical français et, même, de notre pays.

Catégories et pratiques de l'exclusion

Les mesures d'« épuration » qui ont frappé le corps médical français entre 1940 et 1944 se fondent sur quelques textes promulgués par le gouvernement de Vichy : la loi du 16 août 1940 et les deux statuts des juifs du 3 octobre 1940 et du 2 juin 1941. La loi du 16 août 1940 a interdit l'exercice de la médecine aux médecins « nés de père étranger ». Elle s'applique de façon rétroactive, donc, y compris aux praticiens déjà en exercice avant cette date. Elle concerne : les médecins de nationalité étrangère qui étaient autorisés à s'installer en France, à condition d'être titulaires d'un doctorat d'Etat français, jusqu'à la loi Armbruster de 1934 ; les médecins ayant acquis la nationalité française par naturalisation ; les médecins nés en France d'un père non français à leur naissance et qui sont devenus automatiquement français à leur majorité. La loi touche donc surtout des *Français*. Le fait d'avoir une mère, un conjoint ou des enfants français ne permet aucune dérogation. Mais le fait d'avoir une mère étrangère – ce qui constitue, après tout, la seule filiation certaine – ne compte pas. Des autorisations d'exercice peuvent toutefois être délivrées pour quelques motifs tels les travaux et mérites scientifiques exceptionnels, le fait d'être veuve de guerre ou pupille de la nation et, surtout, celui d'être un ancien combattant ayant appartenu suffisamment longtemps à une « unité combattante ». Cette dernière disposition avantage relativement les anciens combattants de la Première Guerre mondiale et, dans une bien moindre mesure, ceux de la campagne de 1939-1940. Elle ne concerne bien entendu pas les femmes. Par ailleurs, des médecins sont victimes de retraits de la nationalité française, dans le cadre de la révision des naturalisations postérieures à 1927. Dans ce cas, ces médecins ne sont plus seulement « nés de père étranger », mais « étrangers ». C'est-à-dire que l'exercice de la médecine leur est interdit *aux termes de la loi Armbruster de 1934* et non plus en vertu de celle du 16 août 1940. Ce détournement d'une loi de la Troisième République leur ôte en définitive l'ultime ressource des dérogations prévues dans la législation de Vichy.

Le premier statut des juifs, établi sur des critères extraordinairement flous et médiocres, exclut des postes publics les Français juifs. Ceci frappe en l'occurrence les professeurs de médecine et les membres du corps médical des hôpitaux publics. Ce statut est bientôt relayé et étendu par un second (2 juin 1941) qui pose le principe du *numerus clausus*. Le décret du 11 août 1941 fixe à 2 % du corps médical avant le 25 juin 1940, département par département, le nombre de Français juifs autorisés à exercer la médecine et à 3 % du nombre des étudiants non juifs le nombre de jeunes Français juifs autorisés à s'inscrire en faculté de médecine. Les priorités ou des dérogations peuvent être accordées en fonction des mêmes critères que ceux prévus par la loi du 16 août 1940.

Entre ces deux séries de mesures, l'imbrication est d'autant plus forte que de nombreux médecins « nés de père étranger » sont également juifs. C'est le cas surtout de praticiens originaires de Roumanie et de Pologne. L'exclusion s'avère donc à la fois xénophobe et antisémite. Lors de la préparation du *numerus clausus* à l'encontre des médecins juifs, le secrétaire d'Etat à la Santé précise ainsi à un représentant du commissariat général aux Questions juives que *« les plus indésirables seront en effet éliminés par l'application de la loi sur les étrangers »*[6].

Les « divines surprises » de Vichy

Quoiqu'elles aient pu le satisfaire (nous y reviendrons), ces mesures n'ont pas été adoptées pour complaire au corps médical. Leur date, leur ordre, leur mise en œuvre montrent qu'elles s'inscrivent dans la politique de la Révolution nationale, voulue par le maréchal Pétain. De même que le statut des juifs est une initiative du gouvernement français nullement imposée par les Allemands, de même l'exclusion des médecins « nés de père étranger » ressortit d'une logique propre à Vichy. Les exclus en puissance ont mis bien du temps à s'en apercevoir, à commencer par les médecins juifs qui, à l'image de la plupart des Français, avaient vu dans les statuts la démarque imposée de la législation antisémite nazie. Et nombreux étaient ceux qui pensaient de même à propos de la loi du 16 août. C'est ainsi que le secrétaire général du syndicat médical d'Eure-et-Loir (en zone occupée) avait voulu laisser entendre au préfet qu'il n'était pas dupe : *« Nous savons que vous avez l'ordre d'appliquer ce décret impérativement. Nous savons aussi qu'un préfet du Gouvernement Pétain dispose de pouvoirs étendus ; qu'il peut faire l'application de ce décret, non* stricto sensu, *mais en homme qui comprend la souffrance de l'esprit qui a pu la connaître au plus profond de son être.*

(...) Et si, par discipline consentie, j'ai pu faire taire en moi l'esprit de révolte, du moins, tout en vous priant d'agréer l'expression de ma considération la plus distinguée, aurai-je pu laisser s'exprimer spontanément la sympathie qu'exprime pour deux médecins français un de leurs pairs »[7].

De l'armistice à novembre 1942, nombre de victimes des lois d'exclusion ont cru ainsi, un temps, pouvoir trouver en zone libre un refuge qui garantit leur sécurité et l'exercice de leur profession. Ce fut là parmi leurs plus douloureuses désillusions. A partir de la fin de l'année 1941 et des premières rafles opérées par les autorités allemandes parmi les juifs parisiens, les départs se sont accentués. Ces réfugiés n'ont pas été accueillis avec chaleur en zone libre. Les étrangers se sont heurtés à l'interdiciton de se réinstaller. A partir de l'instauration du *numerus clausus*, à l'été 1941, les juifs ont rencontré la même difficulté tandis que les juifs anciennement installés étaient radiés. Aujourd'hui, cette sévérité ne nous surprend pas, eu égard à ce que nous savons de la façon drastique dont Vichy a appliqué sa législation antisémite. Mais il est bouleversant de constater quelle incrédulité et quelle stupeur éprouvent alors les médecins juifs devant l'attitude du gouvernement français. Un chirurgien parisien, qui a fui la zone occupée en décembre 1941, ne doute alors pas un instant qu'il va pouvoir reprendre son activité en zone libre. Ses premiers contacts avec des médecins juifs de zone libre, qui viennent d'être frappés d'interdiction, douchent sérieusement sa confiance. Il se rend auprès du secrétaire d'Etat à la Santé, ancien camarade de promotion, qui lui apprend que son statut d'ancien combattant ne lui sert plus de rien dès lors qu'il a quitté le département où il exerçait *avant* le 25 juin 1940. Il n'a aucune dérogation à attendre et, donc, aucun espoir d'être autorisé à s'installer quelque part en zone libre pour y pratiquer la médecine. Le choc de la découverte est terrible : *« Ainsi, en zone libre, la législation de l'occupant était applicable, et l'était avec une rigueur et une tartufferie qui fut (sic) pour moi une révélation »*[8].

Le malentendu persiste, entretenu par le mirage de Vichy. Car ce n'est pas la législation de l'occupant, c'est bel et bien de celle du gouvernement de l'Etat français dont il s'agit, et l'exclusion est mise en œuvre par les pouvoirs publics : pour le volet professoral et étudiant, par le ministère de l'Education nationale ; pour le volet à proprement parler médical par le secrétariat d'Etat à la Santé qui en délègue la gestion pratique à l'Ordre des médecins, organisme public créé le 7 octobre 1940. Le tout, en ce qui concerne les juifs, sous l'œil extrêmement vigilant du Commissariat général aux Questions juives (CGQJ), qui agit toujours dans le sens d'une sévérité accrue, et au grand intérêt des autorités allemandes surtout à mesure qu'elles instaurent en France leur politique antisémite. Il a ainsi fallu soumettre au *Befehlshaber in Frankreich* le décret d'application du *numerus clausus* de la profession médicale dont il a exigé une interprétation encore plus restrictive. La police allemande garde également l'œil sur les listes d'autorisation d'exercice pour éviter les dérapages de l'indulgence. Le responsable allemand des questions juives s'indigne ainsi, en février 1943, auprès du CGQJ de voir ces listes s'allonger : *« Je vous prie de me dire si les Services compétents de l'administration française demandent l'avis du CGQJ avant de procéder à la réadmission de médecins juifs.*

(...) Si ce n'était pas le cas, vous voudrez bien me faire savoir ce que vous avez déjà entrepris ou ce que vous envisagez d'entreprendre pour mettre fin à un état de choses aussi intolérable.

Connaît-on les amis des juifs qui, dans les services compétents, font manifestement métier de procurer aux juifs des avantages professionnels (...) ?

Le cas échéant, je vous prie de m'indiquer le nom de ces personnes »[9].

Le secrétaire d'État ouvre la boîte de Pandore

La marge de manœuvre est donc étroite. Or, les pouvoirs publics se sont trouvés pris entre diverses réalités qui s'affrontent. Leur désir de mener à bien l'« épuration » du corps médical est incontestable. Mais la pratique est ardue : autant de cas, autant de recours, dans les conseils départementaux de l'Ordre, puis devant le conseil national. Parfois le CGQJ s'en mêle, voire les Allemands. De longues listes d'interdits, d'autorisés, d'autorisés provisoirement à exercer sont publiés au *Journal Officiel*, puis au *Bulletin de l'Ordre des Médecins*. Mais il est vrai que ces organes ne sont pas lus du grand public et que d'aucuns comptent dissuader au plus tôt les patients de continuer à consulter les praticiens interdits. Finalement, *Je Suis Partout* publiera des listes mensuelles dans ses pages médicales confiées au groupement corporatif sanitaire français, vigoureusement collaborationniste. Tout cela est fort long et prend du temps. En mai 1941, un communiqué de presse annonçait que mille dossiers de médecins « nés de père étranger » avaient déjà été examinés[10]. Mais, un mois et demi plus tard, le secrétaire d'Etat annonçait au commissaire général aux Questions juives qu'on en était à mille huit cents. Or, les médecins, intoxiqués par le discours sur l'invasion de la médecine par les étrangers, invasion fauteuse de pléthore et de malversations, s'étonnent de voir traîner l'application d'une politique présentée comme normale et nécessaire. Et puis, les stipendiés ou les fanatiques de la collaboration parisienne prennent chaque précaution pour un retard coupable, exècrent toute clémence et bavent leur haine impatiente et inassouvie. En juin 1941, par exemple, l'hebdomadaire parisien justement titré *Au Pilori* donne une idée de la hideuse violence de ces campagnes. Il s'en prend au Dr Arnault Tzanck, d'origine russe, qui est l'un des promoteurs de la transfusion sanguine d'urgence à Paris : *« Nous avons signalé à nos lecteurs le cas du juif Tsanck (sic) qui refuse de donner des ampoules de sérum à des blessés allemands, alors que les donneurs de sang abondent.*

Des renseignements complémentaires nous parviennent sur la lâche conduite de ce juif pendant la guerre.

Le 14 juin [jour de l'entrée des Allemands dans Paris, en 1940], Tsanck (sic), directeur du service de transfusion sanguine des hôpitaux de Paris, a foutu le camp à Blois avec infirmières, matériel, assistants, laissant à Paris sans soin quatre cents blessés graves ! ! !

C'est un jeune assistant bénévole qui s'est inquiété de lui-même de faire les transfusions sanguines ! ! !

Il y a eu des morts du fait de l'abandon du service ! ! !

C'est un comble que Tsanck (sic) ait eu l'audace de revenir ! C'est un scandale inouï qu'il n'ait pas été révoqué ! pour sa double qualité de juif et de défaillant à son devoir.

Le juif Tsanck (sic), de prénom Arnault, né en 1886, à Vladicaucase (Russie), de Moïse Tsanck (sic) et de Marie Krinsky, doit être chassé ignominieusement des hôpitaux de Paris.

Il déshonore tout le milieu médical.

Il pue, dans cette France renaissante.

Qu'attend-on, en haut lieu ?

Si l'on ne prend pas des mesures, nous insisterons davantage, jusqu'à ce que cet homme soit traité comme il convient.

A la schlague !

A la cravache !

Au crachat !

Et plus encore, s'il le faut »[11].

Haine exhalée aussi contre un secrétaire d'Etat à la Santé qui s'active pour l'épuration, mais a d'autres impératifs. Bien qu'il soit décidé à faire appliquer la loi dans toute sa rigueur, il ne peut négliger que la santé publique est en jeu. On a eu l'occasion de le dire : les années d'occupation sont pénibles au point de vue médical. Les besoins sont augmentés par la pénurie alimentaire, les restrictions. Les Français ont faim, ils ont froid. Ils sont plus vulnérables à la maladie. Et il faut obtenir toutes sortes de certificats médicaux nouveaux, pour certains déplacements, pour des chaussures, pour du lait, etc... Les médecins sont donc plus sollicités, alors même qu'ils se déplacent plus difficilement et plus lentement et que leur nombre a diminué : médecins prisonniers (mille trois cents en octobre 1941) aléatoirement remplacés par les médecins de la Relève, plus ou moins volontaires, service du travail obligatoire commençant d'atteindre les étudiants en médecine. Et il faudrait encore retrancher brutalement de ce corps médical trop sollicité quelques milliers d'exclus. Le secrétaire d'Etat, Serge Huard, n'ignore pas avec quelles précautions les nazis ont procédé en Allemagne pour ménager la transition due à l'interdiction d'exercice de la médecine prise à l'encontre des juifs. Il n'ignore pas non plus à quelle impasse la Hongrie a été conduite par une épuration brutale. C'est cela que, maladroitement et sans s'en expliquer, il cherche à éviter. Le compte rendu de ses discussions avec le Commissariat général aux Questions Juives pour la préparation du *numerus clausus* prouve qu'il a réfléchi sur ces précédents et donne la mesure de son antisémitisme qui, quoique non fanatique, existe bel et bien et est fortement teinté de xénophobie : *« Il n'est pas d'avis d'éliminer les médecins juifs déjà en exercice (les plus indésirables seront en effet éliminés par l'application de la loi sur les étrangers).*

Mais il demande que le numerus clausus soit appliqué à l'inscription dans une faculté de médecine.

Il faudra alors se préoccuper de la modalité d'application (soit dit en passant, il déconseille le procédé utilisé en Hongrie et qui s'est révélé désastreux) (...).

Une fois que des étudiants juifs auront été admis à commencer leurs études de médecine, M. le secrétaire général est d'avis qu'ils soient autorisés à passer tous les concours sans qu'il y ait lieu de se préoccuper à nouveau d'un numerus clausus. *Les concours d'externat et d'internat seront donc ouverts aux étudiants juifs. Mais non pas les concours pour le médicat ou le chirurgicat des hôpitaux.*

M. le secrétaire général fait enfin remarquer que si la dérogation prévue (...) en faveur des juifs dont la famille est établie en France depuis plusieurs générations est adoptée, le nombre des médecins juifs qui pourront en bénéficier sera énorme »[12].

N'étant pas suivi dans ses recommandations, Serge Huard met donc en œuvre une politique dont il n'a pas choisi les modalités – même s'il l'approuve sur le fond – et s'efforce exclusivement d'en limiter les effets désorganisateurs. Ce qui n'empêche pas la presse de dénoncer en lui le protecteur des juifs et des étrangers : *« Notre distingué ministre considère comme "chef de famille française" Blumstein, de Cracovie, parce qu'ayant épousé la fille Halphen, bonneterie en gros, rue Réaumur, celui-là a procréé Sarah et Jacob.*

(...) Les interdits sont à peu près tous juifs. (...) Ils sont, en grande majorité, originaires de Roumanie ou de Pologne. Aussi avons-nous lu avec quelque étonnement, imprimé en noir sur blanc, qu'il était opportun de leur accorder des sursis jusqu'à ce qu'ils puissent retourner chez eux ; cette possibilité ne peut leur être rendue que par un bouleversement du nouvel ordre européen »[13].

Si les médecins ont généralement pris la prudence du secrétaire d'Etat pour d'impardonnables atermoiements, c'est que la politique d'épuration a été lancée à grands renforts de tambours et trompettes. Serge Huard, le premier, a ouvert la boîte de Pandore. Il a diffusé à propos du nombre et de la proportion de médecins « nés de père étranger » et juifs des chiffres si élevés qu'ils semblaient justifier, voire accroître, les plus alarmistes des fantasmes poussés sur le fumier de la xénophobie des années trente. Ses chiffres étaient faux et très largement surestimés. Il aura sans doute voulu démontrer par ce biais l'ampleur de la tâche qui lui était confiée et expliquer les difficultés de l'épuration. Mais il a ainsi tendu – et c'est peu dire – à ses adversaires comme aux plus neutres, des verges pour se faire battre. Au printemps 1941, le secrétariat à la Santé fait savoir que les médecins « nés de père étranger » sont six mille, soit plus d'un cinquième des médecins en exercice en France et dans l'Empire. Et ajoute, pour faire bonne mesure, que *« la plupart de ceux-ci sont juifs »*[14]. Or, en juin 1941, la commission chargée de l'application de la loi du 16 août 1940 n'aura examiné que mille huit cents dossiers ce qui, même en tenant compte de la lenteur qui lui est reprochée, paraît singulièrement peu si les chiffres officiels sont exacts. Comme par hasard, nombre et proportion sont identiques pour les médecins juifs. Ce qui relève du non sens puisque, dans les régions où sont recencés le plus de médecins juifs, la proportion est inférieure : environ 20 % en Algérie, dont la situation est tout à fait atypique, 15 % à Paris et dans la Seine[15]. De l'aveu même du conseil de l'Ordre des médecins, *« le* numerus clausus *des médecins israélites ne changerait la situation qu'à Paris et dans la région parisienne. En province, il aurait peu d'effet »*[16]. D'ailleurs, des exemples pris pour la zone libre dans les archives du Commissariat général aux Questions juives le confirment : 6 % de médecins juifs dans la Nièvre, 3 % dans les Alpes-Maritimes, 1,5 % dans les Pyrénées-Orientales et 1 % à peine dans l'Aude. Mais les propos de Serge Huard, partout repris et même amplifiés, avaient de quoi effrayer des médecins qui n'étaient déjà que trop disposés à croire au pire.

Beaucoup ont donc accueilli ces mesures avec enthousiasme. *A fortiori* parce qu'ils y voyaient l'intention délibérée du nouveau pouvoir de répondre à leurs revendications déjà anciennes. En octobre 1940, le président du syndicat des médecins d'Oran conclut une lettre au secrétaire d'Etat à l'Intérieur *« en remerciant notre gouvernement de son acte de libération de la Nation française par son statut de la race juive »*[17]. A Paris, des meetings se tiennent, sous l'autorité du Dr Querrioux, qui exigent *« l'exclusion totale des juifs de la médecine »* et assurent Xavier Vallat, commissaire général aux Questions juives, de leur soutien inconditionnel : *« l'unanimité du corps médical parisien et certainement français non juif, si on pouvait le consulter, est derrière vous pour les mesures d'assainissement de la profession médicale que vous avez prises »*[18]. Ils ont déploré la lenteur de leur mise en œuvre et en ont blâmé le secrétaire d'Etat à la Santé et son bras séculier, l'Ordre des médecins. *« En attendant, Messieurs les métèques moquent la loi et certains, dans leurs conversations, ne se gênent pas pour dire qu'ils ne s'en iront pas.*

(...) Il faut que cette loi prévoie un délai pour que les métèques ne puisssent plus exercer au delà d'une certaine date, date à

laquelle ils tomberont sous le coup d'amendes et de peines d'emprisonnement.

Il faut que la vérification des pièces militaires soit faite avec rigueur et par un organisme non suspect (deux médecins et un fonctionnaire par exemple) »[19].

Vivre l'exclusion

Pourtant, la politique d'exclusion s'est montrée terriblement efficace. Plus sévère toutefois à l'égard des juifs que des « étrangers ». Près des trois-quarts des médecins « nés de père étranger » se seraient vu interdire de continuer à exercer la médecine[20]. Les plus épargnés furent les médecins nés en France ou dans les pays francophones, les plus frappés les juifs, y compris les sujets de l'Empire colonial français, et y compris une forte proportion de Roumains. On ne dispose pas pour les juifs, de récapitulatifs. On en est donc réduit à essayer de dégager quelques tendances, grâce à des exemples ponctuels. 9 médecins juifs ont été maintenus dans le Puy-de-Dôme sur 477 médecins, soit 1,9 % de l'effectif total des médecins non juifs alors qu'il y avait à la date de la législation une quinzaine de médecins juifs dans le département, dont une proportion malheureusement indéfinie installée *après* la défaite. Le maintien s'est donc fait aux alentours de 60 %, dans la mesure où, de toute façon, le pourcentage de médecins juifs dans ce département était très faible (à peine plus de 3 %). Le cas se pose plus spécifiquement pour l'agglomération parisienne qui, en métropole, compte la plus forte proportion de médecins juifs. En novembre 1941, les premières informations indiquent ainsi que, dans la Seine, 900 médecins se seraient déclarés comme juifs, dont 320 seraient anciens combattants[21]. Le *numerus clausus* devrait donner, strictement appliqué, 2 % de 5 100 médecins non juifs : 102 maintiens. Par chance, les archives du CGQJ ont conservé les listes des médecins juifs autorisés et interdits du département de la Seine (fin 1942-début 1943)[22]. Ils sont au total, 918 dont 206 autorisés (22,5 %) et 712 interdits (77,5 %). Premier constat : seuls les deux tiers des anciens combattants ont pu ou voulu faire valoir leurs droits. D'autre part, ces deux « populations » présentent des profils très différents. A partir des renseignements disponibles, il apparaît en effet que les « autorisés » sont à 96,5 % des hommes contre 86 % pour les « interdits » ; qu'ils exercent à 53 % dans les arrondissements « à spécialistes » tandis que les « interdits » sont installés en majorité dans les autres arrondissements de Paris (54 %), les deux catégories étant implantées à égalité en banlieue (15 %). Enfin, il y a 22 % d'anciens internes parmi les « autorisés » contre 8 % parmi les « interdits ».

A noter, enfin, que certains sont, en vertu de leur passé militaire, passés au travers de deux exclusions, celle des « étrangers » et celle des juifs. En effet, 28 % des « autorisés » ne sont pas nés en France et il faut y ajouter 13 % nés en Algérie, donc en principe déchus de la citoyenneté française.

Jusqu'à ce que l'application à la France de la solution finale ne vienne de toute façon priver de leur sens les vétilleuses listes d'interdiction et d'autorisation.

Pour les médecins exclus, le choc a été bouleversant. Pour ces catégories, l'existence se transforme. D'abord en une chasse aux justificatifs, aux certificats, en un parcours de requêtes, de sollicitations et de démarches. En cas d'interdiction, comment vivre ? L'exercice illégal est lourdement puni, y compris par l'internement administratif.

En juin 1942 paraît une liste d'interdiction à la fin de laquelle figure le nom d'Avram V..., né en 1904 en Roumanie et installé à Arrou dans l'Eure-et-Loir. En 1940, l'Eure-et-Loir compte 146 médecins. On ignore le nombre d'étrangers parmi eux, mais 9 sont juifs. Dont le Dr V... qui n'a en outre été mobilisé que le 8 juin 1940 et n'a donc aucun mérite militaire à faire valoir. Pas plus que scientifique, d'ailleurs : il n'est qu'un jeune généraliste dans une bourgade de la campagne beauceronne. Dès le 8 mars 1941, un premier arrêté ministériel lui interdit l'exercice de la médecine. Or il conserve sa plaque indiquant ses jours et heures de consultation et prescrit des ordonnances non datées. L'ouverture d'une information contre lui est bientôt demandée par le préfet pour exercice illégal de la médecine. *« D'autre part, invité par le Conseil de l'Ordre à laisser la place à un confrère autorisé, il a découragé les candidats successifs en ne consentant à céder sa clientèle que sous la forme d'une vente à terme prétextant que la législation qui suspendait son activité n'avait qu'un caractère temporaire et prendrait fin lorsque la victoire anglaise aurait renversé le gouvernement actuel »*[23].

Le 28 juin 1941, ce trublion fait l'objet d'un arrêt d'expulsion signé du préfet qui le fait interner au camp de Châteaubriant. Dès le 3 juillet, la femme du Dr V... écrit au préfet. Elle explique qu'il n'a accepté de soigner que ses anciens clients, ne pouvant décemment leur refuser son aide, puis ajoute: *«Le camp de concentration de Châteaubriant dans lequel il a été interné est rempli de nomades, de romanichels, de condamnés de droit commun dont la promiscuité est une honte pour un homme de l'éducation de mon mari.*

(...) Ne vous semble-t-il pas, Monsieur le Préfet, que le châtiment soit hors de proportion avec la faute commise? Je ne demande pas que mon mari revienne exercer à Arrou: s'il est nécessaire, qu'on nous assigne une résidence forcée dans une autre localité, mais au moins, qu'on ne l'assimile pas à des gens sans aveu»[24].

Le 2 septembre, le Dr V... est libéré et assigné à résidence à Tours où il se rend accompagné de deux gendarmes. Commence alors pour lui une existence désœuvrée tout autant que désargentée. En mars 1942, le Conseil de l'Ordre d'Eure-et-Loir, dont le président avait appuyé la demande de libération du Dr V..., se prononce à l'unanimité contre une révision de son interdiction qui sera donc confirmée en juin.

Innombrables sont, dans le même temps, les autres professions qui se ferment aux juifs. Il faut souvent subsister d'expédients et voir soudain s'écrouler tout le passé et toutes les ambitions. Jusqu'à n'être plus qu'un paria dans son propre pays. Ou jusqu'à la rafle qui, passant par Drancy, conduit à l'anéantissement.

Faible note de confiance dans ce désespoir, l'attitude courageuse de quelques confrères qui n'ont pas oublié la vocation humaine de la médecine. Ils protestent contre les mesures qui frappent tel ou tel. Ils montrent leur solidarité en appuyant leurs démarches en vue de l'obtention de dérogations. Ils couvrent d'ordonnances de complaisance la pratique délictueuse des confrères interdits.

L'après-guerre

Les affrontements restent incomparablement plus feutrés lors de l'indépendance de l'Algérie et du rapatriement des Européens. Entre 1960 et 1965, l'arrivée des médecins pieds-noirs fait passer le rythme de progression annuelle des médecins à 15 % contre 1,5 % en moyenne durant la décennie précédente. Parmi eux figurent en outre 20 % environ de médecins juifs[25]. En octobre 1962, on compte ainsi 1 100 rapatriés[26]. La solidarité s'affiche. En juillet, le Syndicat national des médecins, chirurgiens et spécialistes des hôpitaux publics a proclamé qu'il la voulait *« totale »* et *« aussi efficace que possible »*. Déjà, des fonds de solidarité ont été constitués dans les centres hospitaliers de Lyon et de Marseille[27]. La CNSM aide plus du tiers des confrères rapatriés[28]. Il faut dire que leur situation matérielle et psychologique est parfois délicate : *« Beaucoup se contentaient de faire leur métier sans se mêler de politique et avaient décidé de "jouer le jeu" loyalement ;* [ils] *se sont vus contraints de partir, déchirés parce qu'ils laissaient tout : leur pays, leur situation, leurs biens, les tombes de leurs anciens, tout ce qui avait fait leur vie.*

Ecœurés parce que, malgré les beaux discours et les belles instances (...), jamais rien n'avait été fait pour les aider à ce que, dans leur naïveté, ils croyaient être une œuvre de civilisation française »[29].

Mais les grands principes n'empêchent pas que personne n'aime voir la concurrence arriver dans son pré carré, comme le rappelle une cardiologue : *« En 1962, nous avons été poussés très fort par un certain vent de l'Histoire et nous avons dû refaire carrière en France. J'avais choisi dès 1961 le plein temps hospitalo-universitaire dans la spécialité cardiologie. Bien sûr, quand je suis arrivée à Tours, les collègues ont voté contre moi comme un seul homme (...) parce que j'étais imposée en surnombre, venant d'Afrique du Nord, et cela ne plaisait à personne. »* [30]

Enfin, le problème des médecins étrangers connaît des résurgences périodiques. Une loi du 13 juillet 1972 a établi un contingent annuel de médecins étrangers titulaires du doctorat d'Etat autorisés à exercer en France. Il s'agit de combiner la possibilité de continuer à former des médecins étrangers dans les facultés françaises, sans avoir ensuite à les intégrer au corps médical français. Effectivement, 3 % seulement des demandes sont agréées[31]. Mais il existe un ensemble de dérogations qui offrent le droit de s'installer en France, bien entendu, aux ressortissants de l'Union européenne, aux Marocains et Tunisiens et, en vertu de conventions, aux ressortissants de six pays africains. En décembre 1994, l'Assemblée nationale a approuvé la titularisation de quelques milliers de médecins étrangers, non originaires de l'Union européenne, et dont les diplômes ne sont pas reconnus en France, qui remplissent jusqu'ici, dans de petits hôpitaux publics, des fonctions d'internes, d'attachés ou d'assistants, sans avoir de statut. Ils comblent les vides laissés par les médecins français que n'intéressent pas ces postes difficiles, mal rémunérés et/ou de peu d'avenir. Le président de l'Association des anciens internes des hôpitaux de Paris écrit alors : « *Le gouvernement vient, au forcing et sous l'impulsion personnelle de madame le ministre d'Etat, ministre des Affaires sociales, de la Santé et de la Ville* [Simone Veil], *de faire adopter le dimanche 11 décembre, devant une vingtaine de députés une disposition d'ordre social (...).*

Cette loi crée un sous-prolétariat médical moins payé, mal diplômé, susceptible de jeter le doute sur la qualité du corps médical hospitalier français.

(...) Alors, hôpitaux : danger ou hôpitaux : poubelles ?

Enfin cette mesure visant à titulariser 5 000 à 7 000 médecins court-circuite totalement le principe maintes fois répété du numerus clausus *des étudiants en médecine auquel les ressortissants français sont soumis depuis de nombreuses années (...) dans un paysage médical dont tout le monde s'accorde à dire qu'il est surpeuplé.* »[32]

Argent qui honore, argent qui fait vivre

Au fond, il est apparu souvent que ce sont des problèmes de la concurrence entre médecins et, donc, de revenu, qui forment le soubassement plus ou moins avouable de la dénonciation de la pléthore. Que disent les médecins de leurs revenus ? Que peut-on en penser, le plus objectivement possible ?

Les médecins tirent leurs revenus professionnels des honoraires versés par leurs patients. Quoique ce terme soit resté identique, il n'a pas recouvert, tout au long du siècle, la même réalité.

La « Belle Époque » des honoraires ?

Le paiement à l'acte et la fixation de tarifs syndicaux minimums sont nés au tournant du siècle pour mettre fin, d'une part, aux pratiques de concurrence déloyale voire de dumping de médecins en manque de clientèle, d'autre part, pour couper court à l'extension des rémunérations par forfait ou abonnement qui s'esquissaient avec la législation sur l'assistance médicale gratuite (1893) et l'essor de la mutualité. C'est le « tarif Jeanne », du nom du médecin qui l'a conçu. Chiffres et principes sont publiés en 1897 dans *Le Concours médical*: *« Les éléments qu'il faut faire entrer en ligne de compte, dans l'appréciation des honoraires médicaux, sont : la situation de fortune du client, l'importance du service rendu, la réputation ou la valeur scientifique du médecin, les circonstances matérielles diverses concernant les soins don-*

nés »[1]. Rapidement, les syndicats médicaux adaptent le « tarif Jeanne » aux situations locales. L'exposé des tarifs d'honoraires rédigé en 1901 par la Société des médecins de Besançon et de la Franche-Comté permet, par exemple, d'en cerner la mise en œuvre et la portée. D'abord, sur le fond, l'affirmation que *« les honoraires médicaux ne constituent pas un salaire et ne peuvent lui être assimilés. Ils ne sont qu'une rémunération partielle des services rendus »*[2]. Les médecins sont farouchement des travailleurs indépendants (ceci correspond d'ailleurs très bien à l'idéologie sociale de la Troisième République). Ils rejettent tout ce qui dans le salariat leur paraît sujétion et ils en craignent même les apparences. Ensuite, le rappel qu'il ne s'agit pas d'un encadrement des tarifs, mais d'un plancher qui, donc, *« ne saurait raisonnablement être opposé à des médecins qui par leurs titres, leur notoriété, leur situation, peuvent et doivent exiger, en certaines circonstances, une rémunération supérieure »*[3]. Viennent les données pratiques de la tarification. Les honoraires dépendent des *« classes »* auxquelles appartiennent les patients. La première comprend *« les gens riches ou au moins très aisés ou encore ceux qui occupent une situation comportant tout le confort de la richesse ; en un mot, ceux que leur situation ou leur fortune permet de ranger au-dessus de la moyenne »*. La seconde concerne *« les gens aisés de fortune ou de situation moyenne »*, et la troisième *« les ouvriers et tous ceux qui peuvent leur être assimilés »*[4]. Sur ces bases sont établis les honoraires des différents actes médicaux dont la caractéristique la plus surprenante est que les *« étrangers »* doivent payer davantage que les clients habituels. Ceci sans doute pour décourager les riches fraudeurs qui se présenteraient modestement mis chez un médecin ne les connaissant pas ! Mais ceci ayant aussi pour conséquence de fidéliser les clients peu enclins à payer deux fois plus cher chaque fois qu'ils changent de médecin.

A titre d'exemples, la *« consultation simple aux heures habituelles »* est comptée 5 francs pour un client de la première classe, 3 francs s'il appartient à la deuxième classe, 2 francs pour la troisième, mais respectivement 10, 5 et 3 francs s'il s'agit d'un inconnu. Il en coûte 10, 5 ou 3 francs pour une visite à un client, 20, 15 ou 5 francs pour une visite à un étranger. Et pour une visite-consultation avec un confrère, 30, 20, ou 10 francs selon la classe[5].

La médecine a encore la réputation d'être une profession qui ne nourrit pas son homme. A juste titre, car bien des médecins vivent en fait sur un patrimoine familial, la dot de leur femme ou exercent une autre activité, par exemple comme propriétaires agricoles. Cette aisance leur permet de pratiquer la philanthropie, en ne faisant pas payer l'indigent. Ceci est aussi une contrepartie de la modulation des honoraires selon les moyens des malades. *« Envers les malades indigents, le désintéressement est une règle. Envers les autres, il est une faute »*[6]. Le problème des revenus médicaux se posera donc de façon d'autant plus aiguë que des jeunes gens issus de catégories sociales moins aisées choisiront la carrière médicale et/ou que les médecins compteront exclusivement sur leur profession pour vivre. Nous y reviendrons.

Cette époque se caractérise aussi par des disparités inouïes entre le revenu des plus modestes praticiens et celui des grands patrons. Les chirurgiens des Hôpitaux gagnent de cinquante mille à cent mille francs par an et, parmi eux, quelques-uns reçoivent jusqu'à six fois plus. Face à cela, des médecins vivent au-dessous du seuil de pauvreté. Au milieu, la majorité des praticiens situent, lors des cessions de clientèle, leurs revenus annuels entre huit mille et vingt mille francs. En 1898, l'étude menée par un statisticien sur les revenus des médecins parisiens permet d'estimer que 20 % d'entre eux détiennent 50 % des revenus[7]. A Paris, en 1911, la fortune des membres des professions libérales se répartit de façon irrégulière entre rien et un million de francs, avec toutefois deux pics : environ 20 % détiennent entre trente cinq et cinquante mille francs, environ 15 % détiennent entre deux cent et trois cent cinquante mille francs de patrimoine total. A titre de comparaison, les revenus bourgeois les plus modestes se situent, à la Belle Epoque, entre cinq et dix mille francs par an. A Paris, en 1911, la valeur moyenne des successions place les professions libérales en quatrième position, derrière les négociants et industriels, les hauts fonctionnaires et les propriétaires et rentiers. Mais les professions libérales, sont de loin, au sein de la bourgeoisie, les catégories où l'on relève le plus d'absence de succession[8].

De la « vie chère » à la crise économique

Dans ce domaine, comme en bien d'autres, la Première Guerre mondiale apporte des bouleversements. Les patrimoines bourgeois se trouvent mis à mal par l'inflation, la rente s'effondre, les loyers sont soumis au moratoire. Les hommes qui avaient exercé des professions libérales, plus ou moins en dilettantes, comptent dorénavant en tirer des revenus suffisants pour subvenir aux besoins de leur famille et/ou ne point déroger. Les jeunes générations découvrent qu'elles doivent envisager d'entrer dans un métier sur lequel il leur faudra compter pour vivre. Mais la médecine et le droit restent les orientations coutumières des rejetons de la bourgeoisie et des classes moyennes. Enfin, la régulation de la sélection de l'élite médicale par concours (essentiellement le concours de l'internat) draine vers la médecine des jeunes gens de milieu un peu plus modeste. Certes, les fils d'ouvriers ou de paysans restent rares, voire absents : ce n'est pas vers la médecine que mène le cursus des boursiers de la République. Parmi les médecins qui ont commencé leurs études avant 1939, 25 % ont un père qui exerçait une profession libérale et 17 % cadre supérieur. Les fils de cadres moyens représentent 19 %, 13 % pour les fils de commerçants, seulement 6 % pour les employés et 4,5 % pour les agriculteurs. La présence des enfants d'ouvriers est anecdotique. Il y a là une ascension sociale des classes moyennes qui va en s'accentuant[9]. Elle explique la nécessité de vivre de son métier.

Or, c'est l'ère du libéralisme médical intégral. Les malades ne recourent aux médecins que lorsqu'ils le jugent utile, voire indispensable. Quand l'inflation ou la crise économique entament les revenus des Français, le contrecoup est immédiat pour leurs médecins. En 1936, par exemple, un ancien interne des hôpitaux de Paris, installé comme spécialiste à Nancy, écrit à un confrère plus jeune : *« Beaucoup de collègues sont, comme moi, aux prises avec de grosses difficultés pécuniaires. La clientèle se raréfie de jour en jour – surtout pour les spécialistes –, tout le monde, surtout les riches, allant se faire soigner gratis à l'hôpital. On a de la peine à mettre les deux bouts ensemble. Le fisc nous gruge chaque année davantage. Et que sera demain ? »*[10] On comprend donc mal, de prime abord, la farouche opposition des médecins à l'encontre des assurances sociales. En remboursant une partie des frais médicaux des salariés les plus modestes, elles augmentaient pourtant d'autant la clientèle régulière des cabinets médicaux. On verra que les enjeux d'indépendance et de prestige ont masqué durablement ces attraits économiques.

A partir de 1919, donc, sous l'effet de la « vie chère » puis de la crise économique, les questions financières envahissent la presse professionnelle, toujours sur le ton des lamentations. Une petite étude portant sur le budget de sept médecins de province pour l'année 1936 permet non seulement d'avoir une idée du montant de leurs revenus, mais aussi (et ce n'est pas le moindre intérêt) de se représenter leur mode de vie d'après les postes de dépenses. Ces revenus varient entre 67 000 et 103 000 francs (soit un écart d'un tiers). Les dépenses sont, quant à elles, des moyennes annuelles :

« Loyer (le plus souvent, le médecin est propriétaire de sa maison)	6 000
Entretien de la maison (chauffage, éclairage, téléphone)	7 000
Alimentation (y compris les domestiques)	20 000
Entretien familial	9 000
Gages	9 000
Automobile et voyages	15 000
Mobilier et réparations	7 000
Œuvres et divers	3 000
Impôts (de 6 500 à 17 000)	10 000
	86 000 »

(*Cahiers Laennec*, avril-juin 1938).

Quelques points doivent ici retenir l'attention. A commencer par l'absence de distinction entre ce qui relève de l'activité professionnelle et ce qui relève du domaine privé dans l'usage des domestiques, de la voiture, du téléphone, etc… Elle est une marque de la situation des médecins, encore accentuée par l'imbrication des locaux professionnels dans le domicile. Il faut noter aussi le poste assez important dévolu à la domesticité (10 ou 12 % des dépenses), composée au moins d'une bonne à laquelle s'adjoignent parfois un chauffeur, une cuisinière. Signe distinctif de la bourgeoisie avant 1914, le personnel de service a disparu ou s'est amoindri dans bien des maisons entre les deux guerres. Pour les médecins, cette aide domestique reste indispensable pour prendre les rendez-vous, noter les appels, introduire les clients car le médecin célibataire ou même l'épouse du médecin n'y suffisent pas toujours. Là encore, les ressorts privés et professionnels sont mêlés et les frais sont lourds. Les impôts représentent un poste budgétaire sensiblement égal. Manque, bien sûr, tout ce qui relève des cotisations sociales, y compris pour la retraite. Ce n'est pas un détail. Les sociétés de prévoyance en sont encore à des débuts timides, parfois un peu suppléés par l'action d'associations (anciens externes ou internes, médecins catholiques...). Les médecins doivent alors, soit parvenir à se constituer une épargne suffisante en vue de leur retraite, soit envisager de travailler jusqu'à la mort ou l'invalidité. Ce dernier cas n'est pas exceptionnel et engendre de pénibles situations. Sans compter qu'un praticien laisse parfois, à sa mort, sa famille dans le dénuement. Or, jusqu'aux années cinquante, le caractère insalubre de l'exercice médical induit parmi les médecins de plus de quarante-cinq ans une surmortalité, qui s'accélère passé cinquante-cinq ans, par rapport à la moyenne de la population active masculine[11]. Ce paramètre compte de façon non négligeable dans les doléances des médecins à propos de leurs revenus. *« Des fortunes !* s'exclame en 1933 un ancien médecin de campagne, *hélas ! La plupart* [des médecins] *peinent jusqu'à la dernière heure ou quand ils sont obligés de prendre leur retraite par raison de maladie ou d'affaiblissement progressif, ils vivent bien modestement, sur de petites rentes ou des subsides qu'ils reçoivent de groupements de prévoyance »*[12].

Pour le reste, sont-ils si médiocres, ces revenus ? La remarque faite à propos de la période précédente, reste vraie : les disparités sont énormes entre les médecins. On notera tout de même que le thème du médecin mourant de faim, récurrent à la Belle Epoque, disparaît en dépit des propos contemporains très alarmistes sur la saturation médicale de la France. Signe peut-être d'une réalité moins catastrophique que ne l'est sa description. On a vu, à propos de l'installation, qu'un peu de patience et quelques aubaines suffisaient encore à un jeune médecin pour se construire, en quelques années, une situation professionnelle très correcte. En tout cas, deux enquêtes réalisées en France, par le Bureau international du travail, en 1936 et 1937, permettent de constater que les honoraires des femmes médecins mariées représentent en moyenne un tiers des revenus familiaux, mais que les femmes médecins célibataires, veuves ou divorcées, y compris ayant des charges familiales, subviennent à leurs besoins à elles seules dans les trois quarts des cas[13]. Si l'on veut bien tenir compte du fait que les médecins de sexe féminin ne sont pas, alors, ceux qui jouissent des plus belles clientèles et des plus hauts honoraires, on peut en déduire qu'entre les deux guerres, la médecine nourrit généralement son homme, et même sa femme.

La guerre : des moments difficiles

La guerre et l'occupation vont détériorer cet état de fait. D'abord, elles ont pu contraindre des médecins à des réinstallations, par exemple en zone libre. L'implantation s'avère parfois difficile, la clientèle longue à constituer alors qu'il faut vivre. Les lettres d'un médecin replié à Pau le montrent, en même temps qu'elles témoignent de l'insécurité croissante qui s'empare des esprits au fur et à mesure que le conflit mondial se développe. Père de deux enfants, marié à une femme soignée pour tuberculose dans un sanatorium, ce médecin est en proie à bien des inquiétudes dans l'année qui suit sa nouvelle installation : *« Tu penses bien que malgré l'amélioration de la clientèle, je ne peux payer 3 000 francs par mois de sana. Si je le faisais, dans 2 mois, toute la famille n'aurait plus un sou.*

*(...) Ne pas oublier que la clientèle que je crée maintenant, après la guerre, je l'abandonnerai, parce que la loi ordonne la [*un mot illisible*] de tout poste nouveau créé depuis la guerre et parce que la vie à Pau me semble, sans ami, sans âme qui vive à qui parler, une solution provisoire qui devra cesser à la fin des hostilités »*[14].

Au fil du temps, il ajoute à sa clientèle paloise, celle d'une station thermale voisine pendant la saison et obtient un poste de médecin d'usine. Heureusement, car la vie devient de plus en plus chère. En avril 1944, les plus vives alarmes sont en outre suscitées par la situation internationale : *« Si la guerre terminée, nous sommes tous vivants et s'il reste des clients et quelques pierres dans certains coins de France, par ici par exemple, alors, trouvant une villa, elle pourrait revenir auprès de nous, sauf complication nouvelle.*

(...) Voilà, mon cher ami, ma vie pleine de travail et j'ose le dire, de dévouement complet aux miens ; tu me connais, je ne râle pas au boulot, et j'ai pris la décision, que je crois sage, de vivre à la minute, de tout sacrifier ce que je gagne pour l'alimentation des miens »[15].

Trois mois plus tard, la désorganisation atteint son maximum : *« Ici la situation générale est assez désastreuse : pain = 175 gr – pas de sucre – pas de graisse – pas de fromage – pas de pommes de terre – pas de beurre. Restent légumes verts et fruits ! Tout le monde maigrit et ma femme, conséquence de cet état de choses, est mal.*

D'autre part saison thermale = 0, pour de nombreuses raisons générales et locales. Les usines ferment ou sautent.

Ce qui fait qu'après tous mes efforts, ma situation, malgré ma clientèle, redevient aussi sombre qu'il y a un an et demi »[16].

Même pour les médecins bien installés, la situation s'aggrave au fil des années pour devenir médiocre en 1944, surtout en regard des prix pratiqués au marché noir, explique un médecin pyrénéen : *« Peu à peu, la montée des prix autour de nous rendait nos honoraires dérisoires.*

Au moment où le tarif de visite était aux environs de 20 francs, l'essence « détournée » par quelque mode de fuite que ce fût se monnayait à 100 francs le litre »[17]. Or, au fur et à mesure qu'augmentent les restrictions de tout ordre et les contraintes imposées par les pouvoirs publics, les médecins se considèrent de plus en plus comme persécutés, particulièrement désavantagés au point de vue financier. Surtout que le gouvernement de Vichy ne se prive pas de toucher aux revenus. L'administration des finances a toujours été persuadée que les médecins, à la faveur du secret professionnel, dissimulent une partie de leurs revenus. Avant la guerre, le « livre-journal » tenu par chaque praticien devait permettre le contrôle et le taux d'imposition était fixé assez haut (16 %) pour compenser les dissimulations. Au début de 1942, un nouveau document est introduit : le carnet de reçus ou « carnet à souche » où le médecin inscrit toutes les sommes qui lui sont acquittées. La mesure passe mal. *Le Médecin français*, organe clandestin du Front national des médecins, s'en empare pour dénoncer dans cette *« incroyable inquisition fiscale » : « une mesure d'inspiration germanique, (...) une tentative d'alignement fiscal de la France sur l'Allemagne. Vexations, paperasseries interminables pour les médecins : voilà un des aspects de la collaboration »*[18].

Mais Vichy n'est encore pas satisfait, aussi une loi du 24 octobre 1942 instaure-t-elle une importante innovation. Chaque contribuable peut à présent déduire de ses revenus imposables un tiers des honoraires payés à son ou ses médecins, à condition d'en déclarer le détail. Les médecins ne conçoivent aucunement cette disposition comme une avancée dans la socialisation du risque-maladie : *« Il s'agit de tourner le secret professionnel auquel sont obligés les médecins et qui paralyse le contrôle des agents du fisc pour réunir un certain nombre d'indications données par les intéressés eux-mêmes, indications qui permettront de faire des sondages dans les comptabilités médicales »*[19].

Aussi leur indignation ne connaît-elle plus de bornes et ils n'ont pas de mots assez forts pour stigmatiser le traitement dont ils font l'objet : *« impôt excessif et vexatoire », « mouchardage des médecins par leurs malades », « brimade parfaitement inopérante »*[20]. Une fois encore, les médecins se posent comme les seules victimes d'un système où les parasites se gobergent tandis que les hommes de bien montent sans cesse un degré de plus dans l'échelle du sacrifice: *« Financièrement,* lit-on en octobre 1943 dans *la Défense du Médecin, nous supportons les abus d'impôts qui ménage (sic) aux filles, aux mauvais garçons, aux chefs de bande noire, le quotient pléthorique de sa magnificence ... Le médecin, lui, se rase les poils par derrière la peau, pour satisfaire une bande de ruffians qui le traite en valet »*[21].

Cette *« injustice voulue et accentuée sans cesse des prélèvements fiscaux sur la maigre bourse médicale »* est d'autant plus ressentie que la vie est plus chère[22]. Or, les pouvoirs publics, dans le même temps, ne font rien pour aider les médecins à gagner leur vie.

Les médecins critiquent les Assurances sociales depuis qu'elles existent. Les ont-ils assez combattues pour empêcher leur création ! Maintenant qu'elles sont là, ils ne désarment pas. Il faut dire que non contentes de se mêler de leurs affaires, de les menacer de concurrence avec leur institut d'hygiène, elles s'en tiennent à des taux de remboursement beaucoup trop bas. Depuis 1940, les médecins ne cessent d'accuser l'Ordre de négliger d'obtenir des conventions qui les satisfassent vraiment. L'inflation rampante qui sévit dans la France occupée ne fait qu'aggraver le malaise. Elle a mis à mal à leur tour les tarifs des soins aux réformés de guerre et accidentés du travail. En janvier 1943, le secrétaire général de l'Ordre des médecins de l'Indre se plaint qu'ils soient si bas qu'ils ne couvrent pas les frais de déplacement des médecins de campagne[23]. Or, le gouvernement se refuse à les relever.

En 1941 et 1942, les chirurgiens des hôpitaux de Paris réclament que les honoraires des assurances sociales ou des accidents du travail perçus pour eux par l'Assistance publique leur soient réservés, avec abandon du principe de répartition égalitaire entre tous les personnels médicaux des hôpitaux. Cela revient à léser les médecins puisque le coefficient de remboursement des actes médicaux est inférieur à celui des actes chirurgicaux. Ils ne toucheront plus qu'un tiers environ de ce que touchent les chirurgiens. S'en suivra un abondant flux de mémoires circonstanciés et de lettres de protestations, qui ne le sont pas moins, à l'intention des pouvoirs publics. En dehors de la question de principe, qui n'est certes pas absente, il est tout de même très intéressant de voir s'empoigner pour quelques milliers de francs par an, et s'accuser mutuellement de cupidité, des spécialistes qui ont les plus belles clientèles de la capitale. Cela dénote un certain état d'esprit, mais aussi une réelle inquiétude quant aux questions financières : *« Certes, nous ne demandons pas des plaisirs nouveaux, des femmes plus belles, des hommes plus robustes et plus intelligents, nous demandons humblement le loisir de gagner notre pain quotidien à la sueur de notre front, à condition que le pain pèse 400 g par jour, que le vélocipède puisse rouler sur ses pneus, la lampe électrique éclairer notre morne cabinet, nos enfants croître et notre vieillesse ne pas tendre la main. Sans honte, quelque jour »*[24].

La détérioration est certaine. A la Libération, le constat s'en impose. Elle doit être toutefois rapportée à l'ensemble de la situation économique des Français : inflation galopante, pénuries généralisées, salaires bloqués, faim, froid, ruines. Aussi faut-il examiner de près le rapport récapitulatif sur *« la situation fiscale et la situation matérielle du médecin »* présenté à l'assemblée générale de la Confédération des syndicats médicaux le 20 décembre 1947. Dans un premier temps, le Dr Quivy compare l'indice des honoraires médicaux (1) et celui du coût de la vie (2).

	1938	1939	1940	1941	1942	1943	1944	1945	1946	1947
(1)	100	100	100	103	126	133	164	222	369	500
(2)	100	108	129	150	175	225	252	400	610	749

(*Le Concours médical,* 10 janvier 1948)

La dégradation est incontestable. Il y a toutefois un effet d'optique puisque l'indice des honoraires est construit sur le tarif des consultations dans la Seine. Or les consultations se paient moins cher que les visites à domicile qui sont tout aussi nombreuses. De plus, l'indice des salaires à Paris montre une situation tout aussi difficile, avec un pouvoir d'achat représentant, par rapport à celui de 1938, 60 % en avril 1945, 63 % en avril 1946, 73 % en avril 1947. A cet égard, les médecins ne sont pas plus à plaindre que la majorité de la population.

Le Dr Quivy, pourtant, ne l'entend pas de cette oreille. Il veut en effet démontrer une détérioration *relative* des revenus des médecins par rapport aux autres catégories. Il présente donc un rapport entre le revenu annuel généré par dix consultations par jour et le minimum vital (1), d'une part, et entre ce minimum vital et deux mille heures de travail salarié (2), d'autre part.

	1938	1939	1940	1941	1942	1943	1944	1945	1946
(1)	5,6	5,1	4,3	2,8	3,1	2,2	2,3	1,8	2
(2)	2,6	2,5	2,4	1,8	2,2	1	1,9	1,2	1,6

(*Le Concours médical,* 10 janvier 1948)

L'ensemble est fort sujet à caution. Même si l'on omet le problème de définition (que sont le minimum vital ? le travail salarié ?), force est de constater qu'une activité professionnelle de dix consultations par jour, c'est fort peu. La majorité des médecins doit travailler bien davantage et, donc, gagner plus. En fait, le principal intérêt de ce tableau réside dans sa chronologie des hauts et des bas : pendant la guerre, l'année 1943 est la pire et, comme pour tout le pays, la situation a plutôt empiré après la Libération. Quant à la dégradation relative, elle relève du fantasme, récurrent chez les médecins, qu'ils sont les premières victimes de toutes les transformations économiques.

La révolution conventionnelle

L'avènement de l'assurance-maladie, la croissance des Trente glorieuses et l'amélioration objective de la situation financière des médecins mettront du temps à changer cet état d'esprit, si tant est qu'ils y soient jamais entièrement parvenus. Répondant à une enquête d'*Esprit* en 1957, un radiologue d'Annecy s'exclame, au mépris de tous les chiffres : *« Les honoraires médicaux sont considérablement avilis depuis 1914. Ils sont beaucoup moins élevés que ceux des avocats, des notaires et des architectes, par exemple. Le nombre des médecins a augmenté nettement plus vite que la consommation médicale. Pendant ce temps, les frais d'installation et les frais d'exercice se sont énormément accrus. D'autre part, le corps médical qui se recrutait autrefois presque exclusivement dans la bourgeoisie aisée, se recrute aujourd'hui dans des milieux intellectuels sans fortune. La plupart des jeunes médecins débutent dans la vie professionnelle chargés de dettes. Il en résulte la création d'un véritable prolétariat médical »*. Un omnipraticien de banlieue renchérit, donnant toutefois la mesure de cet *« effondrement »* des revenus : *« La paupérisation est un fait très exact. La plupart des médecins n'ont plus de bonne et s'arrangent en famille ou avec une femme de ménage, leurs locaux manquent de luxe, etc…»*[25].

A cela, un professeur de médecine tient à apporter le plus net des correctifs: *«J'exerce la médecine depuis 1913 et, depuis cette époque, j'ai constamment vu le standing de la majorité des médecins s'améliorer. Une bonne partie d'entre eux le mérite du fait de toutes leurs qualités; l'autre partie, non. La Sécurité sociale a été pour eux la poule aux œufs d'or, ce qui ne les empêche pas de l'attaquer sans cesse»*[26].

Une étude, réalisée entre 1956 et 1958 pour une thèse d'économie, permet d'essayer d'y voir plus clair entre des affirmations si contradictoires. *«L'évolution de la consommation des ménages durant la période de grande prospérité que vient de traverser la France,* constate l'économiste, *s'est traduite par un développement spectaculaire de la consommation médicale».* Cette tendance ne se limite d'ailleurs pas aux assurés sociaux, même si le remboursement d'une partie des frais de santé facilite la consultation des spécialistes. Il estime par ailleurs qu'entre 1948 et 1958, les honoraires des praticiens auraient augmenté de 60 à 100 % à prix constants, mais avec un surcroît de travail de 65 %. Surtout, il ajoute une importante notation sur la subjectivité d'un corps médical en majorité d'origine bourgeoise: *«Les médecins fixent les prix en fonction de leur origine sociale. Celle-ci influence l'appréciation subjective de l'effort fourni, aussi bien que le niveau de vie souhaité»*[27]. C'est là une donnée fondamentale: jusqu'à un certain point, les faits comptent moins que la représentation que l'on s'en fait.

En 1948, un médecin s'étouffe ainsi d'indignation devant les tarifs d'honoraires remboursés que proposent les caisses d'assurance-maladie: *«Certes, nous acceptons de travailler et peiner toute une vie, sans gagner une fortune, mais nous voulons pouvoir vivre sans manger notre patrimoine»*[28]. Peu de conventions acceptées, donc. Et la liberté des honoraires dans de nombreux départements. Le corps médical y vit-il pourtant comme dans un pays de cocagne? Rien n'est moins sûr, si l'on en croit les souvenirs du Dr Jean Robin, syndicaliste médical installé en 1949 dans la banlieue-ouest de Paris. Il rend à ses confrères la traditionnelle visite de courtoisie. Tous deux lui déclarent prendre 400 francs pour une consultation, 500 pour une visite. Il aligne donc ses tarifs sur les leurs. Un mois plus tard, le pharmacien lui apprend que les honoraires de ses confrères sont en fait de 300 et

400 francs et qu'ils vont partout répétant combien le nouveau venu est cher, alors qu'il n'est qu'un débutant ignorant.

De fait, la sous-consommation médicale sévit encore, due tant à la faiblesse des revenus qu'à la modestie du taux de remboursement pratiqué par une assurance-maladie encore très partielle. Dans certaines communes, les « impayés », honoraires que ne peuvent verser les plus démunis, tels les retraités, peuvent grever le chiffre d'affaires du médecin à hauteur de 20 %. La note d'honoraires remise en fin de maladie, voire la note annuelle pour la clientèle bourgeoise, obligent le médecin à une forme de crédit qui restreint sa trésorerie et désorganise ses revenus. Le régime de la concurrence règne, concurrence à la baisse pour attirer les patients et essayer de mordre sur les clientèles voisines. Ce sont les « rabaisiens » qui s'alignent sur le tarif de remboursement des caisses d'assurance-maladie, d'un tiers au moins inférieur aux tarifs syndicaux, ou qui acceptent le tiers payant. En campagne, des médecins ajustent leur indemnité kilométrique en fonction de la distance entre le malade visité et leur plus vif concurrent. Ou utilisent les services d'un rabatteur pour visiter en une seule fois tous les malades d'un village. La Haute-Savoie, les Ardennes ou le triangle Chaville-Meudon-Sèvres, près de Paris, se sont ainsi acquis de fâcheuses réputations. Les généralistes, enfin, poussent à l'adoption par les spécialistes des tarifs les plus élevés possibles, afin d'en éloigner la concurrence et d'augmenter la somme que le spécialiste ristourne au confrère qui lui a adressé un patient. *« Dans les années cinquante,* conclut le Dr Robin, *la confraternité s'arrête là où commencent les enjeux économiques »*[29]. La situation n'était alors tenable que grâce à la multiplication des actes rendue possible par le décalage entre une population médicale stagnante (35 600 médecins en 1951, 41 000 en 1956) et une population générale en pleine croissance démographique (41 millions en 1951, 45 millions en 1959, avec plus de huit cent mille naissances par an) : un médecin pour plus de 1 100 habitants.

A partir de la convention de 1960, et avec la généralisation de la protection sociale, l'écart entre les tarifs pratiqués et les tarifs remboursés se réduit. La consommation médicale augmente et, avec elle, les revenus médicaux, tirés vers le haut par la progression des honoraires et de l'activité. Le chiffre d'affaires moyen par médecin libéral conventionné croît à un rythme soutenu entre 1962 et 1966, plus lent par la suite : + 40 % entre 1962 et 1966, + 21 % entre 1966 et 1969. Le revenu moyen, en 1966, est de

73 000 francs par an (64 000 pour un généraliste, 85 000 pour un spécialiste), contre 40 000 francs pour un cadre supérieur[30].

Si détérioration relative il y a eu, elle s'est faite par rapport aux catégories les plus modestes, dans le mouvement général de resserrement des revenus, et non par rapport aux autres catégories sociales aisées : entre 1956 et 1970, le revenu fiscal moyen des cadres supérieurs et professions libérales a été multiplié par 2,9 ; celui des ouvriers ou des employés par 3,4 et celui des exploitants agricoles par 6,7[31].

Une austérité relative

Après les chocs pétroliers, l'entrée de l'économie dans la crise modifie-t-elle la situation matérielle des médecins ? Ils se sentent plus que jamais menacés et décident de passer à l'action. A l'été 1976, la CSMF prône ainsi l'application de tarifs *syndicaux* d'honoraires afin de contester les tarifs de la nouvelle convention avec la Sécurité sociale. Ce à quoi la Caisse nationale d'assurance-maladie réplique en menaçant de déconventionner les médecins qui pratiquent les tarifs syndicaux. En signe de solidarité, les médecins de trois départements bretons ferment leurs cabinets le 17 novembre. Déjà, les 15 et 16 septembre, les laboratoires d'analyses et les médecins biologistes s'étaient mis en grève pour protester contre la nouvelle nomenclature de leurs actes. Dans la presse professionnelle, le ton est à la colère et à l'exaspération : *« Il ne se passe pas de jour sans que le médecin libéral ne se voit accusé, jugé ou pressurisé... Cela n'est pas nouveau mais on peut penser que l'on est parvenu au seuil du tolérable.*

(...) Les médecins ne sont pas les derniers à financer le plan Barre... Ce n'est pas assez car ils sont exclus des professions libérales pouvant bénéficier des abattements supplémentaires pour "fiscalité transparente" »[32]. L'entrée dans l'austérité, quoique fort lente, n'en est pas moins durement ressentie dans un milieu où l'argent a tendu à s'imposer comme la mesure visible de la réussite. Au grand dam, d'ailleurs, des médecins eux-mêmes. Un généraliste de 42 ans, installé à Bagnolet, écrit ainsi en 1975 : *« Le médecin gagne en général beaucoup d'argent. Il est né du fric, il en a vécu, il en vit encore, il le cultive. Entre médecins, il en parle, voire, il s'en vante. Il en parle même tant qu'un confrère*

décent évite les réunions de médecins et que plus d'une femme de médecin, excédée, refuse les repas entre confrères, ces repas comme ces réunions ayant souvent pour tout sujet de conversation et pour seul pôle d'intérêt : l'argent, les impôts ou le cul »[33].

Le 23 octobre 1979, près de 90 % des médecins sont en grève contre le plan d'austérité. Les journaux médicaux annoncent une hausse de plus d'un tiers du chômage médical. Cette proportion a beau ne porter en fait que sur des chiffres modestes, elle frappe les esprits. Resurgit bien entendu le fantôme éculé de la détérioration relative. *Impact médecin* compare le médecin libéral (1) au cadre supérieur (2) pour en conclure, bien sûr, qu'à l'aune de l'indice des revenus, le premier est le grand perdant sur les vingt dernières années.

	1960	1970	1980
(1)	100	100	100
(2)	66	115	209

(*Impact Médecin*, 22 mars 1980)

Une étude, moins passionnée, du CREDOC révèle tout de même qu'entre 1962 et 1975 la hausse du pouvoir d'achat des médecins libéraux conventionnés a été en moyenne de 2,8 % par an (+ 3,3 % pour les généralistes, + 2 % pour les spécialistes) contre 4 % pour l'ensemble de la population active. Ce qui représente, pour un généraliste, en 1975, 153 715 francs de revenus nets des frais professionnels et des cotisations sociales, avant impôt ; 217 529 francs pour un spécialiste[34]. Entre spécialistes aussi, les disparités sont considérables : l'écart peut aller de un à dix au sein d'une même spécialité et de un à quatre entre la moyenne des revenus des psychiatres et celle des revenus des chirurgiens[35].

En 1976, les médecins salariés ont eux aussi des revenus variables selon leur secteur d'activité. Les membres de la fonction publique sont les plus mal lotis : 70 000 francs par an en fin de carrière pour un médecin de protection maternelle et infantile, 80 000 à l'inspection du travail. Les conventions collectives garantissent aux médecins des services interentreprises des salaires de 80 000 à 140 000 francs selon leur ancienneté. Tous ces revenus, fort inférieurs à ceux des libéraux, sont toutefois plus stables et sont complétés de congés payés, de meilleures garanties en cas de maladie et de retraites souvent supérieures[36].

Depuis 1980, le pouvoir d'achat des médecins a continué à

croître, en dépit de la crise, des plans successifs visant à combler le déficit de la Sécurité sociale et l'augmentation du nombre des praticiens. Ces gains de pouvoir d'achat sont dus à l'augmentation de la masse des honoraires (+ 5 % par an en francs constants entre 1980 et 1991) et à une progression plus lente des charges. Il faut en outre préciser que la croissance du nombre de femmes médecins (dont les honoraires sont, en moyenne, inférieurs à ceux des hommes) et le développement des spécialités à recettes moins élevées (dermatologie ou psychiatrie par exemple) ont eu tendance à tirer vers le bas le calcul de la moyenne des revenus médicaux[37]. Malgré cette progression moyenne, l'impression ressentie par les médecins libéraux est souvent mauvaise car l'évolution de leur revenus est irrégulière : + 5 à 6 % en 1987 et 1988, 1 % en 1989, 3 % en 1990, par exemple. Cette irrégularité s'explique en partie par le calendrier des revalorisations tarifaires, au rythme de la signature de conventions. Le tassement est dû aussi au « gel » du secteur des honoraires libres à partir de 1990. Nous reviendrons sur ce point[38].

En 1982, un omnipraticien réalise en moyenne un bénéfice annuel de 193 000 francs pour un chiffre d'affaire de 330 000 francs. Les pédiatres ou les rhumatologues réussissent des bénéfices plus modestes. Les premiers parce que leur chiffre d'affaires est plus bas, les seconds parce qu'ils ont des charges qui représentent environ la moitié de leur chiffre d'affaires. En termes de bénéfices, les résultats sont surtout favorables pour les cardiologues (268 000 francs), les gynécologues (262 000) ou les ORL (251 000)[39]. A titre de comparaison, en 1984, le revenu moyen disponible est, dans un ménage de cadre supérieur avec deux enfants, de 207 000 francs.

En 1990, un généraliste réalise en moyenne 500 000 francs de chiffre d'affaires par an, contre une moyenne de 850 000 francs pour les spécialistes[40]. Compte tenu des frais professionnels, ceci représente, pour un généraliste, un revenu moyen de 300 000 francs et, pour un spécialiste, de 400 000 francs. La hiérarchisation reste inchangée. Un radiologue réalise des recettes brutes cinq fois supérieures à celles d'un psychiatre, deux fois et demi supérieures à celles d'un gastro-entérologue[41].

En fait les disparités l'emportent. Surtout si l'on considère que les médecins hospitaliers, en dépit de leur formation, de leur sélection et de leurs responsabilités, recevaient en 1982, un traitement brut annuel compris entre 122 600 francs pour les assistants en début de carrière, et 314 500 francs pour les chefs de service après quatorze ans d'ancienneté[42]. Ces chiffres étaient respectivement, en 1990, de 216 000 et 435 000 francs[43]. Cependant, les conventions collectives attribuent aux médecins du travail des services interentreprises des salaires annuels bruts de 208 000 à 358 000 francs, selon l'ancienneté[44].

Ce sont aussi cet émiettement des cas particuliers, les conflits que génèrent les oppositions multipliées (résidents/internes ; généralistes/spécialistes ; médecins de ville/hospitaliers, libéraux, salariés, etc,...) qui entretiennent la crise de la médecine française, crise démographique et économique, crise identitaire aussi, les médecins se posant avec insistance la question de leur place dans la société. D'autant plus que, si les médecins gagnent dans l'ensemble bien leur vie, ils ne peuvent se défendre du sentiment frustrant de ne pas être défrayés à la mesure de la longueur de leurs études, de leurs responsabilités, de leur charge de travail.

Statut, prestige et frustration

Le corps médical possède, pour justifier sa demande de revenus élevés, tout un arsenal d'arguments. Ils méritent d'être examinés avec attention pour ce qu'ils traduisent.

C'est d'abord l'indépendance du médecin qui est en jeu, indépendance qui garantit la qualité de son travail comme elle protège le médecin et son patient des pressions de tous ordres. Sur le premier aspect, la tradition est tenace. Elle passe d'Antonin Gosset, le pape de la chirurgie parisienne entre les deux guerres, à Jean Hamburger.

Le premier écrit en 1941 : *« Depuis lors [la première semaine de mon installation en 1890], je n'ai jamais eu le moindre souci d'argent, ce qui est une condition indispensable pour pratiquer en toute indépendance la chirurgie »*[45]. Cinquante ans plus tard, Jean Hamburger renchérit, dans un écho lointain : *« Si le médecin doit être protégé de tout souci financier, c'est seulement parce qu'un médecin qui a des soucis d'argent perd la liberté et l'indépendance d'esprit que les malades attendent de lui »*[46].

Il s'agit là d'un des ressorts de la méfiance continue des médecins à l'encontre du remboursement des honoraires médicaux en fonction de tarifs. Si le tarif est trop bas, il incite le médecin, pour maintenir son niveau de vie, à multiplier les actes, soit en mesurant le temps qu'il accorde à chaque patient, soit en leur suggérant des consultations ou des soins à répétition. Déjà, à la fin des années vingt, lors des débats relatifs aux Assurances sociales, les contempteurs de la loi stigmatisaient les risques d'avilissement du corps médical que portait en germe le système. Depuis lors, c'est un thème récurrent. Il relève de la batterie de justifications que le corps médical met immanquablement en avant lorsqu'il lie la défense de ses intérêts corporatifs à celle de la qualité des soins et du bénéfice pour les patients. Henri Hatzfeld, remarquable analyste de ces questions, considère que, lors des discussions tarifaires, la mise en avant des principes de la médecine libérale (secret professionnel, libre choix du médecin par le patient, liberté de prescription, entente directe) est un leurre. En fait, les trois premiers principes ne sont pas en cause, puisqu'ils sont même garantis. Mais ils permettent *« d'habiller un peu une vérité trop nue, à savoir qu'on ne discutait que de la liberté des honoraires »*[47]. Sur un point toutefois, il faut apporter un complément. Depuis la publication de l'excellent livre d'Hatzfeld, en 1963, la nécessité de limiter les déficits de la Sécurité sociale entraîne une pression sur les prescriptions. On demande, pour le moment de façon souple, aux médecins de faire attention de ne pas multiplier prescriptions médicamenteuses, analyses, examens complémentaires. C'est déjà là une forme de contrôle de la liberté thérapeutique qui pourrait éventuellement se durcir. Il est évident que chacun a intérêt à ces limitations, mais davantage en tant que contribuable et cotisant, que comme malade.

La protestation des médecins est-elle entièrement infondée ? Probablement pas. Les patients eux-mêmes ressentent la nécessité de s'adresser à un médecin disponible, attentif et désintéressé, tous critères qui sont, à la limite, des luxes. Avec beaucoup d'esprit et une pointe de sarcasme, Coline Serreau a mis en scène en 1992 dans son film *La Crise*, l'épouse d'un médecin qui se lamente sur le manque à gagner depuis que son mari a abandonné, pour l'homéopathie, une spécialité requérant moins d'écoute, et ne « fait » plus, en consultation, qu'un ou deux clients à l'heure.

Ici réside le cœur du problème : les exigences sociales sont en contradiction avec une pratique libérale où le paiement à l'acte et le succès financier symbolisent la compétence professionnelle et la reconnaissance.

C'est pourquoi les médecins sont attachés au terme d'honoraires. Le patient ne rétribue pas le médecin pour un service, qui n'a de toute façon pas de prix, mais fait honneur à son mérite, dans la mesure de ses moyens. On peut ainsi lire, en 1941, sous la plume d'un médecin, dans un ouvrage intitulé *Votre médecin. Ce que vous pouvez pour lui, ce qu'il peut pour vous*: « *L'originalité du travail médical réside dans ce fait que votre docteur ne vous vend pas une marchandise, mais applique à votre cas, avec conscience, les ressources scientifiques qui sont en lui. Son action ne se mesure pas nécessairement au résultat obtenu.*

Lorsque vous honorez votre médecin, vous lui permettez, en contrepartie du service rendu, de vivre de façon décente et d'élever ses enfants conformément à ses traditions familiales »[48].

Tout cela est bel et bon jusqu'à ce que la socialisation du risque-maladie vienne bouleverser les rapports. Dès lors, tout le monde paie et paie la même chose. L'intervention du médecin est tarifée en fonction de nomenclatures, de conventions. En ce sens, seuls les dépassements d'honoraires (20 % des médecins en 1980, 30 % en 1991, mais l'accès en est limité aux chefs de clinique et plus depuis 1990) peuvent encore apparaître comme des honoraires au vrai sens du mot: le malade accepte de payer plus, en vertu de compétences plus éminentes par exemple. Sinon, la notion d'honoraires est globalement altérée. Ce qui a été et est encore parfois inadmissible pour des praticiens. L'un d'entre eux écrivait en 1964: « *C'est ainsi pour des raisons d'éthique et non pour des considérations matérielles que la "tarification" des actes, établie administrativement, en dehors de l'avis de médecins rompus à la pratique journalière et non poussés par des arrière-pensées extra-médicales, me paraît spirituellement inconcevable.*

Un diagnostic, produit individuel, est plus proche de l'inspiration que de la mécanique ; les examens qui en découlent ne doivent être dictés que par la nécessité à n'être limités que par le besoin d'éclairer ce diagnostic ; une opération, elle aussi, est un mélange de technique, d'art et de cette sorte de transsubstantation inconsciente qui se fait entre le chirurgien et l'opéré. Tarifer tout cela, c'est un peu vouloir coter les tableaux d'après le nombre de coups de pinceaux du peintre !

Ces règles de fer, de plus en plus appliquées à la médecine, arriveront inéluctablement à la dégrader »[49].

En fait, les revenus médicaux renvoient à la place que chaque médecin occupe dans son environnement social et que l'ensemble du corps médical détient dans la société.

Dans la seconde moitié du XIXe siècle, le médecin s'est imposé comme un notable respecté. Le corps médical professe donc à la Belle Epoque, une excellente opinion de lui-même. Caractérisant ses confrères, un généraliste parisien écrit, en 1911 : *« Ils sont les pères du peuple qui les honore, les bienfaiteurs des grands qui admirent leurs vertus, les protecteurs des pauvres et les confidents des riches qui font un bon usage de leur richesse, la ressource des orphelins et de ces malheureux forcés de cacher leur misère et leurs tares »*[50]. Cette image idyllique, qui semble tirée d'un roman édifiant, n'empêche pas les médecins de récriminer en même temps contre les simulateurs des accidents du travail ou les exigences des fats, sots et autres malhonnêtes qui peuvent les livrer à l'injustice des magistrats.

Après la guerre et en dépit des bouleversements qu'elle a induits, le médecin conserve son mode de vie bourgeois comme la considération de ses concitoyens. Combien de vocations ont-elles été déclenchées par l'image du médecin imposant, efficace, bienfaisant et entouré d'égards !

Né en 1933 dans le Doubs, Gérard Mérat, devenu omnipraticien en banlieue parisienne, propose du médecin de province une vision plus surannée : *« Le médecin était un notable. Dans mon village, c'était lui qui bridgeait en circuit fermé avec le notaire et le curé les jours pairs et qui faisait un tarot chez le pharmacien les jours impairs ; à l'église, c'était lui qui disposait de la chaise réservée ; chez le malade, c'était lui qui étrennait la serviette neuve et qui déflorait la savonnette... »*[51] Ce prestige a une efficacité pratique : *« il ne vient à personne l'idée de discuter ses actes cliniques et thérapeutiques »*[52]. La confiance générée par son titre et sa position peut contribuer au succès de ses soins. Et les revenus, encore une fois, l'aisance matérielle sont des signes manifestes de ce statut. D'où aussi, un manque certain d'enthousiasme devant l'attitude des nouveaux assurés sociaux qui « puisqu'ils payent », trouvent que tout leur est dû, dévouement du médecin et réussite de la thérapeutique compris, et entendent « en avoir pour leur argent ».

Aux conditions d'efficacité, aux considérations matérielles s'ajoutent enfin des satisfactions d'amour-propre. *« La situation du praticien, dans son quartier ou son village, lui assure une notoriété qui, pour être locale, n'en est pas moins flatteuse et le met en relief dans son milieu immédiat.*

Il y a là un prestige qui, même réduit, flatte l'homme et l'incite à poursuivre la stabilisation de son mode de vie »[53].

A cela, les années ne changent rien jusqu'à ce que la croissance urbaine vienne brouiller les repères de stabilité et de voisinage. Alors même que les enquêtes d'opinion montrent l'attachement de la majorité des gens à *leur* médecin et le prestige dont jouit cette profession[54], les médecins expriment avec violence leur désarroi. Ils se sentent mésestimés, infériorisés. L'un d'entre eux écrit à *Esprit* en 1957 : *« La médecine n'a absolument pas, dans la Société, la situation matérielle et morale qui correspond à son instruction et à son travail ».*

Le discours sur la prolétarisation des médecins due à la pléthore, la multiplication des émissions de vulgarisation médicale à la télévision, les contestations de l'autorité nées de mai 1968 contribuent à désacraliser la médecine. Léon Schwartzenberg, dans le livre qu'il publie en 1977, écrit ainsi que *« la médecine est un métier comme un autre »*[55]. Il faut toutefois établir des distinctions. Ces mêmes émissions télévisées qui mettent en avant quelques grands patrons, des services de pointe, les techniques les plus affinées, le goût de la performance, l'attrait pour l'innovation technologique ont auréolé de prestige les médecins hospitaliers et leurs « équipes ». Au même moment, les médecins de ville peuvent avoir l'impression que leur compétence, comme leur personne, sont banalisées. D'autant plus pour les généralistes dont le domaine d'intervention est entamé par les spécialistes et qui se sentent traités de haut par leurs confrères des hôpitaux. En 1975, l'un d'entre eux, qui exerce en région parisienne, laisse éclater sa rancœur : *« Le médecin, et surtout le "généraliste" se sent attaqué de toutes parts et menacé : on lui reproche de gagner trop d'argent. "On", c'est le public et le fisc, qui se font l'un et l'autre à ce sujet des idées complètement fausses.*

On lui reproche d'être trop pressé ; on lui reproche de ne pas en savoir assez (de tous côtés, on se soucie de compléter ou de refaire sa "formation') ; on n'est pas content lorsqu'il est isolé, parce qu'on craint qu'il ne soit pas "au courant" ; on n'est pas content lorsqu'il est groupé avec d'autres, parce que cela entame le fameux "libre choix" ; on ignore le travail de sa femme et de sa famille, on ignore ses heures de soir et de nuit, ses charges, sa secrétaire, ses responsabilités (qui n'ont plus aucun prix) »[56].

Ce brouillage paraît d'autant plus douloureux qu'il pourrait porter la responsabilité des procès intentés aux médecins. Interrogés par sondage en 1984, des médecins classaient parmi *« les motifs de multiplication des plaintes »*, en tout premier lieu *« la dégradation de l'image du médecin »*, suivie de *« la prise de conscience par les malades de leurs droits »*, très loin devant les erreurs de diagnostic, de thérapeutique ou les abus opératoires[57].

De par leur nombre, leur fonction, leur rémunération, le statut des médecins a indéniablement changé depuis le début du siècle. Il n'est plus le notable qui impose le respect, il n'est plus « le docteur » mais, souvent, un médecin aux services duquel on recourt dans le cadre de l'assurance-maladie. L'opinion que les Français ont de leur médecin est dans l'ensemble fort bonne. On reste persuadé que c'est là un métier rémunérateur. Mais le médecin n'est plus à part. Une psychiatre, mariée à un cardiologue, confie ainsi en 1992 : *« Dans mon immeuble, je ne crois pas que mes voisins me renvoient une image sociale particulière et je n'en ai pas de moi-même »*[58].

L'ÉTAT, UNIQUE OBJET...

Lois, règlements, revenus, impôts, certificats. Le médecin, dans son exercice professionnel, se heurte sans cesse à un partenaire qui s'impose à lui, qu'il n'a pas choisi, mais dont il a besoin : l'Etat. Avec les pouvoirs publics, les relations sont conflictuelles, d'autant plus que le corps médical a le sentiment d'avoir à se défendre contre des tentatives toujours renouvelées d'étatisation. Mais en même temps, il le sollicite constamment pour l'aider à surmonter ses difficultés qui sont nombreuses et multiformes. Si bien qu'en 1966, alors même que le corps médical commençait à jouir des bienfaits que lui procuraient le système de protection sociale et la prospérité économique, un observateur pouvait parler de « l'impression de découragement » ressentie par une bonne part de la profession : *« S'il considère le rôle de l'Etat à son égard, il a l'impression que tout s'oriente vers des questions d'argent, qu'il s'agisse de fiscalité, de tarification ou de retraite. Un regard sur un passé proche, qu'il a pu connaître, lui permet de constater qu'il ne bénéficie plus dans ces domaines de la liberté qui lui assurait en moyenne une aisance relative, mais sans plus.*

(...) Dans le même temps, les médecins ont l'impression que l'Etat, confronté à une autre échelle avec l'évolution des problèmes de santé, éprouve une certaine difficulté à traiter ceux-ci d'une façon cohérente et synchronisée ; aussi certains vont-ils jusqu'à dire que l'Etat leur en veut, qu'ils sont l'objet d'un complot ! »[1]

Tout était-il mieux avant ? Les médecins n'ont que trop tendance à se croire persécutés par la puissance publique. La thèse du complot elle-même est une vieille lune de la profession. Le début du siècle ou l'entre-deux-guerres n'ont pas été des périodes de relations immuablement radieuses entre les médecins et l'Etat. Loin s'en faut... Dès avant la Première Guerre mondiale avec la loi sur les accidents du travail, entre les deux guerres à propos des soins gratuits aux anciens combattants, des assurances sociales, de la montée de la concurrence, partout, les médecins ont cru déceler la menace de la main pesante de l'Etat, décidé à agir en deux temps : nivellement des élites, étatisation.

Le moins d'État possible

Jusqu'en 1914, les médecins ne sont assujettis qu'à la patente des professions libérales, impôt d'ailleurs modeste, mais absurde, puisque calculé sur le montant de leur loyer. Avec l'instauration de l'impôt sur le revenu, ils deviennent imposables, à raison de 3 % en moyenne du revenu de leur travail. Le principe en est pour le moins mal reçu, comme en témoigne le plaidoyer qu'un professeur de médecine présentait au ministre des Finances : *« Au lieu de réclamer de l'argent à ceux qui travaillent, on en réclamerait à ceux qui ne travaillent pas. L'impôt sur le travail est un impôt inique. (...) L'heure a sonné de faire payer les gens dont la profession est de n'en point avoir (...) et non pas ces infortunés médecins sur lesquels le fisc frappe à coups redoublés »*[2].

Autre sujet d'affrontement : la bataille contre le forfait dans le cas des soins prodigués aux accidentés du travail, dans le cadre de la loi de 1898. Les médecins réussissent, en 1905, à faire abandonner le forfait. Mais dans le même temps, l'aide médicale gratuite et l'essor des mutuelles commencent à susciter des inquiétudes : le forfait ne va-t-il pas ainsi faire sa rentrée dans le champ bien clos des honoraires ? Les revenus, certes, sont en question, mais aussi l'idée d'indépendance que les médecins se font de leur profession. Le débat se met en place qui va provoquer bientôt de violents affrontements.

Aux termes de l'article 64 de la loi du 31 mars 1919, les victimes de guerre bénéficient de la gratuité des soins médicaux et pharmaceutiques. La mise en application de ces dispositions doit se faire « après entente avec le corps médical ». Or, les blessés, les invalides se comptent par centaines de milliers. Le système du tiers payant est inusité en France et d'ailleurs honni par les médecins. Qui plus est le libre choix du médecin, inscrit dans la loi, paraît menacé par les dispositions transitoires qui font que l'administration dirige presque systématiquement les pensionnés vers les hôpitaux. Quant à la liberté de prescription, elle est contrecarrée par la difficulté des pharmaciens à se faire rembourser la fourniture des spécialités. Seuls interlocuteurs des pouvoirs publics, les syndicats médicaux, au demeurant très divisés et incomplètement représentatifs, défendent pied à pied les intérêts des médecins auxquels l'administration entend consentir un tarif de visite réduit. Les médecins y voient un moyen d'empêcher le libre choix. Les négociations échouent donc. Les mesures transitoires se prolongent, à l'insatisfaction générale. Dans ce contexte déjà tendu, le ministre des Pensions, André Maginot, traite les médecins de *« mercantis des mutilés »*[3].

Les diatribes contre les médecins qui lui font écho dans la presse se nourrissent de la bonne conscience d'un discours du type *« ils ont des droits sur nous »*. Quant aux anciens combattants, ils gardent parfois rancune aux médecins tant de leur situation militaire moins exposée, que de leur pouvoir de décision sur les exemptions ou que des nombreux mécontentements suscités par les commissions d'invalidité. Face à une campagne qu'ils estiment injurieuse et outrancière, les médecins se sentent injustement attaqués : *« Il n'y a pas à le nier : nous avons en ce quart d'heure une mauvaise presse. Il semble que tous les mécontents se soient mis d'accord sur notre dos pour l'étriller de la belle manière. (...)... Un journal, et non des plus petits, accuse froidement le médecin de la vie chère, sans doute parce qu'il n'a pas quintuplé son taux d'honoraires et qu'il n'a pas stocké pour affamer ses concitoyens, des produits de première nécessité. (...).*

D'autres, et ils sont nombreux, emboîtent le pas à M. Maginot, et se répandent en basses calomnies contre les praticiens qui refusent de se laisser passer autour du cou le lacet gouvernemental. (...) Pas un ne demande à ses lecteurs : "Est-il juste que des sacrifices, qui doivent incomber à la masse des contribuables, soient imposés aux seuls médecins ?" »[4]. Si l'échauffourée est brève et finalement réglée à l'amiable, elle laisse dans le corps médical un mauvais souvenir qui ressortira périodiquement pour étayer d'autres critiques.

En juillet 1920, le gouvernement constitue, d'autre part, une commission chargée d'un projet d'assurances sociales. La loi définitive est promulguée le 30 avril 1930. De très longs débats et de violentes oppositions ont été alimentés par le patronat, les milieux agricoles, les mutuelles et la CGTU communiste, sans parler du corps médical concerné au premier chef comme prestataire de services[5]. A l'origine, la presse professionnelle considère sans animosité les travaux du groupe médical parlementaire. C'est un chirurgien en chef des Hôpitaux de Nice, député de la gauche républicaine démocratique, Edouard Grinda, qui est nommé rapporteur. Il développe une propagande enthousiaste. Mais à mesure que les dispositions se précisent, les médecins commencent à s'inquiéter et à rappeler leurs conditions : *« Le corps médical français est disposé à apporter son concours aux Assurances sociales ; il en reconnaît tous les bienfaits.*

Toutefois, il demande que le texte du projet soit modifié ; dans l'intérêt des assurés et des médecins, les trois grands principes du libre choix du médecin, du contrat collectif et du payement à la visite doivent être respectés »[6].

Le 31 janvier 1923, le Dr Grinda présente un projet long de 186 articles, qui pose le principe du libre choix du médecin, d'une rémunération « honorable » des actes médicaux, d'une vérification des ordonnances par des commissions mixtes de médecins et pharmaciens[7]. L'attention des médecins se focalise sur la question du tiers payant qui porte atteinte à ce qu'il est convenu d'appeler l'entente directe. En effet, la liberté des honoraires risquait de se trouver encadrée, et donc limitée, par les contrats conclus avec les Caisses. Le texte présenté par le rapporteur est toutefois voté par la Chambre le 8 avril 1924. A cette occasion, il s'efforce à nouveau de rassurer ses confrères : *« Le corps médical,* déclare-t-il, *a tout intérêt au vote de la loi et il doit l'accepter, même au point de vue de son intérêt matériel »*[8].

Au Sénat, un débat âpre et lent génère d'importantes modifications, de par l'action du rapporteur, le Dr Chauveau. La loi n'y est votée qu'en juillet 1927 et doit revenir devant la Chambre pour aboutir le 5 avril 1928. Entre-temps, la profession est parvenue à s'organiser. En face de la vieille Union des syndicats médicaux, presque paralysée par les divisions, s'est constituée en mars 1926 la Fédération nationale des syndicats médicaux de France. Les deux fusionnent à l'extrême fin de 1928 pour former la Confédération des syndicats médicaux de France qui peut se targuer de regrouper environ les quatre cinquièmes des praticiens. Ces péripéties, conjuguées à un acharnement qui s'appuie sur une quasi-unanimité, permettent de réussir une véritable lutte de retardement contre la loi. Dès avril 1928, la levée de boucliers empêche l'application de la « loi folle » par l'obstruction systématique. Les médecins *« n'acceptent pas de collaborer à une loi qui ne leur permettra plus d'exercer la médecine dans des conditions morales et normales »*[9].

Remises en chantier par le Parlement, les Assurances sociales donnent lieu à une loi modificative du 30 avril 1930 et à deux décrets-lois des 28 et 30 septembre 1930. La convention entre les caisses et les syndicats sur les tarifs demeure indépendante de ce que le malade paie effectivement au médecin. Le tiers payant est prohibé.

Malgré ce succès, les médecins gardent une rancœur tenace à l'encontre des pouvoirs publics. En les obligeant à batailler, la réforme les a placés dans la situation délicate de montrer des préoccupations matérielles en contradiction avec la référence altruiste qui participe de l'idéologie médicale. Outre le lien qu'ils établissent, en manière de camouflage, entre l'entente directe et les principes libéraux, ils ont donc tendance à se placer sur le terrain politique. Ils accusent le pouvoir politique d'avoir cherché, par ce moyen, à les contrôler et à les asservir, du fait de son expansionnisme naturel et de l'influence socialisante qu'il subissait. *Le Médecin* parle ainsi des « *assurances socialistes* »[10]. Tandis que *La Vie médicale* conclut : *« Sous un masque social, la loi fut politique ; son prétexte était d'être utile, son but d'acheter la faveur de la foule aux vues courtes »*[11].

Ce conflit fixe ainsi dans la mémoire collective l'image caricaturée de l'hostilité latente de l'Etat contre les médecins et du décalage insupportable qui existe entre la mentalité des médecins et celle des parlementaires. Ils n'en retiennent qu'une tentative pour leur nuire : à peine une infime minorité a perçu le fait que la socialisation du risque-maladie pourrait résoudre la stagnation des dépenses de santé qui menace les revenus médicaux.

Durant toute l'entre-deux-guerres, la fiscalité à laquelle ils sont assujettis constitue pour les médecins un autre objet de vif mécontentement. Les réformes votées périodiquement par le Parlement l'exacerbent par à-coups. Une première crise se produit en 1924-25 lorsque la déclaration du revenu net (qui servait d'assiette à l'impôt) est remplacée par la déclaration du revenu brut et des dépenses. D'autant que les contrôleurs peuvent ne pas se contenter d'un forfait des dépenses mais exiger leur détail. Au début de 1934, c'est la loi de redressement financier qui s'intéresse à son tour à la fiscalité des médecins. En janvier et février, les journaux professionnels débordent de récriminations. Le numéro de février 1934 du *Jeune Médecin* est intitulé *« Nos impôts*» et on peut y lire: «*La fiscalité? Elle est maintenant accablante. Et sa façon de procéder, illégale bien souvent, indigne les Français*»[12].

Il est frappant de constater que le corps médical envisage les mesures fiscales qui le concernent comme des moyens de rétorsion, comme une volonté de lui faire tort. La Confédération des syndicats médicaux parle ainsi de «*brimade*» et d'«*injure*»[13]. Les médecins répliquent par trois stratégies. D'abord ils se posent en victimes: «*les services qu'il [le corps médical] rend tous les jours à la collectivité eussent mérité d'autres égards*»[14]. Ils s'inscrivent ensuite comme des hommes de bon sens face à la folle démagogie des politiciens: «*ces dispositions sont inapplicables en pratique, sans qu'il soit besoin de démontrer en détail cette impossibilité*»[15]. Enfin, ils mettent en avant l'intérêt général et non leurs préoccupations financières. Les déclarations détaillées sont présentées comme autant de violations du secret médical. *La Vie médicale* titre ainsi: «*Le fisc contre la santé publique*»[16].

Dans chacun des débats évoqués, ce sont les principes de la médecine libérale qui ont été mis en avant. Cet idéal de la profession s'oppose aux velléités de fonctionnarisation imputées à l'Etat.

Dès la loi sur les pensions, les médecins ont eu le sentiment de devoir batailler pour sauvegarder le libre choix et la liberté de prescription. L'inquisition fiscale leur paraît mettre en péril le secret médical. Quant à la loi sur les Assurances sociales, elle est présentée comme la négation de l'ensemble des principes qui régissent la profession. Dans le cadre de la bataille contre les Assurances sociales, la «*Charte médicale*» est ainsi rédigée par le Dr Paul Cibrie et votée, le 30 novembre 1927, par le congrès des Syndicats médicaux de France. Elle s'articule sur le secret professionnel, le libre choix du médecin par le patient, la liberté de prescription ou liberté thérapeutique et l'entente directe.

Certes, le corps médical ne manque pas d'arguments pour se justifier. Son vrai capital, à une époque où le plateau technique est presque inexistant, est sa science. Son bagage scientifique et la longueur des études, en même temps qu'ils contribuent à sa légitimité, justifient ses honoraires. Mais le «mobile du profit» est exclu du discours et, dans les faits, est tempéré par l'obligation morale à laquelle la majorité des médecins se soumet pour l'avoir intégrée dans son propre schéma de pensée. Parmi les critères d'une profession libérale, Henri Grenet, médecin des hôpitaux de Paris, relève ainsi *« une certaine élévation d'esprit, qui fait que l'on n'a pas pour but principal de gagner de l'argent »*[18]. La philanthropie cohabite avec la conviction que le médecin a droit à des revenus suffisants pour assurer sa tranquillité d'esprit. Car la médecine est, à tous les sens du terme, une profession libérale. Le médecin est donc aussi un indépendant.

« Le médecin est un indépendant. Il entend le rester.

Indépendant par formation : à travers tous les courants, c'est son jugement, sa raison, son expérience qui dictent, à sa conscience, sa loi.

Indépendant par fonction : il travaille seul à seul avec un malade qui se confie à lui et auquel il doit le secret ; il n'est responsable que devant sa conscience ; il est seul juge, seul maître de son diagnostic et de sa thérapeutique, il commande là où d'autres n'auraient qu'à se taire.

Indépendant d'origine : avec tout ce qu'elle comporte de traditions, de culture générale et d'éducation, c'est assez pour assurer au médecin une influence et un prestige qui ont longtemps compensé son impécuniosité, mais trop pour certains jaloux dont la servilité considère comme une insulte personnelle l'indépendance d'une intelligence, d'une fonction, d'une famille ou d'une conscience »[19].

L'antithèse de cet idéal-type paraît donc être le fonctionnaire : *« Le médecin est un homme qui, par vocation, fait sa vie d'en soigner d'autres ; c'est là le contraire même de la vie du fonctionnaire, dont la vocation est une irresponsable tranquillité. Un médecin-fonctionnaire, d'ailleurs déchargé de sa conscience sur le dos de l'Etat son maître, s'occupera de ses malades comme l'Etat de ses administrés. Il ne songera qu'à "monter" et le népotisme qu'on voit aujourd'hui régler la vie publique et s'étendre à nos concours, deviendra la loi de notre profession. Du sacerdoce qu'on nous a décrit, la médecine deviendra le dernier des maquignonnages »*[20].

Cette description procède d'abord de la conviction que l'Etat cherche essentiellement à nuire au corps médical. Les démêlés de la profession avec le fisc ne sont d'ailleurs certes pas pour la réconcilier avec l'administration. Le 23 mars 1931, le vice-président de l'Association des externes et anciens externes déclare, en présence du ministre de la Santé : *« En ce siècle de complicomanie, la profession médicale est brimée comme les autres par des lois et des règlements multiples ; l'Etat s'ingénie à faire perdre son temps au médecin comme au commerçant ; et pour le médecin, c'est plus grave, car il n'a personne pour le remplacer dans son travail* »[21].

Surtout, toutes les interventions de l'Etat apparaissent comme des empiètements qui, à terme, doivent aboutir à transformer le médecin en fonctionnaire : « *(...) il y a dans l'Etat*, rappelle en 1928 le secrétaire général d'une association de médecins catholiques, *la volonté sournoise, mais ferme de mettre la main sur les œuvres sociales catholiques et d'étouffer toutes les initiatives privées et de les laïciser. Or, à cela, les médecins catholiques peuvent s'opposer en développant dans nos œuvres le souci de l'hygiène et ils enlèveraient aux sectaires qui nous guettent l'hypocrite prétexte de la santé publique dont ils se feraient une arme pour nous étrangler. Ils rendront par là un grand service au Pays, que l'étatisation matérialiste des services d'hygiène finira par abêtir, et aux médecins dont elle fera de bas fonctionnaires* »[22].

Or, la fonctionnarisation signifie la fin de l'essence même de la médecine. Cette menace de fonctionnarisation découle de la pente que l'Etat suit de plus en plus vers l'hypertrophie. Au long de l'année 1934, Georges Duhamel, à l'origine médecin, se répand ainsi en articles et conférences sur « *les excès de l'étatisme et les responsabilités de la médecine* »[23]. Il donne de l'étatisme une définition qui contredit en tous points l'idéologie médicale : « *L'étatisme est une doctrine qui, pour l'organisation de la société, pour la réforme des institutions, pour la gestion temporelle et spirituelle du monde, donne à l'Etat tous les pouvoirs, tous les devoirs et tous les droits dont l'individu se trouve, conséquemment, exonéré ou dessaisi* »[24].

Mais l'inquiétude va plus loin. Car l'expansionnisme atavique de l'Etat se double de l'influence des nouvelles idéologies. La médecine ne sera-t-elle pas plutôt « bolchévisée » qu'« étatisée ancienne manière » ?

« *Dans le monde nouveau qu'on nous prépare, avec Marx comme évangile et la soviétie comme paradis, nous sommes destinés à devenir les employés patentés d'un Etat tout puissant, impersonnel et irresponsable, qui nous attribuera pour tant par an ou par malade des lits d'hôpital ou des mètres carrés de territoire* »[25].

Cette fonctionnarisation se révèle donc être l'application d'un programme révolutionnaire. Et, plus fondamentalement, il s'agit d'une mise au pas : « *Sachez que si vous ne réagissez pas, alors qu'il en est encore temps, la médecine ne sera plus, quand vous arriverez, une profession libérale. Les politiciens auront alors réussi l'attaque qu'ils dirigent contre nous parce que nous sommes libres devant notre conscience professionnelle et qu'ils voudraient que l'Etat contrôlât nos actes. La médecine sera alors une administration, le médecin un fonctionnaire, partant un irresponsable* »[26].

C'est dans cette perspective que les pouvoirs publics auraient favorisé l'entrée massive de médecins étrangers enclins à la fonctionnarisation, véritable cheval de Troie dans la profession.

Ces craintes et ces accusations n'empêchent pas que, dans l'établissement des assurances sociales, les pouvoirs publics aient cédé aux revendications du corps médical en admettant que le montant des honoraires continue à être fixé par « entente directe » entre le médecin et le patient assuré social. Les caisses et les médecins s'entendent donc bien sur un tarif de remboursement des patients, sans que ce tarif représente un pourcentage constant des honoraires qui, eux, demeurent variables. Tous les démêlés ultérieurs entre les médecins et les pouvoirs publics porteront l'empreinte de ce choix initial.

Toutefois, dans le cadre autoritaire du gouvernement de Vichy, cette doctrine est infléchie : l'amélioration du taux de remboursement l'emporte sur la liberté des honoraires. Ce fait ne contribue pas modérément à la désaffection croissante du corps médical à l'égard d'un régime qu'il avait, en 1940, accueilli avec enthousiasme. Il faut dire que, non contentes de se mêler de leurs affaires, de les menacer de concurrence par la création d'un Institut d'hygiène, les Assurances sociales refusent de relever significativement leurs tarifs et de donner ainsi un coup de fouet aux honoraires. L'inflation rampante qui sévit en France occupée ne fait qu'aggraver le malaise. Elle a d'ailleurs mis à mal à leur tour les tarifs des soins aux réformés de guerre et accidentés du travail. En janvier 1943, un médecin de Châteauroux se plaint qu'ils soient si bas qu'ils ne couvrent pas les frais de déplacement des médecins de campagne[27].

Un partenaire tour à tour honni et sollicité

Au sortir de la Seconde Guerre mondiale, une euphorie de bonne conscience masque brièvement les oppositions. L'instauration de la Sécurité sociale (4 octobre 1945) intervient dans un contexte de désarroi médical et de vide syndical. Ce qui n'empêche pas inquiétude et mécontentement. L'étatisme allait-il triompher dans la foulée de la Libération ? Nationalisations et Sécurité sociale, exemple anglais ou possible contagion du modèle soviétique nourrissaient toutes les inquiétudes. On comprend alors que le résultat, préservant les principes libéraux en même temps qu'il étendait l'assurance-maladie à tous les salariés (ordonnance du 19 octobre 1945), ait finalement pu être accueilli avec un certain soulagement. Un syndicaliste de premier plan, farouche défenseur de la Charte médicale, pouvait finalement estimer : *« Ce n'était pas merveilleux ! Certes non, et la suite l'a démontré... Il faut se replonger dans le climat de l'époque et se dire que nous revenions de loin »*[28].

Le principe du tiers payant est exclu et le libéralisme médical, coexistant avec la protection sociale, est maintenu. On reste sur les bases de la Charte médicale de 1928, y compris l'entente directe. Or, que constate-t-on ? La consommation médicale commence d'augmenter entre 1945 et 1960 et les médecins en sont les premiers bénéficiaires en termes de revenus : les assurés sociaux recourent plus volontiers, et donc plus souvent, aux services du médecin, puisqu'ils n'assument pas toute la charge financière des honoraires. Dans le cadre du régime général, les caisses d'assurance-maladie sont unifiées et les médecins négocient des conventions, département par département, avec une caisse régionale, par l'intermédiaire des syndicats médicaux locaux. Les conventions sont là pour faciliter le fonctionnement du système et ne sont pas obligatoires. Certains départements les refusent donc, comme le Rhône qui s'était déjà signalé, dans les années vingt, par un attachement farouche aux principes libéraux. Au contraire, des conventions sont signées dans les départements où les médecins ont besoin, pour vivre, de la clientèle des assurés sociaux, d'autant plus si les revenus moyens de la population locale sont médiocres, comme dans l'Ouest ou le Sud-Ouest. A l'assemblée générale de la CSMF, un médecin breton déclare ainsi, en décembre 1949 : *« Dans les Côtes-du-Nord, nous sommes conventionnistes parce que nous ne pouvons faire autrement, un grand nombre d'entre nous ne pourraient pas vivre si les conventions n'existaient pas »*[29]. Les médecins peuvent dépasser les tarifs de responsabilité des caisses dans les mêmes conditions que celles prévues par le tarif Jeanne, pour notoriété, situation de fortune du patient ou circonstances particulières de l'intervention. les médecins jouissent des avantages de la liberté, à commencer par le maintien de l'entente directe, sans contrôle, et la non-obligation des conventions. Ils pâtissent aussi des inconvénients de la concurrence puisqu'on l'a vu, les « rabaisiens » bâtissent leur clientèle sur un dumping des honoraires et que, faute de remboursements généralisés, la demande médicale solvable reste relativement contenue. C'est tout de même un âge d'or comparé aux années d'occupation où le contrôle des honoraires par les pouvoirs publics avait nettement correspondu avec un tassement des revenus médicaux. Un observateur peut donc écrire très pertinemment, en 1954, que *« le groupe médical a un intérêt majeur à rester maître des prix de ses services. Cela lui permet d'obtenir un revenu élevé, tout en affirmant avec raison que ce revenu ne représente pas une grande part des dépenses consacrées à la santé »*[30]. En effet, il n'y a pas de corrélation entre le montant des honoraires et celui du remboursement, le taux demeure fonction des cas.

Les médecins peuvent en effet profiter librement d'un marché en expansion. Ils appliquent les règles de la médecine libérale dans un environnement de socialisation du risque-maladie. C'est une médecine de nantis. En 1944, le ministre communiste de la Santé, François Billoux n'a-t-il pas annoncé, par le slogan *« le médecin de famille pour tous, l'hôpital pour tous »*, que toutes les classes sociales devraient bénéficier à la fois des avantages de la médecine libérale et de la médecine nationalisée ?

Les médecins ne sont pas pour autant satisfaits. Ils ne cessent de se plaindre d'une Sécurité sociale qu'on leur a imposée dans l'euphorie de la Libération et dont ils seraient les victimes. En 1950, un généraliste oranais confie ainsi au *Concours médical* ses sombres prévisions : *« (...) le régime de l'Invasion, le régime Pétain, le régime de la libération, le régime communisant de la Quatrième République n'ont fait qu'asservir progressivement le Corps médical ; la Nationalisation de la Médecine se réalise lentement, avec la multiplication et l'évolution des lois sociales »*[31].

Dans le même temps, les pouvoirs publics poursuivent leurs propres objectifs, à commencer par l'amélioration et la généralisation de la couverture sociale. Albert Gazier, ministre du Travail, tente ainsi, en 1956, de faire aboutir l'objectif d'un taux de remboursement à 80 %, au moyen d'une convention nationale. Une liste limitative serait établie, qui comprendrait les médecins autorisés à dépasser le tarif de responsabilité des caisses. Qui plus est, dans les départements non conventionnés, les caisses ouvriraient elles-mêmes des centres de diagnostic et de soins qui s'en tiendraient à ces tarifs. Elles réclament de plus en plus de pouvoir *opposer* un tarif aux médecins. Mais ceux-ci redoutent de voir leurs revenus dépendre de l'équilibre financier de l'assurance-maladie. Le secrétaire général de la CSMF précise ainsi : *« Les Caisses sont tenues par leurs possibilités financières et, lorsqu'elles ont un million, elles ne peuvent en distribuer deux. Nous nous sommes tenus par nos nécessités résultant du standing nécessaire d'une profession libérale sans retraite d'Etat »*[32]. Freiné par un tollé inouï de protestations de la part du corps médical, particulièrement du fait des grandes villes et des notables, le projet sombre avec la IVe République. Mais les faits, eux, restent têtus. Des observateurs commencent à dire que, pour les médecins, collaborer avec la Sécurité sociale et bénéficier ainsi de la montée en flèche de la consommation médicale est un privilège, et non un droit. Par exemple, cette liberté est exclue pour les régimes de la SNCF ou des mines avec lesquels les praticiens désireux de recevoir la clientèle de leurs assurés passent contrat. La conclusion semble s'imposer : *« Loin de mesurer les avantages de la collaboration, les praticiens français sont enclins à considérer que ces avantages leurs sont dus ; de sorte que toute réglementation de leurs rapports avec la Sécurité sociale est a priori ressentie comme une atteinte intolérable à des prérogatives naturelles dont, il faut bien l'avouer, on rechercherait en vain le fondement »*[33].

A la faveur du changement de République et devant les nécessités imposées par la généralisation de l'assurance-maladie, un nouveau système est instauré en 1960 pour surmonter les réticences du corps médical. Aux conventions départementales, dorénavant calquées sur un modèle unique et obligatoire, s'ajoute la possibilité pour chaque praticien de se faire conventionner à titre individuel s'il travaille dans un département non conventionné. Pour les médecins conventionnés est tout de même instauré un droit d'outrepasser le tarif d'autorité à condition d'être inscrits sur une « liste de notoriété ». Les médecins conventionnés doivent respecter les tarifs, inscrire le montant de leurs honoraires sur les feuilles de maladie. Ils bénéficient en échange d'avantages sociaux, notamment sur le versement de cotisations vieillesse en leur faveur par les caisses. Le système conventionnel finit ainsi par s'instaurer dans quatre-vingt-deux départements. Des îlots non conventionnistes demeurent: la Seine, le Rhône, les Alpes-Maritimes. Mais dans de nombreux cas, l'adhésion individuelle paraît avantageuse au médecin. Ainsi, dans la Seine même, 60 % des praticiens prennent un engagement individuel. Finalement, 87 % des médecins sont insérés dans le système conventionnel, soit par des contrats collectifs, soit à titre individuel[34]. Après un mouvement de mauvaise humeur où, pour le principe, toutes les conventions départementales sont dénoncées par les syndicats, nombreux sont ceux qui ont compris, à l'usage, avoir beaucoup à gagner à la faveur de la hausse de la consommation médicale induite par la protection sociale. Le nouveau système paraît prometteur: il devrait à terme se généraliser assez pour que tous les assurés sociaux, tout en conservant le libre choix de leur médecin, soient en tout cas certains d'être remboursés à 80 % de leurs frais médicaux. En 1966, une petite réforme remplace les listes de notoriété par un « droit permanent à dépassement » à partir de critères que l'on souhaite plus objectifs: titres universitaires ou hospitaliers ou fréquentation de « cycles de perfectionnement professionnel officiellement reconnus et sanctionnés ». Et pourtant, le tout se détériore peu à peu jusqu'à la crise aiguë. Déjà, les éléments qui semblaient annoncer, à moyen terme, une pénurie de médecins par rapport à la progression foudroyante de la consommation médicale (2,8 % du PIB en 1950, 5,4 % en 1970) faisaient penser que le système n'était plus viable pour longtemps. *« Tout porte à croire*, écrivait en 1966 un spécialiste de la Sécurité sociale, *que l'évolution démographique du corps médical interdira d'ici peu tout blocage, tout contrôle des prix des services médicaux »*[35]. Les îlots non conventionnistes, se maintiennent, augmentés par moments et par régions, de dépassements des tarifs. Les médecins conventionnistes et non conventionnistes s'opposent durement. Un syndicaliste fait ainsi part au *Figaro* de sa colère: *« Il n'est plus possible*, s'exclame-t-il, *pour les praticiens qui font marcher le système scrupuleusement et qui défendent ainsi l'avenir de la médecine libérale, de supporter que des collègues, et non des moindres, refusent le régime conventionnel pour éviter la déclaration de leurs recettes contrôlée, que d'autres signent des conventions individuelles pour ne pas les respecter ou que certains se servent de l'assurance-maladie comme d'une vache à lait au service de leurs intérêts privés »*[36]. Un praticien d'Orléans répond aussitôt: *« Je suis entré dans le système conventionnel par la force des choses. Mon département n'a pas signé de convention. Tous mes confrères voisins ont peu à peu adhérer individuellement ; j'en ai fait de même pour survivre.*

Je n'en suis pas particulièrement fier, convaincu que le système actuel n'est pas bon. Je reste conscient de la difficulté qu'ont eue certains confrères à demeurer hors convention et que leur attitude est utile, freinant l'évolution collectivisée de la médecine »[37].

La question fiscale et la dissidence de certains organismes syndicaux à l'égard de la CSMF entretiennent une dramatisation poussée sur un terrain d'insatisfaction et d'agressivité croissantes. La menace de l'Etat et de la mainmise rampante que, sournoisement, il étend sur la médecine est ressortie. *« Ne tombons pas dans le piège du déficit de la Sécurité sociale »*, prévient un syndicaliste dissident de la CSMF. *« C'est trop facile pour l'Etat de faire payer aux Assurés les améliorations sociales qu'il ne veut pas payer lui-même.*

Devant ce déficit artificiel et même, selon certains, intentionnel, M. Grandval cherche des responsables : il déplore la liberté totale de prescription.

La tactique est claire. Elle justifie aux yeux de l'opinion publique une réorganisation de nos professions qui doivent passer sous son contrôle. Pour "tenir" les praticiens, il faut qu'ils soient payés par l'Etat »[38].

C'est dans ce climat qu'une loi de 1971 instaure une innovation majeure : la convention nationale. Une fois signée, elle engage tous les médecins conventionnistes, sans dérogation. C'est le régime du tout ou rien et, dans un premier temps, seuls 4 % des médecins français décidèrent de se tenir absolument hors convention. Mais dès 1972, une première crise très violente oppose la CSMF aux caisses lors des négociations tarifaires. Les syndicats médicaux ont en fait décidé de profiter de cette négociation pour faire avancer leurs autres réclamations, à commencer par la question fiscale. Sur ce point, la Sécurité sociale est sans pouvoir. Le corps médical cherche à faire pression sur l'Etat. Celui-ci, qui n'a déjà que trop tendance à dénaturer le système paritaire, est ainsi appelé encore davantage à intervenir en la matière. Cette « globalisation » est, dans les années suivantes, de plus en plus utilisée par la CSMF. En 1975-76, elle se met à réclamer une véritable « loi Royer médicale » à l'occasion de la signature d'une nouvelle convention : alignement de la fiscalité des médecins sur celle des salariés, plan d'aménagement médical du territoire comportant la garantie pour les praticiens de la « liberté d'entreprendre », contrôle de la création des « grandes surfaces médicales » (centres de santé), crédits à l'investissement, réforme de l'enseignement médical. Bref, il se serait agi d'une loi d'orientation médicale qui aurait consacré la pérennité, voire l'exclusivité de l'exercice libéral. A l'été 1976, la CSMF prône une application de tarifs syndicaux d'honoraires pour contester les tarifs de la convention. Les 15 et 16 septembre, les médecins biologistes et les laboratoires d'analyses médicales se mettent en grève. *« Il ne se passe pas de jour*, peut-on lire en novembre dans un grand journal professionnel, *sans que le médecin libéral ne se voit accusé, jugé ou pressuré... Cela n'est pas nouveau, mais l'on peut penser que l'on est parvenu au seuil du tolérable »*[39]. En fait, le système conventionnel est dorénavant utilisé comme un vecteur pour faire avancer des revendications qui excèdent les questions de tarifs ou de relations entre médecins et caisses d'assurance-maladie. On va voir que les médecins n'auront pas qu'à se féliciter d'avoir choisi cette voie.

A la fin des années 1970, en effet, l'accélération des dépenses de santé fait, sur fond de crise économique, d'inflation et de montée du chômage, une irruption dramatique dans le débat politique. La consommation médicale sera ainsi passée de 5,4 % du PIB en 1970 à 7 % en 1980. Le rythme annuel de progression des dépenses d'assurance-maladie atteint alors près de 20 %. En juillet 1979, le ministre de la Santé, Jacques Barrot, propose un vaste plan de redressement. Il va concerner les médecins dont le nombre d'actes a cru de 8 % en 1978. Le ministre déclare donc que si les médecins veulent obtenir le relèvement de leurs honoraires, ils doivent freiner la consommation médicale et pharmaceutique dont ils sont les ordonnateurs et limiter les arrêts de travail qu'ils accordent à leurs patients salariés. Et pour faire bonne mesure, les honoraires médicaux sont bloqués à compter du 25 juillet. Cette décision s'inscrit dans la logique de lutte contre l'inflation développée en priorité par le plan Barre. Mais, précisément, en période de forte inflation (13 % par an), les médecins sont amenés à souhaiter une revalorisation de leurs honoraires de façon à annuler, voire anticiper, les pertes de pouvoir d'achat. On imagine le tollé. Les médecins ont, en cette occasion, la partie d'autant plus belle que l'opinion ne peut qu'être choquée par une remise en cause aussi brutale de la liberté de prescription et le cynisme du marché proposé aux médecins. Ces derniers n'ont plus qu'à dénoncer le bradage de la qualité des soins, la « médecine au rabais ». Une fronde s'organise, avec succès. Les 23 octobre 1979, puis les 23 mai et 5 juin, date à laquelle une manifestation se déroule à Paris, les cabinets médicaux gardent porte close. La Fédération des médecins de France (FMF) lance une application de « tarifs syndicaux » correspondant aux honoraires réactualisés. Le mouvement est repris et amplifié par la CSMF. En Ille-et-Vilaine, par exemple, un médecin sur deux applique, durant neuf mois, ce « tarif syndical ». S'ensuit entre les pouvoirs publics et les syndicats médicaux un bras de fer homérique. Qui inquiète certains praticiens. La grève, par exemple, peut-elle être utilisée par les médecins sans compromettre leur position dans la société ? *« Nos revendications ne doivent pas seulement se manifester par une grève*, proteste ainsi un généraliste alsacien, *mais plutôt par des discussions objectives de nos problèmes avec les partenaires sociaux, non pas avec le public. Nos malades et notre clientèle restent vraiment perplexes devant notre action actuelle. Chacun perçoit cette grève en fonction de sa connaissance personnelle de nos revendications ; mais aussi en fonction du vécu personnel de la grève en général dans d'autres secteurs professionnels.*

Nos partenaires, par contre, doivent être satisfaits de cette action, en voyant la diminution de la fréquentation de nos cabinets »[40].

Amenés à merci, les syndicats doivent accepter, en 1980, une nouvelle convention incluant la maîtrise des dépenses de santé. Celle-ci doit donner une nouvelle impulsion au contrôle de l'activité des praticiens, timidement ébauché en 1971 par les « profils médicaux ». Mais un point très positif apparaît pour les médecins avec la création d'un secteur d'honoraires « libres ». Cette disposition a été réclamée par la FMF qui la juge dans la droite ligne de la tradition libérale. La CSMF, au contraire, en redoutait les effets pervers et s'était momentanément alliée aux syndicats de salariés (CGC, CFDT et FEN) pour la dénoncer s'attirant ainsi l'anathème de sa rivale qui l'accuse de *« sceller une alliance contre nature avec les forces syndicales antilibérales par vocation »*[41]. Tout médecin peut désormais choisir ce secteur II, sans critère de notoriété ou de titre. Il reste à l'intérieur du système conventionnel et ne subit qu'une réduction de ses avantages sociaux. Dès 1980, il n'y a plus que 80 % des médecins libéraux à s'en tenir aux tarifs conventionnels. Reconduite par la convention de 1985, l'existence des deux secteurs ne tarde toutefois pas à menacer le bon fonctionnement du système. Les praticiens ont tout d'abord hésité à entrer dans le secteur d'honoraires « libres » (secteur II). A une époque où l'on parlait partout de pléthore et de concurrence accrue, il pouvait paraître risqué de se priver de la clientèle qui n'était prête qu'à payer le minimum pour recourir aux services d'un médecin. Mais l'expérience montra que le gain réalisé sur chaque acte excédait la perte en nombre de clients. Le développement des mutuelles complémentaires pouvait contribuer à expliquer que les patients soient prêts à verser un peu plus. D'ailleurs, dans les années 1980, des médecins prirent l'habitude de s'enquérir auprès de leurs patients de leur affiliation à une mutuelle avant de prescrire certains examens ou d'engager certains actes. La migration vers le secteur II s'amplifia donc nettement. En 1989, il ne restait plus que 68 % des médecins libéraux à s'en tenir aux tarifs conventionnels. Certaines spécialités, certaines régions (Paris, Lyon, Versailles, la Côte-d'Azur) s'étaient largement converties aux honoraires libres.

Cependant, la consommation médicale continue de croître, amenant la France au premier rang européen : 7 % du PIB en 1980, 8,2 % en 1988. Le creusement vertigineux du déficit des comptes sociaux devient un leitmotiv du discours politique. Or, dans le même temps, la protection sociale souffre du développement du secteur II : les dépenses médicales sont prises en charge par la Sécurité sociale à 71 % en 1988, contre 74 % en 1980. En 1989, de nouvelles négociations s'engagent : onze mois d'affrontements à couteaux tirés, ponctués par la grève des internes et des chefs de clinique au début de 1990 pour se voir accorder le droit d'entrer dans un secteur d'honoraires libres dorénavant gelé. *« Ce malaise,* commente un médecin, *est présenté comme celui des jeunes. Il est en fait celui d'une profession consciente de son inflation démographique et des ressources économiques forcément limitées.*

Les médecins ont vaguement l'impression qu'on les enferme dans une nasse économiquement imparable et éthiquement inacceptable, aboutissant à voir leur niveau de vie chargé sur le même bateau que celui que la nation veut bien consacrer à sa santé.

Comment faire plus, en étant plus, sans avoir plus ?

(...) Ils ne voient de solution que dans la fuite, la liberté supposée des revenus du secteur II et dans celle du lieu d'installation »[42].

Il s'ensuit une *« convention de lassitude »*, aux dires des protagonistes, ratifiée finalement par la seule FMF. Le secteur II est gelé à ses actuels participants auxquels viennent tout de même s'ajouter, s'ils le désirent, les anciens chefs de clinique et les assistants des hôpitaux (un millier de jeunes médecins par an). En contrepartie, la maîtrise des dépenses de santé est plus présente que jamais. La formation permanente elle-même, aidée financièrement, doit tendre à faire intégrer aux praticiens le rapport efficacité-coût dans la qualité des soins. A l'issue de ce douloureux accouchement, les commentateurs se montrent sans indulgence: *« On s'étonne,* écrit l'un d'eux, *que ces partenaires-adversaires aient dégagé d'aussi minces résultats d'une aussi longue crise. (...) Ceux qui estiment que malades et médecins français auraient peu à gagner à l'étatisation ou au libéralisme intégral le regretteront »*[43].

En 1993, la nouvelle convention martèle la régulation de l'activité des médecins. Les « références médicales », introduites en 1990, sont opposables à l'activité des médecins et sanctionnables par des pénalités financières. Les problèmes gravissimes de la Sécurité sociale ont installé les économies au premier plan. Les objectifs des différents partenaires paraissent de plus en plus divergents. L'Etat s'accroche à la maîtrise des dépenses de santé dont il impute une lourde part de responsabilité aux praticiens libéraux. Le sous-directeur de l'assurance-maladie au ministère de la Santé a ainsi pu écrire froidement en avril 1994: *« La totale liberté de choix laissée au médecin des moyens diagnostics et thérapeutiques qu'il met en œuvre, et la totale liberté laissée au malade du choix de son médecin et de la fréquence de ses consultations, ont concouru à un rapide accroissement des dépenses médicales ainsi qu'à d'importants gaspillages »*[44]. *A contrario*, les médecins peuvent de plus en plus lier la défense des principes libéraux (en particulier la liberté de prescription) à celle de leurs revenus et de leur position sociale, incarnant la qualité contre l'invasion des calculs quantitatifs. Ainsi, lorsque la caisse d'assurance-maladie des Yvelines a constaté un dérapage des dépenses de santé pour les premiers mois de 1995 (+6,4 % en six mois contre un taux fixé à l'origine à +3 % pour l'ensemble de l'année), elle a ressorti l'idée d'actes médicaux « hors assurance-maladie » (HAM). Les médecins ont pu alors à bon droit s'inquiéter des risques qui pèseraient dès lors sur tous les actes de prévention: certificats médicaux, vaccinations... Le cinquantième anniversaire de la Sécurité sociale a reposé avec acuité cette questions cruciale: la maîtrise des dépenses de santé, indispensable, signifie-t-elle la fin du libéralisme médical? Le président de la République, dans le discours qu'à cette occasion il prononça en Sorbonne, s'inquiéta de voir « s'essouffler » les normes de la bonne pratique médicale qui, de son point de vue, représentent pourtant « la dernière chance » de la médecine libérale[45]. Le plan de refonte de la Sécurité sociale, annoncé devant l'Assemblée nationale par Alain Juppé le 15 novembre 1995, comprend un volet qui concerne directement le corps médical : formation continue obligatoire, extension des références médicales opposables et renforcement des contrôles et des sanctions, incitations à se reconvertir vers la médecine préventive, rationalisation du suivi des soins par l'extension du carnet médical, expériences sur l'obligation pour un patient de consulter d'abord un généraliste avant d'être adressé à un spécialiste et fixation par le Parlement du taux de croissance annuel des dépenses de santé. Devant l'ampleur de l'effort collectif demandé à l'ensemble de la population, les protestations des groupes de pression médicaux ne pouvaient peut-être que demeurer discrètes. D'ailleurs, MG France (le premier syndicat de généralistes) a fait connaître son approbation au fond de la réforme, tout en soulignant qu'elle ne serait possible qu'avec l'actif soutien du corps médical. De toute façon, l'ampleur des mouvements sociaux générés par l'hostilité au plan Juppé a relégué à l'arrière-plan le mécontentement médical. La mobilisation est restée assez modeste, si l'on en croit les trois mille médecins qui, le dimanche 17 décembre, à l'appel de trois syndicats de médecins libéraux, ont manifesté contre la maîtrise comptable des dépenses de santé. Toutefois, la publication au *Journal Officiel*, le 31 décembre, d'un décret instituant pour 1996 une augmentation des charges sociales des praticiens conventionnés du secteur I, en raison du dépassement des objectifs chiffrés pour la progression des dépenses de santé en 1995, est ressenti comme une véritable sanction collective et rétroactive. De l'avis de responsables syndicaux, il s'agit d'un procédé détestable qui fait fi de toute négociation comme des efforts réels consentis par certains médecins pour contribuer à contenir les dépenses de santé. Tandis que MG France souligne sa déception devant le risque d'obérer, par une mesure conjoncturelle et sans autre but qu'un effet d'affichage, la participation des médecins à la réforme de la Sécurité sociale, la Confédération des syndicats médicaux français va plus loin. Elle réclame l'annulation d'une mesure injuste, arguant du fait que depuis deux ans, plus particulièrement, les médecins ont bien compris la nécessité de maîtriser les dépenses de santé et qu'il s'agit de les encourager, non de progresser dans la mise en place d'un maîtrise comptable de ces dépenses. Le gouvernement, est, de son point de vue, obnubilé par des impératifs économiques, éventuellement au détriment de la qualité des soins. La CSMF a entrepris des démarches auprès des parlementaires et des patients. Elle envisage de nouvelles manifestations, voire une grève des cabinets médicaux, si les pouvoirs publics ne se montrent pas décidés à une négociation[46].

En essayant de s'attaquer à l'offre pour limiter la demande, les pouvoirs publics n'ont fait qu'altérer un peu plus le libéralisme du système. Ce n'est toutefois pas le seul élément à jouer en ce sens. Ainsi, en 1990, près d'un médecin sur trois n'est plus un praticien libéral, mais un salarié ou un hospitalier à temps plein. La société demande de plus en plus de comptes au corps médical. Et pas seulement en termes financiers, comme le prouvent les procès dont les médecins dénoncent à grands cris la prolifération.

Tout ceci n'empêche pas que la majorité des médecins ait conservé une mentalité indépendante et se considère comme des artisans pratiquant une profession libérale. Aux deux termes, le médecin est attaché. La médecine est une profession : il veut la voir définie, protégée, mais son autonomie garantie ; il n'accepte pas tout ce qui, en termes qualitatifs ou quantitatifs, risque de la dévaloriser. La médecine est libérale : dans les principes de la Charte médicale, les intérêts du médecin et du malade sont imbriqués jusqu'à se confondre. *« Il ne s'agissait pas de défendre le corps médical,* peut-on lire ainsi en 1970, *mais de défendre la médecine. Or, défendre la médecine concerne tout autant les assurés. (...) L'indépendance des praticiens est la meilleure garantie des assurés. Sinon, au service d'un Etat technocratique, ils ne sont plus libres de dispenser des soins humains et efficaces. L'expérience des pays étrangers était trop démonstrative pour que nous puissions l'ignorer : cent malades par jour, des soins hâtifs, un marché noir de la médecine. Autant de drames à éviter »*[47].

Si bien que les organisations représentatives des médecins recourent, avec moins de mauvaise foi qu'il ne peut y paraître au premier abord, à un amalgame systématique entre la préservation du revenu et du statut des médecins et la préservation de la qualité des soins. Ces organisations, qu'il s'agisse des différents syndicats, voire de l'Ordre des médecins, sont vouées à préserver les conditions sociales et économiques de la pratique libérale. Quelles qu'aient été – et quelles que soient dans l'avenir – les fourches caudines sous lesquelles les libéraux doivent passer du fait du délabrement du système de protection sociale, leur raisonnement se fera toujours en termes de survie : *« En prenant le contre-pied des principes de base de l'économie politique classique,* écrivait l'un d'eux dès 1971, *la médecine ne ferait que se défendre contre une économie politique hostile aux buts de la médecine »*[48].

Quitte à oublier ce qu'ils doivent, en termes de revenus comme de diffusion foudroyante du progrès médical, à la généralisation de l'assurance-maladie. Car ces indépendants ont toujours redouté aussi que l'Etat ne cherche à les contrôler, voire à les fonctionnariser. Aussi n'est-ce pas seulement pour des raisons éthiques de secret professionnel ou de qualité des soins que les médecins ont toujours manifesté, à l'égard des projets de surveillance de leur pratique, des réactions ataviques de rejet.

VOIX AUTORISÉES DU CORPS MÉDICAL

Dans les relations souvent conflictuelles avec l'Etat, les syndicats sont les médias obligés des médecins. Ils ont été précocement créés, moins pour devenir les interlocuteurs des pouvoirs publics, que pour introduire une régulation au sein de la profession. Lors de la mise en place des Assurances sociales, à la fin des années vingt, les syndicats ont éprouvé le besoin de s'unir afin de pouvoir se poser comme groupe de pression. Dissous par le gouvernement de Vichy, ils se sont vu substituer un Ordre des Médecins créé *« auprès du gouvernement »* (7 octobre 1940). Rétablis à la Libération, ils doivent coexister avec un Ordre refondé. Aux syndicats, la défense des intérêts des médecins, à l'Ordre le pouvoir disciplinaire, la déontologie et la gestion de l'accès au tableau. A la multitude des syndicats départementaux, réunis de façon lâche dans la Confédération de syndicats médicaux français, se sont substituées des centrales rivales dont le souci est de se voir reconnaître la « représentativité » par les pouvoirs publics. Pouvoirs publics avec lesquels les rapports sont toutefois difficiles. Partenaires obligés dans la négociation des conventions, les syndicats finissent par pâtir du mécontentement que leurs propres troupes éprouvent à l'égard du système conventionnel et des menaces qui pèsent sur le libéralisme. On assiste à une désyndicalisation, depuis le début des années quatre-vingt, et à une désaffection.

L'Ordre, pour sa part, n'a pas vraiment assumé le « péché originel » de sa naissance vichyssoise et préfère considérer qu'il date de l'ordonnance refondatrice du 24 septembre 1945. Centré sur de nouvelles missions, il n'en subit pas moins une fronde, généralement marginale, mais qui, par exemple à l'occasion des débats sur l'avortement, a pu prendre de l'ampleur. Au point que sa suppression figurait en 1981 au nombre des 110 propositions de François Mitterrand, candidat à l'élection présidentielle. Aujourd'hui, il reste pris entre la contestation due surtout à son pouvoir disciplinaire et son autorité, concurrencée en matière de déontologie, par les comités de bio-éthique.

Le syndicalisme médical s'installe

Les syndicats sont nés dans les années 1880 d'une volonté de régulation de la concurrence médicale par la généralisation de tarifs minimums. Ils se sont créés peu à peu dans la plupart des départements ; en 1891, par exemple, pour le syndicat des médecins de la Seine, appelé à un avenir de premier plan. Dès 1884 apparaissait une première Union des syndicats médicaux de France qui regroupe soixante-quatorze syndicats locaux. De statut précaire jusqu'à la loi du 30 novembre 1892 sur l'exercice de la médecine, qui reconnaît leur existence (ils ont été interdits en 1885 par la Cour de cassation), ils n'en bénéficient pas moins d'une bonne progression de leurs effectifs : 1 100 adhérents en 1892 (7 % du corps médical), 7 000 en 1913 (33 %). Malgré leur tempérament foncièrement individualiste, les médecins de la Belle Epoque éprouvent donc bien le besoin d'organismes pour défendre leurs intérêts, mais aussi limiter dans leur profession, la portée de la concurrence. En 1895, Jean Jaurès donna d'ailleurs, dans *La Dépêche de Toulouse,* une analyse percutante à la conclusion toutefois un peu déconcertante : *« (...) à mesure que se développent les sociétés de secours mutuel, les assurances contre les accidents, les caisses de retraite, le régime de la grande industrie, l'assistance obligatoire et l'hospitalisation dans les campagnes, etc, le médecin négociera de plus en plus, non avec les individus, mais avec des collectivités petites ou grandes.*

(...) Et c'est là surtout que peuvent intervenir, comme par une sorte d'adjudication occulte et au rabais, toutes les habiletés du marchandage.

Dans cette lutte, les médecins se plaignent de laisser tout à la fois quelque chose de leur dignité, quelque chose aussi de la juste rémunération à laquelle ils ont droit.

C'est pour réagir contre ce double mal qu'ils forment un syndicat. Les statuts en sont très autoritaires et les sanctions très énergiques.

(...) Je n'ai à discuter ni la valeur ni l'efficacité probable de ces statuts, ce n'est pas mon affaire. Je tiens à faire seulement, au point de vue politique et social, une double constatation. D'abord les médecins qui se syndiquent (dans ces conditions) condamnent par là même la loi de la concurrence qui est la loi essentielle de l'ordre capitaliste. Qu'ils le sachent ou non, qu'ils le veuillent ou non, ils font acte de socialisme»[1].

Cet article met en valeur l'un des buts du syndicalisme médical naissant: la volonté de pouvoir opposer une force collective au mouvement mutualiste (un million et demi d'assurés en 1890) qui chercherait à imposer ses vues aux médecins isolés, à commencer par la rémunération au forfait. «*Les sociétés de secours mutuel*, peut-on lire en 1880 sous la plume d'un médecin, *font la charité à nos dépens, en faisant briller aux yeux des médecins, surtout des jeunes médecins, les mirages d'un traitement fixe. (...) Le débat entre l'offre et la demande devrait avoir lieu, non entre tel ou tel médecin isolé, mais avec le syndicat des médecins représentant les intérêts de la profession médicale*»[2]. Le conflit, d'ailleurs finira par se régler à l'amiable: en 1895, l'USMF et la Ligue de la mutualité signent un accord de principe qui reconnaît le libre choix du médecin par le patient et la rémunération à l'acte.

Mais ce premier syndicalisme médical s'est fixé d'autres objectifs au moins aussi importants: l'établissement d'un tarif d'honoraires, la suppression de l'officiat (la formation de nouveaux officiers de santé, sorte de médecins de seconde zone, a été abolie en 1892 et il en restait encore une centaine en exercice en 1936), la lutte contre l'exercice illégal et le charlatanisme, en vertu de la «moralisation» de la profession et la défense en général des intérêts économiques des médecins. Ces tendances sont bien représentées par *Le Concours médical*. Elles sont l'expression des médecins de villes moyennes qui forment une bonne partie du corps médical, très investis dans la vie de la cité et souvent un peu plus disponibles que leurs confrères campagnards.

Au bénéfice de la Charte médicale

La Première Guerre mondiale a sur le syndicalisme médical un impact bénéfique en termes d'effectifs et de volonté d'engagement. Mais dans un premier temps, la désunion et les chicanes prévalent.

Dès 1920, les médecins syndiqués sont 13 000, soit les deux tiers environ de la profession. Ils sont presque deux fois plus nombreux qu'en 1913, alors que le nombre total des médecins a légèrement diminué. L'immédiat après-guerre se caractérise, en règle générale, par une augmentation des effectifs syndicaux. Et c'est particulièrement vrai dans le monde médical, d'une part en contrecoup de la guerre, d'autre part devant les nouvelles conditions économiques et sociales. Ceci touche aussi bien les étudiants que les médecins installés.

La division règne depuis la fin de la guerre. A propos de la rentrée d'après-guerre qui a lieu, en 1920, tant à l'Union des Syndicats médicaux qu'au Syndicat des médecins de la Seine, *La Vie médicale* parle de séance «*houleuse*»[3]. Aux séquelles de la guerre et aux aspirations nouvelles qu'elle a fait naître s'ajoutent les changements du paysage syndical français bouleversé par l'influence de la révolution bolchevique. Au syndicat des médecins de la Seine, «*On a entendu parler de "jaunes" et de "rouges" et le spectre de l'internationale de Lénine a été évoqué*»[4]. L'USMF se voit de plus en plus reprocher de vouloir calquer le syndicalisme médical sur le syndicalisme ouvrier. Lors d'une assemblée générale de l'Union, un médecin reconnaît ainsi qu'«*il est certain que l'expression syndicat de médecins blesse certaines oreilles... tout le monde sait qu'il est pénible de se voir assimiler à des ouvriers ; les médecins sont des gens très bien*»[5]. Le particularisme l'emporte encore dans le choix de ne finalement pas rejoindre la Confédération des travailleurs intellectuels: les idéologies corporatives, et même corporatistes, gagnent du terrain au sein du corps médical. La mobilisation contre les modalités de mise en œuvre de la loi sur les soins aux victimes de guerre le montre: la défense corporative prend le pas sur les projets ambitieux d'une médecine sociale, «*un progrès continu en matière de soins renforçant la pratique d'une médecine individuelle en cabinet au détriment de la prévention et de la politique hygiéniste*»[6].

Le même schéma va s'appliquer durant la bataille des Assurances sociales, au point de mettre à mal l'unité syndicale. En décembre 1925, une forte minorité quitte l'USMF et fonde la Fédération nationale des syndicats de médecins de France pour s'opposer à toute acceptation de contrat collectif. La Fédération se développe rapidement, ce qui prouve l'impact de ses thèses auprès du corps médical. Dès la fin de 1926, elle revendique plus de quatre mille adhérents et soixante-huit syndicats affiliés, dont les syndicats départementaux du Rhône, du Nord et de la Gironde. Elle exerce une forte attirance sur les médecins des grandes villes et sur l'élite de la profession : tous ceux qui auraient le plus à perdre, en termes de revenus du moins, à la fixation de tarifs par les caisses d'Assurances sociales. Ces catégories se trouvent par là-même en pointe pour la défense de la médecine libérale telle que définie par la charte qu'adopte en novembre 1926 la Fédération, pour régir l'exercice de la médecine : *« respect absolu du secret professionnel ; libre choix du médecin par le malade ; entente directe entre le médecin et le malade (ou sa famille) suivant les conditions de la pratique ordinaire »*[7]. Mais, dans le même temps, le corps médical ne peut perdre de vue que, s'il veut faire prévaloir ses revendications auprès des pouvoirs publics, il a tout intérêt à ne pas se présenter en ordre dispersé. Il y a loin, toutefois, du désir d'union à sa réalité. Au plus fort de la bataille des Assurances sociales, la Fédération corporative des médecins de la région parisienne, par exemple, est le champ clos d'affrontements sans merci. En février 1927, la discussion du contrat tarifaire donne lieu à une sérieuse menace de scission : *« On plaisante volontiers les choristes qui, dans un opéra, chantent : "Pars sans bruit", pendant un quart d'heure sans bouger de place. Dans le corps médical le motif que l'on chante à l'unisson, c'est "De l'union, de l'union, de l'union". Mais ceux qui réclament le plus bruyamment cette union ne la conçoivent que sous la forme d'une capitulation de leurs adversaires et ne recherchent pas les concessions nécessaires pour s'entendre avec leurs confrères. Aussi ce ne sont que scissions de tous côtés. Le Syndicat des Médecins de la Seine parle de se retirer de la Fédération corporative et cela à cause du projet de contrat que celle-ci a étudié avec la Caisse de Compensation de la Région parisienne »*[8].

Un mois plus tard, c'est toujours le piétinement. « *Séance navrante, passée en récriminations et en chicanes, sans rendement utile* », lit-on dans la presse professionnelle[9].

C'est finalement l'union qui prévaut lors du congrès des syndicats médicaux tenu le 30 novembre 1927, union autour des principes de la Charte médicale, qui restera, pour longtemps, l'alpha et l'omega du credo syndical : libre choix, respect absolu du secret professionnel, paiement direct par l'assuré en prenant pour base minimum les tarifs syndicaux, liberté thérapeutique et de prescription, contrôle des malades par les caisses mais des médecins par le syndicat, représentation du syndicat dans les commissions techniques des caisses[10]. Les deux fédérations fusionnent dans une Confédération des syndicats médicaux français (CSMF). Elle regroupe alors environ 21 000 adhérents, soit les quatre cinquièmes du corps médical français. *A priori*, cette reconstitution de l'unité apparaît comme une victoire décisive après les déboires engendrés par les divisions passées. L'obligation faite aux pouvoirs publics de remettre en chantier la loi sur les Assurances sociales semble couronner cette solidarité retrouvée. Mais les zizanies n'ont pas pour autant cessé. En 1932, les mêmes plaintes résonnent pour les mêmes causes : «*Le corps médical se refuse à se laisser grouper, à faire un effort sérieux pour améliorer sa situation d'ensemble, ou tout au moins le tenter. On préfère les querelles de chapelle, n'intéressant strictement qu'un nombre d'initiés minime, aux questions d'intérêt général, que voulez-vous, c'est navrant !* »[11]

Et les uns accusent les autres de céder aux sirènes de la fonctionnarisation : *«Quoi que fassent nos syndicats, ils n'empêcheront pas qu'il y ait des médecins qui rêvent du paradis des fonctionnaires. (...) Ceux-là, que la corporation le veuille ou non, assureront les services sociaux. Si nous avions dit à l'Etat : "Tu veux des esclaves, nous sommes des hommes libres", il eut fait sa loi, trouvé des esclaves et marché sans nous à la catastrophe qui l'attend. Et serait-il seulement resté 20 médecins fidèles à notre idéal traditionnel, c'était assez pour garder pure la flamme sacrée et pour la transmettre à ceux qui nous suivent, en attendant des jours meilleurs* »[12].

Il faut en outre rappeler qu'il existe une organisation rivale, sous l'égide de la CGTU, puis de la CGT réunifiée, le Syndicat des techniciens médicaux. Très minoritaire, il défend des positions hérétiques en regard de l'idéologie médicale dominante. Mais, dans la foulée du Front populaire, il bénéficie un temps d'une spirale ascendante. Lors d'un meeting tenu le 10 mars 1937 sont rappelées ses grandes orientations : *«De libérale qu'elle était jadis, la profession tend à évoluer : le médecin assiste à une diminution progressive de sa clientèle c'est-à-dire de ses moyens d'existence, par suite de la gratuité ou presque des soins donnés dans les organisations collectives des mutualités ou des municipalités. C'est une réalisation faite pour le bien du plus grand nombre, mais elle s'exerce au détriment du médecin. (...) Pensez vous que ces hôpitaux et ces dispensaires qui rassemblent pour un seul médecin des centaines de malades font une œuvre sociale intelligente ?*

(...) Pléthore médicale ? Non, si on réalise ce que nous voulons une place pour chacun, et chacun à sa place. Des médecins il en manque partout.

La création des centres de santé devra occuper beaucoup de médecins, de même que l'inspection médicale des usines et les consultations des hôpitaux qui sont le plus souvent surchargées devraient voir augmenter le nombre de médecins et de chirurgiens. (...) 200 malades chez un seul médecin, 2 chez son voisin, ce n'est plus du libéralisme, mais l'anarchie. Fonctionnarisation ? (...) Nous répondons non, mais syndicalisme fort. Il doit y avoir une forte discipline en contact et en complet accord avec le peuple. Il faut mettre en commun nos efforts et nos connaissances.

Le corps médical français dans 75 % des cas est groupé en syndicats locaux qui aboutissent à une confédération syndicale : mais leur action ne s'est adressée qu'à une défense incomplète et mal comprise de ses membres sous forme essentielle de critiques et d'entraves aux lois sociales, de réactions de défense contre des faits accomplis. Quelques études furent faites, mais toujours il s'agit de la défense des seuls intérêts de leurs syndiqués.

Notre rôle est autre :

Nous pensons que notre rôle doit être d'initiative créatrice : notre syndicat doit être en contact permanent avec les ouvriers ; avec la CGT.

La Confédération générale du travail dresse en ce moment un cahier de revendications sur les maladies professionnelles qui nécessite les conseils des médecins. La CGT a donc besoin de techniciens médicaux.

Notre deuxième but est la défense des intérêts professionnels. Il est intimement lié avec les intérêts des travailleurs ; tous ont subi la même crise. Les recettes diminuent. Le public n'a jamais été intéressé à nos intérêts matériels. La CGT sera à côté de nous avec cinq millions d'hommes, pour la lutte.

Pourquoi adhérer seulement à la CGT alors qu'il existe des organisations professionnelles ou confessionnelles. C'est parce que la CGT est l'organisation ouvrière la plus représentative ; elle est essentiellement démocratique. Chaque adhérent y conserve son libre arbitre »[13].

Ce à quoi, un membre de la confédération réplique : *« que si les médecins devaient adhérer à une CGT, ce serait à la CGTI.*

La première qualité du médecin est l'indépendance complète, le médecin ne doit dépendre que de sa conscience. Il faut remarquer qu'à la base de la loi (sur) les accidents du travail, il y a le fait que l'on doit indiquer, les circonstances dans lesquelles l'accident s'est produit.

En ce qui concerne l'appréciation des lésions et de l'incapacité fonctionnelle, un médecin salarié par le patron peut-il être bon juge ? Il répond par la négative. A son avis, le médecin d'usine est trop souvent un médecin qui donne des soins »[14].

Dans ce contexte de divisions, les syndicats médicaux ont du mal à se poser en interlocuteurs intransigeants vis-à-vis des pouvoirs publics. La forte appartenance numérique cache la dominante d'un individualisme farouche et très prompt à la critique qui persistera jusque sous Vichy et les débuts du règne de l'Ordre. En outre, la multiplicité des syndicats locaux, où se règlent les querelles d'intérêts et les rivalités de personnes, crée autant de lieux de dissension. Certains syndicats départementaux possèdent de surcroît une très grande autonomie, comme le syndicat des médecins de la Seine qui regroupe environ un cinquième des praticiens syndiqués en France et entend, à l'aide de son propre journal et d'une radicalisation des positions défendues par la confédération, tenir sa partie sur le registre national. Cet émiettement des forces se trouve enfin accentué par l'existence de syndicats de spécialistes ou de médecins hospitaliers, cercles très restreints aux intérêts bien particuliers, parfois opposés à ceux de la masse des praticiens.

L'avènement du maréchal Pétain, plus encore que de son régime, a provoqué parmi les médecins un élan de soulagement et d'enthousiasme comparable à celui qui se rencontre dans l'ensemble de la population française. Les syndicats médicaux n'ont pas manqué de traduire les sentiments de leurs affiliés. C'est ainsi que, dès le 9 juillet 1940, une délégation du syndicat médical de Seine-et-Oise croit *« de [son] devoir, sûr d'être les interprètes des six cents médecins, membres du syndicat médical de ce département, d'adresser à M. le Maréchal de France Pétain, Président du Conseil, l'expression de leur profonde gratitude pour avoir, dans les conditions les plus difficiles, accepté la charge écrasante de refaire la France actuellement vaincue, désarmée, occupée et meurtrie »*[15]. Aussi quelle consternation lorsque la loi du 7 octobre 1940 instituant l'Ordre des médecins ordonne la dissolution des syndicats médicaux. Celle-ci est même si mal acceptée que certains jugeront opportun d'en appeler, en zone occupée, aux autorités allemandes. Ainsi des représentants du syndicat national des médecins électro-radiologistes, qui considèrent que le nouvel Ordre n'a rien prévu de propre aux spécialistes, demandent-ils au *Militärbefehlshaber* d'agréer la *« simple transformation »* de leur syndicat en une *« société professionnelle »* qui veillera sur les *« intérêts économiques »* de ses adhérents[16].

Ne parvenant pas à comprendre la décision de Vichy (qui ressort en fait d'une logique propre à la Révolution nationale), les syndicalistes ont eu tendance à l'interpréter comme une brimade prise à leur encontre par le nouveau secrétaire d'Etat à la Santé, lui-même membre de l'élite hospitalière parisienne. L'ancien secrétaire général de la Confédération des syndicats médicaux français écrivit ainsi qu'*« en 1940, les Syndicats de la Confédération furent brutalement dissous par le Gouvernement de Vichy sous l'impulsion d'un Ministre médecin, M. Serge Huard, chirurgien des hôpitaux de Paris. Ce Ministre qui avait et marquait un mépris profond pour la constitution démocratique des syndicats, créa l'Ordre n°1, totalitaire, au goût du Gouvernement nommé et non élu, et muni de pouvoirs étendus »*[17]. Serge Huard, à n'en pas douter, tenait en fort piètre estime les syndicalistes, qu'il jugeait politiciens et manœuvriers, quintessence de ce que la défunte IIIe République avait de plus condamnable. Au point de préférer, lorsqu'il présenta la création de l'Ordre et son corollaire, la disparition des syndicats, un réquisitoire dénué d'artifice à une argumentation « technique » plus ou moins sincère. Il déclarait ainsi en septembre 1941 : *« Dans les difficultés premières et dans celles que nous rencontrons aujourd'hui, il faut faire la part des intentions malveillantes, des rancunes sourdes, des haines tenaces, des espoirs de revanche. Là, comme ailleurs, il y avait au sommet de l'organisation syndicale un vieux personnel issu de la démagogie, grassement payé, qui s'est trouvé privé de ses prébendes et en a conçu une amère irritation »*[18].

Mais lui imputer la responsabilité de la dissolution serait une erreur. Maréchaliste dévoué, homme de la Révolution nationale, Serge Huard n'en restait pas moins un exécutant, et non un décideur. Il mettait fidèlement – et souvent maladroitement – en œuvre une politique qu'il n'avait pas conçue. D'ailleurs, après son éviction en avril 1942, son remplaçant, le Dr Raymond Grasset, ancien président du syndicat médical du Puy-de-Dôme, conseiller général et ami personnel de Pierre Laval (le prototype de ce que Huard abhorrait), ne fit rien qui eût pu ressembler à une réhabilitation des syndicats. Ils devaient être définitivement hors de mise dans un système corporatif dont l'Ordre incarnait le volet médical.

Il est bien malaisé d'être syndicaliste

Cette éviction leur permit de traverser, sans guère de compromissions, les années douloureuses de l'Occupation marquée par « l'épuration » xénophobe et antisémite du corps médical français. Promu, par nécessité, gardien des intérêts des médecins, ce fut l'Ordre qui dût encaisser les colères nées des restrictions et des coercitions. S'ils ne pouvaient faire la preuve de leur attitude patriotique (*« Nos syndicats, brutalement dissous par Vichy, n'ont pu, en tant que tels, agir dans les cadres de la Résistance »*[19]), ils n'avaient rien, non plus à la Libération, de bien lourd à se faire pardonner. Il fallut toutefois attendre, en vertu d'une ordonnance de décembre 1944, la décision d'une commission nationale de reconstitution des syndicats médicaux (décision du 25 mars1945), assez peu pressée, pour que la Confédération des syndicats médicaux français, puis les syndicats locaux, se reforment. Restait à organiser la coexistence avec l'Ordre, maintenu sous une forme provisoire et qui allait finalement renaître de ses cendres. A sa création, en effet, l'Ordre s'était vu attribuer les propriétés des syndicats dissous : gestion de ses caisses de secours mutuel, de son patrimoine, y compris l'installation dans les locaux de la CSMF, rue de Latour-Maubourg à Paris.

C'est aussi le temps pour la CSMF d'essayer de résorber le choc de la création de la Sécurité sociale. La recréation de l'Ordre, en effet, a rendu aux syndicats médicaux leurs prérogatives traditionnelles, dont la défense des intérêts financiers des médecins. C'est aux syndicats que revient ainsi, aux termes de la loi, la charge de négocier, avec les caisses d'assurance-maladie, les tarifs conventionnels. Avec les difficultés que l'on a vu. Un praticien, alors jeune syndicaliste, se souvenait ainsi de cette époque : *« La vieille garde syndicale d'avant-guerre, fortement imprégnée d'esprit corporatiste, farouchement hostile à toutes les lois sociales, dont toute l'action sectaire et maladroite, s'était soldée partout par des échecs retentissants, se heurta à un courant "jeunes médecins" au sens de "jeunes turcs" »*[20].

Après la guerre, les effectifs syndicaux ont crû sensiblement dans les années cinquante et soixante et se sont maintenus à un bon niveau dans les années 1970. Ces effectifs ont augmenté en nombre absolu, bien sûr, mais aussi ont réussi à suivre le rythme de la formidable progression du corps médical : 50 % de syndiqués en 1950 ; 65 % en 1962 ; 58 % en 1978. A partir de la fin des années 1970, un décrochage se produit puis s'accentue : non seulement les courbes de croissance du corps médical et du nombre de syndiqués ne sont plus parallèles mais la seconde s'inverse tandis que la première continue sa vertigineuse ascension : 42 % de médecins syndiqués en 1980, 34 % en 1983, à peine plus de 20 % en 1989, au terme d'une enquête de la DRASS sur la représentativité des syndicats médicaux[21]. Ce mouvement ne frappe pas seulement la profession médicale. Les deux dernières décennies ont été marquées par une baisse considérable du taux de syndicalisation de l'ensemble de la population active française. Les médecins ne se sont donc pas singularisés vis-à-vis des salariés, mais sans doute ont-ils agi pour des motifs qui leur sont propres. Car, à cette échelle, il s'agit d'une véritable désaffection. A tel point qu'un sondage réalisé en 1980 auprès d'étudiants de sixième année montrait que 40 % d'entre eux seulement voyaient dans un syndicat médical la meilleure représentation d'un point de vue de défense professionnelle, à égalité avec les associations par âge, mode d'exercice ou spécialité. Et tout de même 20 % d'entre eux considèrent qu'il n'y a aucune bonne représentation possible[22]. L'individualisme forcené du médecin joue là son rôle, qui lui fait critiquer vertement le syndicat même auquel il appartient. De même que les syndicats locaux s'en prennent à leur Confédération. Le président de la CSMF ne pouvait, en 1954, que le constater : *« Les bulletins syndicaux nous plongent dans le bain de la vie syndicale départementale ou régionale.*

Il est d'usage, sinon de bon ton, dans nombre de ces bulletins de critiquer, justement ou injustement, l'action confédérale. Le médecin a l'esprit critique et il l'utilise... »[23]

Des dissensions sans cesse renouvelées aux intérêts particuliers, des rivalités aux désaccords graves sur les conventions, des dissidences, des éclatements, des créations sont venus perturber le syndicalisme médical.

La CSMF était déjà, comme l'indique son nom, une confédération de syndicats départementaux d'une part, et de syndicats nationaux, d'autre part, de type vertical, soit par spécialités, soit par catégories (homéopathie, médecine du travail, pharmacie, médecine hospitalière des hôpitaux publics, etc...). Elle reflétait ainsi la situation parcellisée d'un corps médical traversé de nombreuses oppositions catégorielles. En 1951, la confédération qu'on jugeait tenue par les spécialistes, dut accepter la création en son sein d'un syndicat national des omnipraticiens français regroupant plus d'un tiers de ses membres. Mais les plus graves confrontations sont à venir. Ainsi qu'on l'a vu, le décret du 12 mai 1960 qui réglementait les conventions, avait soulevé de fortes oppositions. La CSMF s'y était résignée à contrecœur. Mais devant une mesure qui remet si grandement en cause le système libéral, l'union syndicale chancelle, puis éclate finalement en 1961. Une Union syndicale des médecins de France se crée pour regrouper les médecins hostiles au conventionnement. Transformée en 1967 en Fédération des médecins de France (FMF), la nouvelle centrale prend de l'importance, sans jamais, toutefois, égaler son aînée : ses effectifs représentent en 1978, comme en 1989, à peine la moitié de ceux de la CSMF Cette dualité introduit, dans la représentation des médecins, un nouvel élément de faiblesse dans la mesure où les pouvoirs publics vont avoir tendance à jouer de la rivalité des deux centrales lors des périlleuses négociations conventionnelles. C'est ainsi une aubaine d'avoir un second interlocuteur, reconnu représentatif, pour servir tour à tour de repoussoir ou d'instigateur. D'autant que depuis 1976, la signature d'un seul syndicat représentatif suffit à avaliser les conventions. C'est ainsi que, partant de positions encore plus conservatrices que la CSMF, la FMF sera pourtant seule à approuver, à l'arraché, les conventions de 1976 et 1980, ayant obtenu, par cette dernière, la création du secteur d'honoraires libres.

Cet éclatement va d'ailleurs en s'amplifiant. En 1974, l'Union syndicale des médecins libéraux a été fondée pour jouer le rôle de troisième centrale. Elle était affiliée à la Confédération des travailleurs intellectuels qui regroupe les membres d'autres professions libérales. Le Syndicat de médecine générale était également reconnu comme représentatif. Situé à gauche, il présentait la particularité de remettre en question le mode d'exercice libéral tel que les autres syndicats le défendent, avec plus ou moins de réussite.

La création du secteur d'honoraires libres a provoqué l'émergence d'une nouvelle organisation, le syndicat des médecins libéraux (SML), qui tire son origine de l'association des médecins conventionnés à honoraires libres, née dès le mois de mars 1981. Il a accru son audience au fur et à mesure que le nombre de médecins appartenant au secteur II augmentait : 2 600 adhérents en 1983, 4 200 en 1992. Il comprend surtout des spécialistes pratiquant les honoraires libres et son implantation régionale recoupe celle de la prédominance de ce secteur et celle, plus ancienne, des départements qui s'étaient montrés par le passé hostiles aux conventions. On lit dans la charte fondatrice du SML : *« Les médecins ne peuvent accepter l'amalgame entre le niveau des honoraires et celui de leur remboursement. Ce n'est pas en paupérisant le corps médical que l'on réglera le problème du déficit chronique de la Sécurité sociale, mais en responsabilisant assurés et prescripteurs de soins et en autorisant une juste rémunération de l'acte médical. La solution la plus simple et la plus efficace pour ralentir l'augmentation des dépenses de santé passera par la libéralisation authentique de l'exercice médical. (...) Aux prestataires de définir leurs honoraires, aux patients de choisir leurs prestataires »*[24].

Enfin, il existe, depuis 1986, une confédération propre aux généralistes, MG France, forte d'environ 7 500 adhérents, soit environ un huitième des omnipraticiens[25].

Cette mentalité obsidionale, qui s'accommode mal d'une véritable attitude de négociation et de participation, fait que ces syndicats en sont souvent réduits à se battre pied à pied pour retarder des décisions qu'ils ne peuvent, en définitive, éluder.

Indépendance, esprit critique, désaffection des troupes, situation de concurrence, pression de plus en plus forte d'impératifs économiques mettant à mal les principes libéraux, les syndicats médicaux ont fort à faire pour ne pas se trouver acculés à des impasses. A leur éclatement s'ajoutent un véritable émiettement syndical et associatif à tendance corporatiste, ainsi que de considérables disparités régionales d'implantation qui nuisent à sa représentativité. Tout cela témoigne de l'approfondissement des divergences d'intérêts économiques et professionnels entre les différents secteurs du corps médical.

L'Ordre introuvable

L'Ordre des médecins a connu une naissance si laborieuse qu'il a, des décennies durant, fait figure d'Arlésienne dans le débat médical français. Il fut évoqué pour la première fois en 1845 lors du congrès médical de Paris. Il s'agissait essentiellement pour les médecins de disposer d'un organe qui, en habilitant les médecins, permettrait de faire pièce au charlatanisme et à toutes les formes d'exercice illégal de la médecine. Mais il fut finalement rejeté car la régulation qu'il apporterait semblait grosse de menaces de « fonctionnarisation », déjà…[26]

L'Ordre n'apparaît pas dans la loi de 1892 sur l'exercice de la médecine. Et, au tournant du siècle, un second projet échoue sur la question de la définition des fautes et de l'application de sanctions. Telle sera, durablement, la pierre d'achoppement de toutes les campagnes visant à l'institution d'un Ordre des médecins. Inspiré, bien sûr, de l'Ordre des avocats, l'Ordre des médecins est conçu par ses zélateurs comme, d'une part, le gestionnaire de l'inscription des médecins régulièrement diplômés sur des listes professionnelles départementales, le « tableau » ; d'autre part, comme le gardien de la déontologie dont il édicterait les règles et aux manquements desquelles il pourrait remédier par des sanctions. Dans ces conditions, l'appartenance à l'Ordre serait, bien entendu, obligatoire. Les syndicats médicaux n'en continueraient pas moins d'exister, restant en charge de la défense des intérêts professionnels.

En fait, certaines de ces mesures divisent le corps médical et contribuent à faire échouer les propositions de loi et les campagnes qui se succèdent tout au long de l'entre-deux-guerres : propositions de loi en 1923 (déposée par Xavier Vallat), 1928 et 1929 ; projet en 1935, âprement discuté à la Chambre des députés et qui échoue finalement, sous la forme d'un décret-loi, devant le conseil des ministres en juillet 1939. Depuis 1929, le professeur Victor Balthazard, titulaire de la chaire de médecine légale et de déontologie à la faculté de médecine de Paris et artisan de l'union syndicale contre les Assurances sociales, se démène devant l'Académie de médecine et les syndicats pour faire aboutir la réforme.

Les médecins gardent des réticences, vis-à-vis de points cruciaux qui, toujours, relancent le débat. Le premier concerne les sanctions. Si elles sont aussi bénignes que celles en vigueur dans les syndicats, l'Ordre est inutile. Si elles sont sévères (radiations, suspensions), voire pénales, en vertu de quel pouvoir l'Ordre pourra-t-il les exercer et pourra-t-il alors éviter l'ingérence de l'Etat ? L'Ordre, qui doit être le moyen de l'indépendance médicale, risque alors de se transformer en instrument de *« la mainmise de l'Etat, ou mieux de l'action publique, sur nos affaires intérieures »*[27]. L'obligation d'appartenance fonde le système aux yeux des partisans d'une corporation : *« Cette notion d'obligation fait horreur – est-il besoin de le dire – à tous les sacristains du culte quatre-vingt-neuviste ; nous leur concédons volontiers – mieux encore, nous proclamons hautement – qu'une telle atteinte à la sacro-sainte liberté individuelle constitue "une méconnaissance absolue de la Déclaration des Droits de l'Homme" »*[28].

Mais à cette conception s'oppose une forte composante de l'idéologie qui pense la médecine comme une profession libérale et indépendante : l'individualisme supportant mal la tutelle de l'Etat, nombre de médecins se refusent à la renforcer de celle d'une organisation professionnelle qui serait soumise à l'arbitraire et aux rivalités. En 1923, un médecin parisien écrit ainsi à un journal médical : *« Sous prétexte de moralité, sous prétexte de politique, sous prétexte de déontologie, sous tous les prétextes que l'on pourra inventer, en avant l'avertissement, le blâme, l'amende, l'interdiction, la suspension, la radiation ! En avant la guillotine sèche ! »*[29]

L'incapacité du corps médical à faire valoir ses revendications n'explique donc pas seule que la création de l'Ordre, sans cesse envisagée, ait sans cesse été remise. Il faut y voir aussi l'effet de dissensions internes. Comme le notait le directeur d'un journal médical devant le flot de courrier suscité par la proposition de loi de 1923 : *« Il est au théâtre des gestes ou des paroles qui, dans le tragique ou le comique, ne ratent jamais leur effet. De même, pour certaines questions de notre art ; aussitôt qu'on les aborde, mille voix répondent en écho, toutes apportent au problème posé leur solution définitive et cela ne peut étonner personne »*[30].

Bon nombre de médecins manifestent donc, sur le sujet, une légère prédilection pour la politique du chien crevé au fil de l'eau : laisser faire et voir venir. *« Si l'on observe*, écrit l'un d'eux, *l'évolution actuelle des mœurs médicales, on constate que l'Ordre des Médecins se constitue peu à peu d'une façon spontanée, mais sous d'autres noms. Ce sont les syndicats qui le représentent en province. Dans la région parisienne, ce rôle est rempli par la Fédération corporative qui groupe, outre les syndicats, les sociétés d'arrondissement et toute une série d'associations médicales. (...)... Cette évolution spontanée a l'avantage de permettre une adaptation progressive aux conditions de la vie médicale. Pourquoi la troubler par une intervention brutale de l'Etat, lequel nous imposera des règles qui pourront constituer de lourdes chaînes ? »*[31]

Paradoxalement, tout ceci n'empêche pas que les projets de création d'Ordre, les dissensions et les déboires afférents, nourrissent le lourd contentieux qui met aux prises les médecins et l'Etat.

D'autant plus que la lutte contre le charlatanisme, et plus encore, contre l'usurpation des titres n'est peu ou pas assurée par les pouvoirs. Or, avec l'exacerbation de la concurrence, ces questions prennent un tour de plus en plus obsessionnel.

Le titre de « docteur en médecine » et les titres universitaires (professeur, agrégé, chef de laboratoire, chef de clinique...) sont protégés respectivement par les lois de 1892 et de 1924. Aucune loi ne protège les titres hospitaliers et, pour peu qu'ils restent vagues, les titres de fantaisie fleurissent plus ou moins sur les plaques des médecins, encouragés par la méconnaissance du public face au maquis de ces intitulés. Un ancien interne des hôpitaux de Paris, installé à Oran, confie ainsi à un collègue, en 1938 : *« nombreux sont les confrères qui prennent plaisir – ou intérêt – à augmenter la confusion. La faute en est d'ailleurs peut-être imputable moins à eux qu'aux pouvoirs publics qui ne nous protègent pas et distribuent pour 2 ou 300 F – notre faculté de Paris donne l'exemple – des diplômes à n'importe qui. Cela explique l'efflorescence invraisemblable de "diplômés", d'"anciens médecins de sanatorium", etc, etc... (...) Un médecin d'ici se fait même appeler "spécialiste hôpitaux de Paris" et il se croit à couvert parce qu'il omet la particule »*[32]. Ces cas se situent donc souvent à la limite de l'usurpation sans franchir le pas décisif.

C'est toutefois avec l'accroissement des tensions concurrentielles que la vigilance des titulaires de titres hospitaliers va se trouver relancée. En effet, les titres hospitaliers représentent non seulement une plus-value intéressante, mais aussi une garantie tant auprès de la clientèle que pour les opportunités de carrière. D'ailleurs, l'avènement des assurances sociales et la progressive uniformisation des tarifs accentuent encore ce phénomène : *« Le médecin libéral autrefois assurait sa promotion et son ascension professionnelles en accroissant son prestige et sa notoriété, ce qui lui permettait d'augmenter le nombre de ses clients et, lorsqu'il le jugeait bon, d'augmenter ses honoraires. Si les honoraires étaient bloqués, quel autre moyen de promotion qu'une multiplication épuisante des "actes', multiplication discutable au point de vue médical et au point de vue financier pour les organismes payeurs ? Mais quelle autre issue ? Passer de nouveaux concours ? Changer de catégorie au sein de la profession ?* »[33]

Il s'agit d'un mouvement d'ensemble puisqu'en 1935-36, la Confédération des syndicats médicaux met au point un projet de réforme réglementant les concours d'internat et l'intitulé des titres. Au même moment, l'Association des anciens internes des hôpitaux de Paris s'efforce de s'organiser. Elle ravive le syndicat de l'Internat, créé en 1914 et en sommeil depuis, et décide de poursuivre systématiquement en justice les cas d'usurpation portés à sa connaissance. Les résultats sont décevants. En 1937, elle est déboutée de ses poursuites. En effet, l'usurpation n'est pas un délit. Plainte ne peut être portée que pour concurrence déloyale, à condition de prouver le dommage. Enfin, pour que l'usurpation soit reconnue, il faut que l'intitulé soit exactement frauduleux, ce qui est rarement le cas. Autant dire que les poursuites s'avèrent une solution «*purement illusoire*»[34]. L'année suivante, le comité doit donc constater qu'il doit privilégier non pas la voie judiciaire, mais la voie législative. Il rédige donc une proposition de loi à soumettre à des parlementaires, au premier rang desquels les médecins députés membres de la commission d'hygiène de la Chambre. Mais de nouvelles déconvenues l'attendent. Malgré l'argument que «*le port d'un titre illégitime fait tort (...) non seulement à ceux qui ont droit de le porter mais également aux autres*», il ne peut obtenir l'appui de la Confédération des syndicats médicaux, peu soucieuse, finalement, de gâcher son crédit pour une affaire qu'elle juge mineure au regard des ambitions plus vastes qu'elle nourrit, à commencer par l'instauration d'un Ordre des médecins. Il faut en outre dire que les praticiens qui constituent le gros de ses troupes tolèrent avec plus ou moins de patience l'inflation des titres : «*J'ai sous les yeux la carte de jeunes confrères dont la thèse est toute fraîchement sortie des presses de l'éditeur et, cependant, sur le fin bristol qui porte leur nom, sont gravés des titres qui évoquent tout un passé lourd d'expérience : "Ancien ceci, ancien cela, ex-chef, ex-moniteur, ex-assistant, etc".*

Que de brisques, que de galons !

Et je m'étonne doucement, moi dont les tempes ont blanchi, de voir ces ingénus se donner des airs de pères nobles et se prévaloir de tant "d'anciennetés" diverses, alors qu'ils ont le plus souvent des âmes d'arrivistes fort pressés de passer "au choix" »[35].

La question reste donc en suspens, tout comme celle de l'Ordre.

Les avatars de « l'Ordre » nouveau

En 1939-1940, les campagnes qui ont eu lieu, par le passé, dans la presse professionnelle, des meetings syndicaux ou corporatifs, des thèses ont fini par répandre une certaine conception de l'Ordre, juridiction disciplinaire : l'appartenance à l'Ordre sera obligatoire ; il gérera l'inscription des praticiens au tableau ; il définira les règles morales de la profession et veillera à leur respect, éventuellement par des sanctions, les membres des Conseils départementaux et du Conseil national seront élus ; les sanctions dépendront du seul Conseil national pour éviter les règlements de comptes locaux. A l'été 1940, c'est ce profil que le syndicat médical de Seine-et-Oise reprend dans l'ordre du jour qu'il adresse au maréchal Pétain :

« Création d'une "juridiction professionnelle", dite "Ordre des médecins", conçu de façon telle qu'il évite l'immixtion des puissances politiques ou la mainmise de l'Etat sur un Tribunal de caractère exceptionnel puisque n'ayant à connaître que des fautes professionnelles ou corporatives »[36].

Le 7 octobre 1940, le gouvernement adopte la loi instituant l'Ordre des médecins. Elle est publiée au *Journal Officiel* le 26 octobre, à la surprise générale. En effet, cette création va plus loin que la conception habituelle. Outre les dispositions préconisées (gestion du Tableau public, discipline), il se voit accorder un patrimoine, corollaire de ses fonctions d'assistance mutuelle et devient l'*« interprète des médecins auprès des pouvoirs publics »*. Il est d'ailleurs créé *« auprès du ministre secrétaire d'Etat à l'Intérieur »*. Parallèlement, tous les syndicats médicaux sont dissous. Vichy n'a pas cherché à répondre à l'attente des médecins. Ses motivations sont de deux ordres. Premièrement, il s'avère nécessaire de disposer d'un gestionnaire habilité à réguler l'épuration du corps médical et les tâches qui devront dans le futur incomber aux médecins. Deuxièmement, l'Ordre dessine un projet à proprement parler corporatif. D'où la suppression des syndicats médicaux. Il s'inscrit donc dans un projet de réforme en profondeur des structures sociales. C'est pourquoi il est en principe destiné à évoluer.

Dès la publication de ces textes, c'est la consternation chez les médecins : ce n'est pas du tout l'Ordre attendu : à la satisfaction de voir accomplie l'une de ses plus anciennes et unanimes revendications s'ajouta d'emblée l'inquiétude devant la forme, inattendue, que revêtait l'Ordre. Préparée sans consultation, cette institution rendit méfiants les partisans, très majoritaires, du libéralisme, tandis que les tenants du corporatisme se trouvaient frustrés de voir le ministère exercer sur l'Ordre un contrôle rapproché. Une opposition se dessine timidement qui mettra du temps à progresser mais s'affirmera finalement avec une grande virulence. Les protestations nées dès publication de la liste des membres du Conseil ne cessèrent non plus de rebondir. Un reproche très fréquent fut la place hors de proportion qui avait été faite à la hiérarchie hospitalo-universitaire en général. Les membres de l'Ordre ne sont pas élus par leurs confrères. L'Ordre comprend deux échelons : un Conseil supérieur de douze médecins nommés par décret ; des Conseils départementaux de cinq à quinze membres choisis par le ministre sur la proposition du Conseil supérieur. En clair, c'est le ministre qui désigne tous les membres de l'Ordre. Dès les nominations connues, certains vont crier au népotisme, au jeu des relations et des amitiés.

Dans *L'Informateur médical* du 15 septembre 1941, le professeur Balthazard, l'un des anciens champions de l'Ordre, écrit : *« En raison des circonstances, les médecins auraient tout accepté des conseillers qui, échappant à l'élection, sont ses maîtres plutôt que ses représentants, à la condition de trouver en eux l'intégrité (celle-ci existe incontestablement), le désintéressement personnel et familial (je ne le crois pas total), la compréhension et la compétence (là j'apporte les protestations les plus véhémentes) »*[37].

La place faite aux anciens internes n'est certes pas négligeable. Mais, loin d'être exagérée, elle ne fait que refléter la situation qu'ils occupent au sein du corps médical français : médecins des hôpitaux et professeurs entre Lyon et Lille, Bordeaux et Strasbourg, chirurgiens, spécialistes et consultants dans toute la France. Il est normal qu'ils siègent dans des conseils départementaux comme au Conseil supérieur. Ce dernier se doit par ailleurs de n'être pas seulement « représentatif » mais de montrer des qualités de prestige et d'autorité. La hiérarchie hospitalo-universitaire parisienne, étant donné sa prépondérance de fait, est d'ailleurs singulièrement mal représentée. L'autorité du Conseil s'en trouve probablement fragilisée, ses détracteurs bénéficiant de positions fortes, comme l'Académie de médecine (qui est un organisme à forte connotation parisienne) où se dérouleront à partir du dernier trimestre 1941 quelques échauffourées significatives.

Les médecins manifestent bientôt leurs réticences à l'égard du Conseil supérieur. En janvier 1942, la réunion des Conseils départementaux de zone occupée a donné lieu à l'établissement d'un Cahier de doléances et de vœux remis au président du Conseil supérieur, le professeur Leriche et approuvé par les représentants de trente-quatre départements, soit les trois-quarts des présents[38]. Ce mouvement revendicatif prend encore de l'ampleur quand le débat est porté sur la place publique par la reproduction de ce document dans le *Journal de Médecine de Bordeaux*[39]. Cette forme assez modérée masque la virulence des affrontements non publics.

Les raisons pour lesquelles l'Ordre des médecins, plus particulièrement le Conseil supérieur, et le secrétaire d'Etat à la Santé suscitent tant d'hostilité ne tiennent pas seulement à des animosités ou à des jalousies personnelles. A l'effet presque inévitable de la succession des réformes nombreuses, qui ne peuvent, à l'évidence, contenter tout le monde, s'ajoutent toutes les contraintes nées de la captivité de la France. Le ministère de la Santé et le nouveau et encore fragile Conseil de l'Ordre se voient dévolues un grand nombre de tâches délicates et périlleuses qu'ils ne peuvent accomplir à la satisfaction générale. Ce sont ces déceptions et ces frustrations qui nourrissent bientôt un malaise grandissant.

La mise en œuvre de la loi du 16 août 1940 et des statuts des juifs s'avère ainsi plus difficile que la simplicité apparente des principes ne l'avait laissé présager. Des dissensions se manifestent au sein des conseils départementaux et plus encore entre ceux-ci et le Conseil supérieur et l'Ordre et les pouvoirs publics. L'Ordre découvre avec amertume qu'il n'est pas absolument souverain alors que l'établissement des listes d'exclusion et de maintien lui est, en principe, dévolu. Surtout, la politique du Conseil supérieur et du secrétaire d'Etat est plus « libérale » qu'escomptée ce qui semble à beaucoup de médecins un vrai scandale. Comme un leitmotiv revient la revendication, y compris au sein des conseils départementaux, d'un contrôle plus sévère de l'exercice de la médecine par les « étrangers ». Ces mêmes conseils départementaux s'exaspèrent rapidement de voir bon nombre de leurs décisions rejetées par le Conseil supérieur. Il arrive que ce même Conseil supérieur ou le ministère surmontent les avis défavorables des conseils départementaux pour accorder des autorisations d'exercice. Les accusations de copinage, de passe-droit ne sont bien sûr pas très loin. D'autant plus que critiqués par leur base, les conseillers départementaux sont très tentés de se défausser de la responsabilité des erreurs sur les instances nationales.

A fortiori parce que les sujets de mécontentement ne manquent pas. Les assurances sociales, si difficilement imposées par la République restent en vigueur sous l'Etat français.

L'Ordre et le ministère doivent par ailleurs assumer les difficultés qui découlent des rationnements. De nourriture d'abord, mais aussi d'essence. Au cours du dernier trimestre 1941 la protestation se fait plus vigoureuse contre le refus de la Direction des affaires économiques et sociales d'accorder aux médecins la carte dévolue aux travailleurs de force, dite carte T, et contre la raréfaction des allocations d'essence. Avec toujours une vive pointe contre l'Ordre.

Ces considérations matérielles sont loin d'être négligeables car elles conditionnent la vie quotidienne des médecins dont les effets se font peu à peu sentir sur leur état d'esprit.

Elles n'entrent toutefois pas seules en ligne de compte. Les grands principes ont aussi leur importance, amplifiés par la dialectique coutumière que la profession médicale n'est jamais si à l'aise pour se plaindre et poser ses revendications corporatistes que lorsqu'elle peut se targuer d'être le champion de la qualité des soins et du respect de la tradition. L'exemple du code de déontologie est à cet égard éclairant. Dans le début de l'année 1941, l'Ordre met au point le code de déontologie des médecins qui est publié en avril dans le *Bulletin de l'Ordre*. Il regroupe les dispositions légales jusqu'alors en vigueur (lois, décrets, articles du Code civil et du Code pénal) et introduit de nouvelles dispositions.

Les médecins, dans leur ensemble, font mauvais accueil au code et certaines critiques sont publiques. Victor Balthazard, ancien titulaire de la chaire de médecine légale (qui comprend l'enseignement de la déontologie), le dénonce avec une « énergie » qui, de son aveu même, effraie certains de ses confrères. La loi du 31 décembre 1941 instituant la déclaration des causes de décès permet de relancer le débat. Le secret médical (article 378 du Code pénal) ne souffre jusqu'alors que quelques dérogations : déclaration des naissances, des épidémies et des maladies professionnelles[40]. S'y ajoutent deux cas particuliers : les maladies vénériennes en cas de refus de traitement, dans la pratique rarement dénoncées ; les avorteurs, et non les avortées, la dénonciation n'étant d'ailleurs pas obligatoire[41]. La déclaration des causes de décès est présentée comme un moyen d'améliorer la santé publique, ne serait-ce qu'en permettant l'établissement de statistiques servant à orienter prévention et investissement. Mais ses détracteurs y voient immédiatement une violation de la vie privée et l'instrument d'une surveillance policière. Au début de l'année 1942, Balthazard dénonce à la tribune de l'Académie, la copie de *« conceptions d'origine étrangère »*[42]. L'Ordre est une fois de plus sur la sellette : pour avoir rédigé le code de déontologie et pour avoir accepté de nouvelles dérogations au secret professionnel. L'Académie tend alors à se poser en gardienne des traditions tandis que l'Ordre semble les brader au profit des diktats des maîtres du moment.

Dans les difficiles circonstances des dix-huit premiers mois de son existence, l'Ordre a donc cristallisé contre lui la plupart des mécontentements, s'étant trouvé le gérant de la plupart des frustrations, des pénuries et des contraintes qui pèsent sur le corps médical et auxquelles, bien souvent, il ne peut mais. *« Que n'a-t-on pas reproché encore à l'Ordre*, questionne en 1942 un étudiant dans sa thèse : *sa carence en matière de poursuites contre les charlatans et avorteurs, le "sabotage" des mesures contre les métèques, le "scandale" des autorisations provisoires, les entraves au* numerus clausus *des juifs, le carnet à souche, l'impossibilité pour les médecins d'obtenir la carte T et de faire de l'automobile, etc... »*[43].

La dépendance de l'Ordre vis-à-vis du ministre, fût-il médecin, est mal tolérée, tant par les tenants d'une corporation, que par les partisans d'une simple juridiction professionnelle coexistant avec des syndicats. Les attaques contre l'Ordre visent donc, presque sans coup férir, Serge Huard, même si des rivalités personnelles viennent aggraver les critiques envers les Conseils. Il faut dire que, placé par les circonstances dans l'obligation de godiller entre les écueils, Serge Huard n'a ni voulu renoncer à ses principes, ni cherché à ménager les susceptibilités.

Le malaise du corps médical est trop profond pour se trouver réglé par la seule éviction de Serge Huard, lors du retour de Pierre Laval à la tête du gouvernement, en avril 1942. L'Ordre des médecins demeure l'objet de bien des critiques et, dans les mois qui suivent le départ du secrétaire d'Etat, les tensions s'accentuent au sein de l'Ordre. Les pouvoirs publics croient y remédier en procédant au remplacement des conseils.

En guise d'intronisation, le nouveau secrétaire d'Etat à la Santé a commencé par critiquer l'Ordre et le Conseil supérieur à mots à peine couverts. Le 18 juillet, il récidive dans une allocution diffusée à la radio où il suggère que l'organisation professionnelle a besoin d'être réformée et annonce son remplacement par des instances élues.

Le 22 mai 1943 s'est déroulée la seule élection de quelque ampleur qui ait eu lieu en France sous l'occupation. Environ 25 000 médecins ont été appelés à élire les membres des conseils de l'Ordre. Mais ses modalités lui ont donné une configuration très particulière.

Auparavant, il fallait en passer par une nouvelle loi sur l'organisation de la profession médicale. La troisième en moins de deux ans, puisque, sous le ministère de Serge Huard, étaient déjà parus deux textes, celui du 7 octobre 1940 instituant l'Ordre et celui du 31 décembre 1941 qui modifiait et complétait le précédent. Dans son discours du 18 juillet 1942, Raymond Grasset a fait de ses propres projets un portrait prometteur : *« Demain, je vous apporterai l'armature d'une corporation faite selon les intentions du Maréchal. Elle vous conférera (...) des responsabilités nouvelles et vous intégrera dans l'élite que le régime s'efforce de former »*[44].

Les médecins n'y voient pas autre chose qu'un avatar de plus des réformes que les pouvoirs publics concoctent dans leur dos et leur octroient jusqu'à la prochaine. Ils réclament – en vain – d'avoir la possibilité de donner leur avis. Mais le ministère prend bien garde de consulter la profession. Il ne sait que trop qu'elle est incapable de parvenir à un accord et qu'il n'en résulterait qu'un étalage supplémentaire de ses divisions. Il n'y a pas de synthèse possible entre des individualismes farouches qui ne s'entendent qu'au détriment d'un tiers. Médecin lui-même, Raymond Grasset n'est pas dupe et se contente de mises en garde : *« Il faut que les médecins abandonnent cet individualisme excessif qui rétrécit leur champ d'action, et amenuise leur fonction sociale.*

Regroupés, ils abandonneront la formule périmée de ne s'unir que contre quelque chose ou quelqu'un »[45].

Et le 10 septembre 1942 paraît donc la loi relative à l'Ordre des médecins et à l'organisation des professions médicale et dentaire. Qui, bien sûr, ne trouve grâce aux yeux d'aucun médecin. Les corporatistes y cherchent en vain la corporation annoncée, tandis que les traditionalistes se voient déjà aux funérailles de la médecine libérale : *« Elle sonne, à mes oreilles du moins, le glas de la médecine traditionnelle française, de la véritable médecine humaine. Il m'est impossible d'y reconnaître, appliquée à notre organisation professionnelle, l'ombre d'une des pensées qui m'apparaissent si clairement dans les messages de notre Chef.*

*(...) Il n'est pas difficile, pour un médecin, de voir et montrer que la loi nouvelle fonde ce que l'on a appelé, sans doute par dérision, la Corporation d'Etat. Je ne sais qui va [*un mot illi-

sible*] ce que sont les résultats d'organisations similaires, en Italie, en Allemagne ou en Russie. Mais je suis sûr qu'on trouve toujours à la base d'une telle entreprise le mensonge et l'intoxication marxistes. C'est intolérable en France* »[46].

Cette loi institue l'Ordre national. Il est le gardien de l'honneur, la moralité et la discipline de la profession et défend et gère les intérêts corporatifs par l'intermédiaire des collèges départementaux, des conseils régionaux et d'un conseil national de l'Ordre. Les membres en sont élus « sur présentation ».

Le mode de scrutin doit en effet prévenir les mauvaises surprises quant aux résultats, mais aussi empêcher que les ardeurs de la campagne électorale ne débouchent sur un débat à proprement parler politique. Aussi ce scrutin départemental est-il à la fois indirect et sur listes établies par les pouvoirs publics. Ces listes comprennent trois fois plus de noms qu'il n'y a de sièges à pourvoir. Chaque médecin est ainsi appelé à choisir parmi ces candidats ceux qui formeront le conseil dans son département. Cinq semaines après leur élection, les conseils doivent désigner par cooptation les membres du Conseil national, puis le président en sera nommé par le secrétaire d'Etat, d'après une liste de trois noms.

Les médecins sont largement favorables au fait d'élire leurs représentants. Ils n'avaient jamais conçu les désignations de 1940 que comme provisoires. Mais le mode de scrutin retenu est loin de recueillir l'approbation de la majorité. L'encadrement du scrutin apparaît comme une profonde mortification. Deux éditoriaux parus avant le scrutin dans le mensuel *La Défense du Médecin* montrent sous l'ironie et la critique la blessure d'amour-propre : *« On n'a pas cru devoir nous faire confiance. Par une demi-mesure mesquine et blessante : le vote dirigé, on vient de mettre à un rang social que ses sacrifices et sa valeur pouvaient prétendre hors de tout soupçon un corps de métier sans égal. (...) Nous le disons sans faiblesse, nous ne méritons pas cela »*[47].

Il faut dire que l'affaire se corse lorsque le ministre croit bon de compléter sa liste de candidats d'une deuxième liste restreinte donnant, à titre indicatif, ses préférences ainsi que les noms des « *neuf sujets super-sélectionnés* » qui doivent constituer le Conseil national. La grogne est telle que les rumeurs d'abstentions se précisent. C'est dans ces conditions troublées que le scrutin se tient, le 22 mai 1943. Il y a 18 % d'abstentions.

Les médecins ne faillirent en effet pas au conservatisme en privilégiant, par leur vote, d'une part les candidats issus de la hiérarchie hospitalo-universitaire, d'autre part des membres qui siégeaient déjà dans les conseils. L'observation des résultats permet ainsi de constater une grande stabilité de leur composition dans de nombreux départements. Quant au Bureau du nouveau Conseil national de l'Ordre, il acquiert une physionomie bien différente de celle de son prédécesseur. Réduit à huit membres, il compte un renfort de membres de l'élite parisienne, dont le nouveau président, Louis Portes.

En fait, la « panne » de légitimité dont souffre le secrétariat d'Etat – et son titulaire – doit être compensée par la légitimité des hommes qui composent les nouvelles instances. C'est pourquoi y figurent tous ceux qui, de par leur compétence médicale, leur notabilité, leurs prises de position ou leur place dans la hiérarchie, possèdent l'approbation d'une majorité de leurs confrères. C'est ainsi que l'Académie ou la Faculté sont plus largement représentées, quand bien même elles auraient eu des mots avec l'Ordre ancien, mais pas seulement. Le fait d'avoir eu maille à partir avec la presse collaborationniste n'est pas rédhibitoire. Des maréchalistes bon teint ou repentis voisinent avec des attentistes ou quelques représentants des « nouvelles tendances ».

Paradoxalement, l'Ordre est sorti de ce scrutin controversé, renforcé et plus autonome. Raymond Grasset a réussi partiellement à faire porter à l'ancien Conseil supérieur la responsabilité des difficultés de 1940-1943, mais il a échoué à fabriquer un Ordre qui assume sa politique, lui ayant donné, par ses propres initiatives, les moyens d'une certaine autonomie.

Débarrassés du « *proconsulat polycéphale* » du Conseil supérieur, les médecins voient arriver d'un œil plutôt goguenard son successeur. A dire vrai, la mise en place est laborieuse. De plus en plus nombreux sont ceux qui regrettent les syndicats (dissous par la loi du 7 octobre 1940) et surtout leur action revendicative et leur diversité. *« L'organisation professionnelle d'avant-guerre avait le mérite de la simplicité et l'inconvénient de l'impuissance. Nous avons gardé l'impuissance et honni la simplicité »*[48].

Certes, des récriminations sont encore adressées à l'Ordre, mais plus rares. A force, le temps n'est plus où le président du conseil supérieur devait rappeler aux contestataires que *« la France est un pays vaincu, qui n'est peut-être pas tout à fait maîtresse de ses décisions »*[49].

Cette fois, les médecins l'ont compris, comme ils ont compris que le gouvernement statue sur toutes les questions en dernier ressort. Cette impuissance, pour ne pas dire cette inutilité du conseil national, deviennent des sujets de plaisanterie. Ses séances sont comparées à *« d'hallucinants sabbats célébrés entre fous »*[50] : *« le président [de l'Ordre] veille aux destinées d'un directoire dont on peut dire qu'il a son avenir derrière lui et qu'il est bien ennuyé de le constater »*[51].

Quoi qu'il en soit de son efficacité pratique, nul ne peut plus ignorer que l'Ordre est devenu le champ clos d'affrontements politiques où la question du rapport à l'Etat et au régime occupe la première place. En décembre 1943, janvier et février 1944, les démissions d'anciens syndicalistes se succèdent au sein de l'important conseil de la Seine. Les tenants d'avant 1939 de l'Ordre, partisans du Dr Grasset, sont éliminés. L'Ordre s'efforce de prendre ses distances avec le gouvernement qui l'a créé. Ce qu'on désigne alors par l'idée d'aller « assez loin » sur le mode de *« l'indépendance contrôlée »*[52]. Et les médecins se posent bien des questions sur l'attitude du conseil national : *« Que conclure ? Qu'on fait de la politique au sein du Conseil national ? Que les brassards se heurtent et que les hommes qui ont au cœur un sentiment plus élargi de l' "habeas corpus" préfèrent ne point se mêler à ces règlements de compte ? »*[53]

Cette autonomie que l'Ordre recherche n'est pourtant qu'une traduction de la désaffection profonde des médecins à l'égard de Vichy. Un exemple montrera l'autonomie croissante que l'Ordre parvient à gagner à l'égard de son ministère de tutelle. Les médecins ont été concernés par le service du travail obligatoire : ils procèdent aux visites médicales qui décident de l'aptitude des requis. Dès le début, des oppositions sur les principes mettent le corps médical aux prises avec les pouvoirs publics. Les médecins mettent d'ailleurs une telle réticence à déclarer aptes les requis qu'à l'été 1943, une circulaire est adressée aux préfets, qui précise l'état d'esprit dans lequel doit s'opérer l'examen : *« Sur le plan médical, il ne s'agit pas bien entendu d'une visite complète d'incorporation, en vue de l'aptitude au service militaire, ni de l'examen d'embauche en vue d'un travail s'accompagnant d'examens supplémentaires (radio, laboratoire) comme pour les travailleurs qui partent au titre de la relève, mais d'un simple examen sommaire, comme il en était pratiqué dans les Conseils de Révision.*

C'est dire qu'en principe il ne doit pas y avoir d'inaptes ou plutôt que les vrais infirmes mis à part, tous, même présentant un mauvais état général peuvent et doivent être utilisés »[54].

En présence de ce cynisme qui met à mal et la responsabilité et la liberté des médecins, le Conseil de l'Ordre fait une mise au point, bien décidé à rendre à César ce qui lui appartient: *«Le Conseil Supérieur estime que les Médecins doivent prendre leurs décisions d'aptitude ou d'inaptitude en parfaite liberté d'esprit. C'est à l'administration qu'il appartient de n'en pas tenir compte si elle le veut ainsi»*[55].

Un autre sujet de désaccord encore plus grave se fait jour quelques mois plus tard à propos du secret médical. Le 18 avril 1944, le Reich fait savoir au ministre de la Santé qu'il exige la publication d'une loi obligeant les médecins qui soignent des blessures par armes à feu ou explosifs à en faire la déclaration. Le commandement militaire allemand a déjà publié des ordonnances en ce sens, concernant les départements côtiers méditerranéens et, bien entendu, la zone nord, pour laquelle il agit «souverainement». Le but est bien sûr de démasquer les francs-tireurs. A Vichy, c'est la consternation. Ni Grasset ni Laval ne sont chauds pour endosser une telle responsabilité. Le premier reprend la tactique de finasserie qui lui a si médiocrement réussi à propos de la relève ou du STO. Il suggère de *«substituer une responsabilité collective non médicale (en l'espèce, le Bureau des Entrées de l'Hôpital), à la responsabilité personnelle du médecin traitant»*[56].

Il argue du fait qu'*«il devenait difficile, sinon impossible, d'inculper solidairement tous les employés du Bureau des Entrées»*[57]. Voire… Et en outre ce dispositif laisse de côté la question des médecins intervenant en dehors du cadre hospitalier. En fait, Grasset, même s'il n'ose pas risquer une protestation publique, ne peut accepter de cautionner la violation du secret médical, sous peine de voir sombrer les derniers débris de son autorité. Le gouvernement le suit, mais il ne fera rien pour contrecarrer la décision allemande. En mai 1944, le secrétariat général du chef du gouvernement conclut: *«Il ne nous paraît pas possible d'empêcher l'application des mesures envisagées par les Autorités allemandes, nous ne pouvons que nous réfugier dans une attitude négative (...) c'est-à-dire pratiquement:*

– refuser de publier la loi demandée;

– protester ultérieurement contre l'application directe qui ne manquera pas d'en être faite par les Autorités allemandes en zone Sud»[58].

Le gouvernement *«regrette donc de ne pouvoir accéder à la demande de l'*Außenstelle*»*[59]. Les autorités d'occupation, en juin, diffusent directement, par voie de presse et d'affiches, l'avis qui stipule que la non-déclaration est passible de peine de mort. L'Académie de Médecine et le Conseil de l'Ordre de la Seine rappellent alors *« que le secret professionnel était la prérogative intangible et l'honneur de notre profession »*[60].

Tandis que les représailles commencent, le Conseil national de l'Ordre intervient à son tour, non seulement pour protester contre ces menaces, mais encore pour ordonner aux médecins de ne pas contrevenir au secret médical[61]. Et pendant ce temps, Raymond Grasset fait passer une note aux Allemands par l'intermédiaire de la commission d'Armistice ...

Il a fallu que le Conseil de l'Ordre – que le ministre aurait voulu pouvoir tenir pour l'exécuteur de ses basses œuvres – ou l'Académie de Médecine fassent entendre la voix de l'honneur et de la morale. Rendant ainsi un peu plus manifeste le fossé qui se creusait entre le corps médical et les Pouvoirs publics.

Le « maintien de l'Ordre »[62] *?*

Dès la fin de 1943, il est entendu, au sein des instances dirigeantes de la Résistance médicale, que l'Ordre des médecins sera supprimé dès la Libération. Eu égard à l'unanimité des oppositions qu'en l'état il cristallise contre lui, cette mesure ne peut qu'emporter l'adhésion de la majorité du corps médical. Mais le principe de l'Ordre n'est pas, en lui-même, discrédité par l'expérience vichyssoise. Et même, certains aspects de son fonctionnement semblent lui avoir procuré une sorte de légitimité : *« Très rapidement beaucoup de médecins parmi ses membres n'acceptèrent pas le rôle pour lequel ils avaient été choisis et ainsi s'organisa la résistance au sein même d'un organisme qui avait été conçu pour être entièrement soumis à son créateur. Je ne citerai que pour mémoire les campagnes de l'Ordre pour l'attribution du lait aux nourrissons et pour le refus de dénoncer aux Allemands les blessés du maquis »*[63].

Tant pour satisfaire les médecins que pour des raisons pratiques, (secours aux médecins des régions sinistrées, attribution d'essence...), quelque chose de similaire à l'Ordre devra subsister. En décembre 1943, le comité médical de la Résistance envisage la nomination temporaire d'un Conseil de famille du corps médical. En juin 1944, le délégué sanitaire du Comité français de la libération nationale, José Aboulker, parle, pour sa part, d'une commission de gérance chargée d'expédier les affaires courantes. Le 27 août 1944, les conseils de l'Ordre ont effectivement été dissous par décret «*au titre d'institutions vichyssoises*». Ils sont remplacés par un «*conseil départemental des médecins*», émanant du comité médical départemental des médecins[64]. Par une ordonnance du 11 décembre 1944, ils sont complétés par des conseils régionaux et par le conseil supérieur des médecins. Dès cette date, il est entendu que l'Ordre va renaître, mais selon une définition qui bannit toutes les tendances corporatives instillées par Vichy. Il reprend le cadre tel qu'il était classiquement entendu avant-guerre : inscription obligatoire au tableau, élection des membres, mission strictement juridictionnelle.

Les communistes, et à leur tête le nouveau ministre de la Santé, François Billoux, paraissent avoir été très favorables à la recréation de l'Ordre. Sans doute espèrent-ils y conserver les places acquises durant la Résistance.

Cet «Ordre» temporaire apparaît donc d'abord comme l'émanation de la Résistance médicale. Le CMR est chargé de conseiller le gouvernement pour la nomination des membres du Conseil supérieur parmi des «*personnalités d'une haute valeur morale, ayant donné des preuves de leur caractère par leur attitude pendant la Résistance*». D'autre part, les résistants doivent compter avec d'autres catégories au moins aussi bien représentées : les membres des anciens conseils de l'Ordre et les anciens internes. Les hommes nouveaux ne sont pas très bien portés en médecine et le patriotisme ne suffit pas à créer une légitimité. Déjà, en septembre 1943, cet amour pour les valeurs sûres transparaît dans une circulaire du service de santé national sur la désignation de ses responsables départementaux. La direction précise qu'il n'est pas nécessaire qu'ils appartiennent déjà à la Résistance s'ils sont dotés de qualités morales et *professionnelles* et rallient la majorité du monde médical.

Fondamentalement, la profession ne renouvelle donc pas ses dirigeants. Elle conforte même la place de l'élite parisienne. Mais on n'assiste pas vraiment à une substitution de certains individus à d'autres, de même valeur professionnelle. Les hommes revêtus de l'autorité sous Vichy sont finalement plébiscités. Il n'y a même pas un renouvellement des générations : comme sous Vichy, les hommes entre quarante et cinquante ans sont les mieux représentés. Le renouvellement joue à cet égard par rapport à l'avant-guerre. C'est la continuité qui l'emporte. Des évolutions peuvent certes se dessiner, mais elles se produisent toujours lentement et en fonction de critères qui, eux, restent stables.

L'ordonnance du 24 septembre 1945 a donc réorganisé l'Ordre des médecins, en même temps qu'elle reconstituait les syndicats médicaux et leur confédération. L'Ordre fut dépouillé de tous les attributs corporatifs dont l'avait revêtu l'Etat français. Ainsi qu'on l'a vu, les syndicats ont recouvré la défense des intérêts professionnels et corporatifs.

L'Ordre conserve le pouvoir disciplinaire en vertu d'une déontologie qu'il élabore. Il a la responsabilité du patrimoine matériel et moral de la profession. Il gère, enfin, un service public, l'accès au tableau. Fonctionnant depuis cinquante ans sur ces bases, l'Ordre n'a pas suscité que des louanges. Des oppositions se sont cristallisées par moments, lors de crises, amenant à plusieurs reprises de sérieux projets visant à le supprimer, plutôt d'ailleurs qu'à le réformer. Ces critiques ne s'en regroupent pas moins autour de quelques axes principaux.

Tout d'abord, l'Ordre est-il représentatif ? Toutes les instances en sont élues. Les médecins élisent les conseils départementaux, mais ce sont ces derniers qui désignent les conseils régionaux et les conseillers nationaux auxquels sont adjoints un membre de l'Académie de médecine (désigné par ses collègues) et un conseiller d'Etat (nommé par le Garde des Sceaux). Les médecins s'inquiètent donc toujours de savoir si les instances supérieures, celles donc qui sont habilitées à les juger, sont assez proches d'eux et des réalités de leur vécu quotidien. Dès 1950, des plaintes se sont élevées à ce propos dans la presse professionnelle. Elles se font l'écho de celles qui avaient stigmatisé, sous l'Occupation, la distance régnant entre l'attitude de l'Ordre et les nécessités éprouvées par les médecins : *« L'Ordre ne représente pas l'expression directe du corps médical. Les conseils départementaux paraissent, dans une certaine mesure, en contact assez étroit avec le médecin, souvent parce que quelques-uns de leurs membres sont aussi membres dirigeants du syndicat départemental ou en relation suivie avec lui. (...) Le Conseil départemental ne tient jamais d'assemblée générale. Ses membres peuvent ne jamais demander l'avis du corps médical, ni même celui du syndicat. Ils sont maîtres absolus et ne rendent de comptes à personne. Ils sont élus pour 6 ans, renouvelables par tiers tous les 2 ans, ce qui protège bien l'Ordre contre les remous de la base. (...) Le Conseil national, lui, par son mode d'élection, est tout à fait loin de l'ensemble du corps médical, tellement loin qu'il n'a guère à se soucier de ses pensées, de ses désirs, de ses besoins. Et cependant, la loi lui donne le droit de décider de son sort : il le régente.*

L'Ordre, très jaloux de son autorité, n'a pas su garder le juste équilibre qu'une conscience plus claire de sa mission lui eût fait conserver. Il est chevaleresque seulement avec l'administration. Vers les médecins, il a pris l'air rogue des gardiens de sanctuaire, au lieu d'être le héros, le demi-dieu plein d'humanité, le "protecteur" que le corps médical avait le droit d'espérer »[65].

Sur les questions de pure représentativité, il est certain que les conseils ne sont pas la stricte émanation du corps médical. Une étude menée sur les élus des conseils départementaux de l'Ordre montre ainsi qu'entre 1947 et 1960, la moitié de leurs membres étaient des spécialistes, beaucoup des présidents et des secrétaires généraux exerçant d'ailleurs la chirurgie, spécialité ancienne et prestigieuse entre toutes. La moitié aussi des conseillers détiennent des titres hospitaliers, mais 60 % des secrétaires généraux et les deux tiers des présidents. L'âge moyen est de cinquante ans, avec une tendance au vieillissement. Il n'y a alors pas de femme parmi les conseillers départementaux. Enfin, en province, plus de la moitié exercent dans des communes rurales ou semi-rurales[66]. Mais en cela, l'Ordre ne se différencie pas fondamentalement de la plupart des organisations professionnelles dont les cadres présentent, en général, un profil sur-qualifié ou déviant par rapport à la moyenne de leurs adhérents.

Dans le même ordre d'idées, les médecins salariés expriment précocement des réticences à l'égard d'instances ordinales qui ne leur accordent guère d'attention, ni à eux ni à leurs problèmes spécifiques. En 1956, s'expriment ainsi les réserves de l'un d'entre eux : *« Un grand nombre de nos confrères salariés à plein temps supportent mal l'apport financier à un organisme qui ne les a guère défendus, en particulier dans la demande du respect des contrats. Enfin, jamais les douze mille médecins salariés de France cotisant à l'Ordre ne furent représentés ès qualité, ni dans les conseils départementaux ni surtout dans l'enceinte du Conseil national »*[67].

C'est toutefois sur des faits plus précis que la contestation de l'Ordre va, dans les années soixante et soixante-dix, se durcir.

On a vu qu'à partir de la convention de 1960, les négociations avec la Sécurité sociale sur les tarifs avaient constitué, dans la chair du corps médical, une épine de plus en plus acérée. Quoi qu'ils en eûssent, les syndicalistes médicaux avaient été amenés plusieurs fois à Canossa du fait du déséquilibre des forces en présence. Nombreux étaient les médecins qui leur reprochaient de lâcher trop de lest sur les principes libéraux de la médecine traditionnelle, au point, d'ailleurs, de provoquer des scissions dans le mouvement syndical.

En matière de défense professionnelle, l'Ordre n'a pour tâche que de garantir le monopole médical en luttant contre l'exercice illégal de la médecine et l'usurpation de titres. Mais il s'est mis peu à peu à déborder de ce terrain pour se comporter un peu comme un groupe de pression en charge de la médecine libérale. Ou, plus exactement, c'est le Conseil national de l'Ordre qui a eu tendance à utiliser, dans ce registre, son assise (*tous* les médecins appartiennent à l'Ordre) et sa mission publique qui lui donnent de l'autorité. Il s'est ainsi opposé de plus en plus au système conventionnel jusqu'à chercher à être associé aux discussions de la première convention nationale. C'est ainsi que son président, le Professeur Jean-Louis Lortat-Jacob, préside, en 1971, un meeting défavorable à la signature de la nouvelle convention, alors même que la CSMF s'était engagée en sa faveur. Il se déconventionnera par la suite lui-même, invitant ses confrères à en faire autant. Il outrepasse ses attributions. L'échec relatif qui s'ensuit, puisque la convention est signée et prospère un temps, rejette durablement l'Ordre en dehors du champ conventionnel.

Nouvelle crise, presque concomitante, que celle qui se produit à propos de la libéralisation de l'interruption volontaire de grossesse. Le Conseil national fait savoir qu'il y est défavorable, au moyen d'une prise de position officielle, en date du 23 octobre 1970 : *« L'Ordre national se doit de réaffirmer publiquement que le respect de la vie humaine constitue un dogme fondamental de l'action du médecin et que la vie embryonnaire et la vie fœtale ne peuvent être artificiellement séparées de la vie humaine »*[68].

Il se heurte au GIS (Groupe information santé) qui, à l'exemple du « manifeste des 343 » femmes connues qui affirment avoir avorté, lance en février 1973 un « manifeste des 331 » médecins favorables à l'avortement et affirmant l'avoir pratiqué pour des raisons humanitaires. La prise de position du Conseil national et de son président suscite également de vives réactions à droite puisque le Dr Bernard Pons, député RPR, réplique en décembre : *« Personne ne peut prétendre que l'avortement légal, avec les précautions et les garanties médico-chirurgicales, avec la possibilité de rétablir entre les femmes et le médecin le dialogue qui, dans notre pays, est rompu par la loi de 1920, est pire dans ses effets pour une société et ceux qui la composent que l'avortement clandes-*

tin »[69]. Le 21 novembre 1974, le Professeur Lortat-Jacob annonçait, par une lettre adressée aux députés, qu'il faudrait recruter des « médecins spéciaux » pour réaliser des IVG, si la loi était votée. Elle le fut en janvier 1975, laissant d'ailleurs aux médecins la possibilité de refuser de pratiquer des avortements.

Ce sont donc moins des actions de l'Ordre, que des prises de position qui provoquent ces remous. Elles reçoivent pourtant assez de publicité pour donner de l'ampleur au débat. En 1976, le groupe socialiste de l'Assemblée nationale dépose une proposition de loi *« tendant à la suppression de l'Ordre des médecins »* dont l'exposé des motifs est un réquisitoire qui joue, non sans mauvaise foi, des antécédents historiques de l'Ordre. On y lit en effet : *« Imaginé par Louis-Philippe, créé par Vichy le 7 octobre 1940, le Conseil national de l'Ordre des médecins veille depuis trente-quatre ans au respect d'une certaine conception de la "morale traditionnelle". Opposé à la médecine sociale et même à la médecine conventionnée, muet sur les vrais problèmes de la santé, résolument opposé à la libéralisation de l'avortement (...), l'Ordre réprime, blâme, sermonne, exclut et inflige des amendes à des médecins qui, pour la plupart, refusent de se reconnaître en lui.*

Né du désir de soumettre le corps médical français à un pouvoir politique dominé par l'occupant, l'Ordre des médecins, sous l'égide de son premier président, veille alors à ce que les médecins n'entravent pas les départs au STO et ne soignent pas les résistants blessés ou malades.

Le Code de déontologie immédiatement promulgué ajoute au traditionnel serment d'Hippocrate tout un catalogue d'interdits et de mesures de répression médico-policières ». Et de conclure : *« L'Ordre s'efforce de sauvegarder les intérêts d'une petite fraction traditionaliste garante d'une orthodoxie à la fois réactionnaire et paternaliste »*[70].

Cette proposition passe moins inaperçue que celle, déjà déposée par les députés socialistes, en 1956, et qui n'était pas moins virulente : *« Il est temps qu'un terme soit mis à l'existence d'un organisme qui est une violation permanente des droits de l'homme et de la dignité humaine et qui est responsable du déclin dont souffre actuellement le crédit de la médecine »*.

Mais le contexte est dorénavant plus propice. A preuve le colloque parfaitement sérieux, tenu toujours en 1976, pour savoir s'il convenait, *« au nom des droits de l'homme »*, de *« supprimer l'Ordre des médecins »*[71]. Cette suppression figurera d'ailleurs parmi les 110 propositions de François Mitterrand, alors candidat à l'élection présidentielle de 1981.

Toutefois, comme l'a fait remarquer très justement le juriste Elie Alfandari, l'Ordre est contesté davantage de façon interne (c'est-à-dire par des médecins) que par l'opinion ou les pouvoirs publics[72]. Il faut dire que le contentieux entre les médecins et les instances ordinales s'augmente de la persistance d'une méfiance à l'égard des pouvoirs disciplinaires de l'Ordre. Le GIS anime une fronde qui n'est pas sans écho. En février 1975, il a lancé une pétition dénonçant les prises de position du président Lortat-Jacob et réclamant la suppression de l'Ordre. Elle recueille la signature de 600 médecins qui se déclarent décidés à ne plus payer leur cotisation (elle aussi obligatoire). Le malaise est bien réel. On peut lire dans *Le Quotidien du Médecin*, le 23 avril 1975 : *« Beaucoup de médecins reprochent au président de l'Ordre d'exprimer en leur nom des opinions qui ne sont pas toujours les leurs et les médecins salariés se plaignent que l'Ordre s'attache surtout à la défense de la médecine libérale et ne leur cède aucune place dans les instances supérieures (le seul médecin salarié autorisé à assister aux réunions du Conseil national de l'Ordre ne dispose que d'une voix consultative) »*. Explosion démographique, rajeunissement, féminisation, démocratisation, diversification du corps médical, impact de mai 68 (on a vu que le siège du Conseil national avait momentanément été envahi par des contestataires et que les étudiants considérait l'Ordre avec un mélange de dédain et de répulsion), révolution des mœurs, tout se conjugue pour mettre alors en porte-à-faux le *« conservatisme de bon aloi »* qui avait prévalu dans l'Ordre. Interrogés par sondage en 1975, les médecins répondent à 9 % que l'Ordre doit disparaître sans être remplacé, à 25 % qu'il doit rester tel qu'il est et à 54 % qu'il doit être maintenu, mais réformé[73]. Il existe une indéniable aspiration à plus de démocratie et de participation, ainsi que le confiait en 1979, un conseiller alsacien : *« L'Ordre me parait être une institution fondamentale et irremplaçable ; mais il y a beaucoup de choses à critiquer et à changer pour que cet Ordre devienne plus efficace et mieux compris.*

J'estime que les médecins ont le droit d'exiger une fois par an que les présidents et les autres conseillers leur rendent des comptes et expliquent leurs positions et leurs décisions »[74]. Et les taux de participation aux élections ordinales baissent régulièrement. Depuis les années 1970, ils plafonnent autour de 40 %, avec, de surcroît, de très fortes disparités régionales. Les départements ruraux votent bien davantage que les plus urbanisés. En 1992, par exemple, les médecins du Tarn-et-Garonne ont voté à 65 %, à 57 % pour ceux de la Meuse, contre 30 % dans le Rhône ou les Bouches-du-Rhône et 18 % à Paris ![75] De tels écarts ne peuvent que creuser les distorsions entre la physionomie du corps médical et celle de leurs représentants ordinaux.

Ajournée *sine die* après 1981, la suppression de l'Ordre garde des partisans, toutefois peut-être moins radicaux. L'Ordre a su, il est vrai, se replier à temps. En 1979, le professeur Lortat-Jacob a précisé que l'Ordre s'il demeurait *« attaché au respect de la vie, base prioritaire de l'éthique du médecin, n'entend pourtant pas tenter de remettre en question cette loi dans son principe, conséquence inéluctable de l'évolution actuelle des mœurs »*[76]. En 1985 s'est créée l'Unador (Union nationale pour la dissolution de l'Ordre) qui milite en faveur d'une structure pluridisciplinaire élue démocratiquement et de la levée du huis-clos lors de la réunion des instances disciplinaires. En 1989, il y avait tout de même environ 2 000 médecins (moins de 2 %) contestataires boycottant le paiement de leur cotisation[77].

Toutefois, la tempête de la seconde moitié des années soixante-dix s'est épuisée devant des préoccupations plus impérieuses. Tout d'abord l'obsession de la dégradation du système de protection sociale. Mais aussi l'irruption dans le débat public des nouvelles réflexions éthiques : nouvelles techniques de fécondation, acharnement thérapeutique, euthanasie, génétique, respect du secret médical. Ces questions semblent se multiplier au fur et à mesure que progressent les connaissances scientifiques et leurs applications et elles suscitent l'intérêt de l'opinion. L'Ordre n'a pas été oublié dans la composition du Comité national d'éthique. Mais il est vrai que ces problèmes lui échappent en partie parce qu'ils n'intéressent pas la seule déontologie médicale. En la matière, l'Ordre est donc de plus en plus concurrencé par des instances qui dépassent le champ de compétence d'une organisation professionnelle.

Épilogue : Dans la cité

Médecins, ces praticiens le sont profondément. Au point que dans des circonstances exceptionnelles, ils cessent d'être des citoyens identiques aux autres pour s'engager *en tant que médecins*.

Cette disposition naturelle ne peut qu'être encouragée par la situation exceptionnelle qui est faite aux médecins lors des mobilisations puisqu'ils servent au sein du service de santé. La Première Guerre mondiale a montré la cruauté de cette action qui consiste à sauver des vies humaines afin de les réinvestir dans le cycle infernal de la guerre industrielle. Non préparés aux combats d'artillerie, à ces plaies déchiquetées et souillées, les médecins ont commencé, durant la guerre de mouvement, par connaître une catastrophe sanitaire, terrible démonstration de l'inanité des doctrines sanitaires du service de santé militaire. Après ce baptême de l'horreur, ils se sont adaptés, vaille que vaille, à la guerre de tranchées, à l'enfouissement des postes de secours trop avancés sous le feu de l'ennemi, trop reculés pour des secours assez prompts à des blessés relevés au prix de difficultés inouïes. Ils ont connu tour à tour l'angoissant désœuvrement des périodes d'accalmie et le mécanique harassement des jours où affluent des blessés qui ne sont plus que des cas qu'on opère à la chaîne, à la limite d'un épuisement que ne contient que la force de l'habitude de gestes tant de fois répétés. Confrontés à une misère humaine bouleversante, qui a fait basculer bien des destins, ils se sont en outre attirés trop souvent la vindicte des combattants qui leur reprochaient, pêle-mêle, leurs soins insuffisants, leur situation privilégiée, leur responsabilité dans l'envoi ou le renvoi au front lors des conseils de révision, la ladrerie avec laquelle ils reconnaissaient infirmité et invalidité.

Dans des circonstances bien différentes, les médecins ont eu également tendance à choisir, pendant la Seconde Guerre mondiale, un engagement qui leur fût spécifique. C'est ainsi qu'ont existé des organisations de Résistance médicale, regroupant les médecins sur une base professionnelle, s'occupant des soins aux clandestins et aux maquisards, prévoyant l'organisation médicale nécessaire lors des combats de la Libération et la relève des institutions défaillantes : Front national des médecins, Service de santé de la Résistance, Comité médical de la Résistance. En un sens, ils répliquaient de la sorte à la situation qui leur était faite par le gouvernement de Vichy qui avait tenté de placer le corps médical à l'avant-garde de ses projets corporatistes et qui, surtout, ne tendait que trop à en faire un auxiliaire de ses basses œuvres en matière de gestion du rationnement, d'aptitude au travail obligatoire en Allemagne ou de violation du secret médical à l'encontre des réfractaires qui avaient besoin de soins.

Depuis le début des années soixante-dix, enfin, l'action caritative des médecins a pris une nouvelle dimension, en particulier en s'expatriant sous la houlette de Médecins sans frontières et de Médecins du monde. L'ampleur de ces actions et leur importance ont même amené à réfléchir sur la notion d'ingérence humanitaire, au nom du devoir de conscience.

A l'égard du monde politique, les médecins manifestent une attitude ambivalente d'adhésion et de répulsion. Ils se sentent différents des hommes politiques, dotés de davantage d'humanité, de propension à l'action concrète et de bon sens. En même temps qu'un certain mépris pour les « politiciens », certains ne peuvent se défendre d'un besoin de dépasser le cadre de leur action ponctuelle sur le terrain dans la possibilité d'une action réformatrice d'ensemble. Un généraliste de banlieue, devenu conseiller municipal, s'en est fort bien expliqué : *« Dans notre profession, soigner n'est pas tout. Il arrive un temps où nous sommes témoins de telles souffrances, et qui ne sont pas seulement physiques, que notre savoir acquis à la Faculté n'est plus suffisant. Il faut alors chercher ailleurs les moyens de venir en aide autrement à tous ces gens. Le corollaire, c'est le mandat électif qui permet d'agir auprès des services publics, de faire avancer un dossier, d'obtenir un secours »*[1].

Ainsi, les médecins ne sont-ils pas rares à exercer des responsabilités électives locales ou nationales. On les rencontre alors sur toute l'étendue du spectre politique.

Des médecins accèdent à des postes ministériels. Soit dépassant le cadre de leurs compétences professionnelles d'origine. Soit dans des secteurs apparentés, à commencer par la Santé, poste éminemment périlleux, les confrères n'ayant pas, entre eux, la dent très douce.

Il y a peu de professions qui se jugent avec tant de passion que ne le fait le corps médical. Il est le plus zélé louangeur des médecins comme leur pire contempteur. Les médecins vantent leur vocation, leur désintéressement, leur dévouement, leur compétence, l'amour de leur métier exceptionnel et privilégié. Ils dénoncent leur surmenage aveugle dans la course à l'argent, les limites de leur formation, la détérioration d'une profession particulièrement maltraitée et incomprise. Ce paradoxe n'est qu'apparent. Il traduit l'exigence que les médecins montrent à leur propre endroit et la conscience qu'ils ont de remplir dans la société des fonctions qui les mettent à part. La haute idée qu'ils ont de leur métier justifie leur prestige, mais exacerbe leur susceptibilité.

Depuis qu'il a pris conscience de sa propre existence, le corps médical s'inquiète de sa disparition, de ses changements, de son avilissement. Il tend essentiellement à persévérer dans son être qu'il identifie surtout à celui de la médecine libérale, malgré l'avènement de plus en plus remarquable d'une médecine salariée (y compris la plus prestigieuse, la médecine hospitalière) et d'aménagements, pour ne pas dire plus, au système des soins, avec l'extension de l'assurance-maladie.

Pourtant, les médecins ne sont pas conservateurs dans leurs pratiques ou leur exercice quotidien. Ils profitent avec bonheur des progrès de la technique et en font profiter leurs patients. Ils ont été les vecteurs d'une modernité de l'hygiène, de la médicalisation et de l'attention aux plus démunis.

Toute l'histoire des médecins français dans ce siècle est fait de ces balanciers incessants.

NOTES

PROLOGUE : UN SIÈCLE DE MÉDECINE

[1] Pierre Darmon, *La vie quotidienne du médecin parisien en 1900*. Paris : Hachette, 1988, p.280.

[2] Léon Daudet, *Devant la douleur*. Paris : Grasset, 1931, pp.11-12.

[3] Jean-Charles Sournia, *Histoire de la médecine et des médecins*. Paris : Larousse, 1991, p.490.

CHOISIR LA MÉDECINE

[1] Jean Hamburger, *Conseils aux étudiants de mon service*. Paris : Flammarion, 1963, p.7.

[2] Claudine Herzlich *et alii, Cinquante ans d'exercice de la médecine en France. Carrières et pratiques des médecins français 1930-1980*. Paris : Inserm-Doin, 1993 p.236.

[3] *Top Santé*, septembre 1995.

[4] Voir Bénédicte Vergez, *Internes et anciens internes des hôpitaux de Paris de 1918 à 1945*. Doctorat de l'Institut d'Etudes Politiques de Paris. Paris, 1995, p.80.

[5] *Ibidem*.

[6] *Cf. Cinquante ans d'exercice de la médecine en France, op. cit.*, p. 57.

[7] Robert Soupault, *Chirurgie mon métier*. Paris : Plon, 1966, p. 84.

[8] Christina Pellé-Douel, « La porte étroite », *Autrement*, mars 1985, p.61.

[9] Jean Judet, *Chirurgien de père en fils*. Paris : Arthaud, 1982, p. 25.

[10] Alexandre Minkowski, *Le mandarin aux pieds nus*. Paris : Le Seuil, 1975, p. 115.

[11] Jean Quénu, *Notre Internat*. Paris : Doin, 1971, pp. 1, 6 et 10.

[12] Roger Couvelaire, *Chirurgien contre le vent*. Paris : Pygmalion - Gérard Watelet, 1979, p. 51.

[13] Paul Le Gendre, *La vie du médecin. Déontologie et technique professionnelle.* Paris : Maloine, 1931, p. 4.

[14] Oswald Hall, « Les étapes d'une carrière médicale » [1948]. *Médecine, maladie et société* / Claudine Herzlich (dir.). Paris – La Haye : Ecole pratique des Hautes études : Mouton, 1970, p. 210.

[15] *Impact Médecin,* 13 juin 1981.

[16] Christina Pellé-Douel, « La porte étroite », *art. cit.,* p.60.

[17] Claude Thélot, *Tel père, tel fils ? Position sociale et origine familiale.* Paris : Dunod, 1982, p. 137.

[18] *Cinquante ans d'exercice de la médecine en France, op. cit.,* p.33.

[19] O. Hall, « Les étapes d'une carrière médicale », *in* : *Médecine, maladie et société, op.cit.,* p.210.

[20] Denis Labayle, *Mauvaise graine de mandarin.* Paris : Editions du Centurion, 1988, p. 15.

[21] *Cf.* André Armengaud, « Enquête sur les étudiants en médecine », *Annales E.S.C.,* novembre-décembre 1967.

[22] *Cf.* J.F. Sauvat, « Origines socio-professionnelles des internes de hôpitaux de Paris », *L'Hôpital à Paris,* septembre-octobre 1980 ; et Jean-Marc Dessalces, « Analyse des résultats du concours B de l'internat en médecine du Centre hospitalier régional de Paris session 1982-1983 », *L'Hôpital à Paris,* mars-avril 1984.

[23] *Cahiers de Sociologie et de Démographie médicales,* avril-juin 1977 et octobre-décembre 1970.

[24] Article du Dr Ségard paru dans *L'Hôpital* et reproduit dans *Le Jeune Médecin,* novembre 1933.

Cette année préparatoire, le PCN (physique, chimie, nature) se déroulait à la faculté des Sciences. En 1933, elle se transforme en PCB (physique, chimie, biologie). Elle n'a jamais été prise au sérieux par les médecins qui la surnommaient affectueusement le *Petit Cochon Noir* ou, de façon plus polémique, *Pour Caser Normale* par référence au fait qu'y enseignaient de jeunes agrégés frais émoulus de l'ENS.

[25] « Chronique du Provincial. La réforme des études médicales », *La Science médicale pratique,* 1er mars 1932.

[26] « Compte rendu du congrès de l'Union nationale des Etudiants », *Le Jeune Médecin,* mai 1932.

[27] *Cf.* JBF, « Excusez-moi, Monsieur, je n'entends pas le Grec », *La Science médicale pratique,* 1er mai 1932.

[28] Sont utilisées ici les statistiques établies par la faculté de médecine sur les étudiants entrant en première année. (Brouillons pour les rapports annuels du doyen de la faculté de médecine au recteur de l'Académie de Paris. Années scolaires 1921-22 à 1936-37. A.N. – AJ16 6568).

[29] *Cf. Cinquante ans d'exercice de la médecine en France, op. cit.,* p.47.

La proportion de bacs littéraires parmi les futurs médecins et en général est respectivement de 60,1 % et 66,5 % (1924-28), 59,6 % et 70,1 % (1929-33), 65 % et 71,3 % (1934-37).

[30] Voir Bénédicte Vergez, *Internes et anciens internes des hôpitaux de Paris de 1918 à 1945.,op.cit.,* p.70.

[31] *Cf.* Jean Bernard, *C'est de l'homme qu'il s'agit.* Paris : Odile Jacob, 1988, p.54.

[32] Alexandre Minkowski, *Le mandarin aux pieds nus, op.cit.,* p.115.

[33] Marcel Sendrail, « Pythagore médecin », *Le Concours médical,* 31 janvier 1959.

[34] Jean Hamburger, *Conseils aux étudiants de mon service, op.cit.*, p.8.
[35] *Cf. Cinquante ans d'exercice de la médecine en France, op. cit.*, pp.47-48.
[36] *Cf. Impact Médecin*, 21 octobre 1989.
[37] Christina Pellé-Douel, « La porte étroite », *art.cit.*, p.61.

ÉTUDIER

[1] *Chantiers*, octobre 1934.
[2] Jean Bernard, *C'est de l'homme qu'il s'agit, op.cit.*, pp.75-76.
[3] Dr Ludovic O'Followell, *Déshabillez-vous... ou soixante ans de la vie d'un médecin,* p.33.
[4] Procès-verbal du conseil des professeurs de la faculté de médecine de Paris, séance du 10 avril 1924. (AN – AJ[16] 6276).
[5] *L'externat et l'internat.* Paris : Le Concours médical, 1956.
[6] *Esprit*, février 1957, p.253.
[7] Dr Gérard Mérat, *Moi, un médecin, op.cit.,* p.26.
[8] Fédération des internats des hôpitaux de ville de faculté, *Congrès national (Toulouse, 17-19 avril 1959).* Calais : Imprimerie R. Martin, s.d., p.53.
[9] *Cf* Haroun Jamous, *Sociologie de la décision. La réforme des études hospitalières et des structures hospitalières.* Paris : Editions du CNRS, 1969, pp.56-57.
[10] Procès-verbal du conseil des professeurs de la faculté de médecine de Paris, séance du 16 janvier 1930. (AN – AJ[16] 6293).
[11] *Ibidem.*
[12] Fédération des internats des hôpitaux de villes de faculté, *Congrès national (Toulouse, 17-19 avril 1959), op.cit.*, p.2.
[13] Voir Bénédicte Vergez, *Internes et anciens internes des hôpitaux de Paris. 1918-1945, op.cit.,* p.570.
[14] Pierre Bourgeois, *Souvenirs d'enfance et de jeunesse*, s.l.n.d., pp.235-236.
[15] Cité par Jean Marvaud, *Notre ami Jean Vanier*. La Roche s/Yon : Imprimerie centrale de l'Ouest, 1971, p. 97.
[16] Dr Pierre Maurel, « Le professeur Widal », *La Vie médicale*, 25 février 1929.
[17] *Cf.* Pierre Bourdieu, *Homo academicus.* Paris : Editions de Minuit, 1984, p. 82.
[18] Henri Giroire, *Clovis Vincent. Pionnier de la neurochirurgie française.* Paris : Olivier Perrin, 1971, pp. 129-130.
[19] Henri Bricaire, « Eloge de Alfred Gilbert-Dreyfus (1902-1989) », *Bulletin de l'Académie de Médecine*, tome 174, séance du 24 avril 1990, p. 489.
[20] Pierre Bourgeois, *Souvenirs d'enfance et de jeunesse, op. cit.,* p. 171.
[21] *Revue annuelle illustrée des Hôpitaux et Hospices civils de la Ville de Paris,* 1922-23.
[22] Jean Marvaud, *Notre ami Jean Vanier, op. cit.*, p. 93.
[23] Isabelle Baszanger, « La socialisation professionnelle des étudiants en médecine », *Revue française de Sociologie,* avril-juin 1982, pp.232-233.
[24] Sylvie A. Rouer-Saporta, « Droit de réponse », *La Lettre de l'Internat*, décembre 1993.
[25] *L'externat et l'internat, op.cit.*, p.36.
[26] Allocution d'Etienne Bernard, président des internes en exercice au banquet de l'internat du 6 mai 1922, *Bulletin de l'Association des internes et Anciens internes des hôpitaux de Paris*, mars-juin 1922.
[27] *L'externat et l'internat, op.cit.*,p.46.

[28] Philippe Valat, « C'est pas une vie, la vie d'interne », *Autrement,* mars 1985, p.72.

[29] Cité dans *Impact Médecin*, 13 avril 1984.

[30] Philip Gorwood, « Rédaction médicale : troisième épisode », *La Lettre de L'Internat*, n°13, avril-juin 1993.

FAVORITISME ET PATRONAGE

[1] Déclaration d'Albert Gazier, ministre des Affaires sociales, à la séance de l'Assemblée nationale du 5 juillet 1957. Reproduite dans *Médecine et Collectivité*, juillet-août 1957.

[2] Robert Merle d'Aubigné, *Une trace*. Paris : Plon, 1987, p.62.

[3] *Cf.* Erwin H. Ackerknecht, *La médecine hospitalière à Paris 1794-1848*. Paris : Payot, pp.165-166.

[4] Dr. R. Mainot, « Le professeur Pierre Lereboullet », *La Vie médicale*, 25 juillet 1925.

[5] Pierre Maurel, « Le professeur Couvelaire », *La Vie médicale,* 10 juin 1931.

[6] George Weisz, « Les transformations de l'élite médicale en France », *Actes de la Recherche en Sciences Sociales*, septembre 1988, pp.36-37.

[7] Erwin H. Ackerknecht, *La médecine hospitalière à Paris 1794-1848, op.cit.*, p.165 : *« Parmi les professeurs qui "casèrent" ainsi leurs fils, durant la période qui nous intéresse, nous citerons Broussais, Boyer, Brogniart, Pinel, Royer-Collard, Falret, Voisin, Larrey, Guersent, Pelletan, Cruveilhier et Cullerier (qui "casa" également deux gendres). Parmi les neveux, il y eut Guéneau de Mussy (neveu de Hallé), Hallé (neveu de Lorry), et Cornac (neveu de Portal). Parmi les gendres, on relève les noms de Andral (de Royer-Collard), Thouret (de Colombier), tandis que Desgenettes était le beau-frère de Thouret et O. Lesueur celui d'Orfila, Adelon (gendre de Sabatier qui lui-même avait épousé la nièce de Morand), Broca (gendre de Lugol), Le Fort (de Malgaigne) et Blache (de Guersent), Vicq d'Azyr épousa la nièce de Daubenton.*

Dans les familles des chirurgiens Antoine Dubois et A. Boyer, on arriva à battre de véritables records en ce domaine ; Dubois "casa" son fils Paul et ses gendres Béclard, Ferrus, Cadet de Gassicourt et Richard. Trois des petits-fils de Dubois devinrent professeurs à leur tour ».

[8] Denis Labayle, *Mauvaise graine de mandarin, op.cit.*, p.14.

[9] Cité par Robert Merle d'Aubigné, *Une trace, op. cit.*, p.48.

[10] Alfontse, « Les hémorroïdophages », *L'Echo des Etudiants*, 18 juin 1920.

[11] Robert Merle d'Aubigné, *Une trace, op. cit.*, p.48.

[12] *Cf.* Léon Daudet, *Devant la douleur.* Paris, Grasset, 1931, pp.17-44.

[13] Roger Couvelaire, *Chirurgien contre le vent, op. cit.*, pp.33-34.

[14] Robert Merle d'Aubigné, *Une trace, op. cit.*, p.49.

[15] Intervention du directeur général à propos d'une modification du règlement de l'oral de l'internat. Procès-verbaux du conseil de surveillance de l'A.P., séance du 7 juin 1934, p.587

[16] Robert Merle d'Aubigné, *Une trace, op.cit.*, p.49.

[17] Robert Soupault, *Chirurgie mon métier, op.cit.*, pp.81-82.

[18] F. Helme, « Un dernier mot à propos du concours d'agrégation », *La Vie médicale*, 6 juillet 1923.

[19] « Concours. Il y a quelque chose de pourri... », *Les Annales de la Jeunesse médicale*, avril 1920.

[20] Roger Couvelaire, *Un chirurgien contre le vent*, *op.cit.*, p.34.
[21] « Une mise au point du professeur Legueu », *L'Internat de Paris*, avril 1933.

TROP D'ÉTUDIANTS EN MÉDECINE ?

[1] Procès-verbal de l'assemblée des professeurs et professeurs agrégés de la faculté de médecine de Paris, séance du 11 février 1932. (AN – AJ^{16} 6280).
[2] *Le Concours médical*, 5 décembre 1970.
[3] Georges Duhamel, *La pierre d'Horeb*. Paris : Ferenczi, 1933, p.31.
[4] Françoise Dolto, *La cause des enfants*. Paris : Robert Laffont, 1985, pp.232-233.
[5] *Cf.* Rapport annuel du doyen de la faculté de médecine de Paris à M. le recteur de l'Académie de Paris, année scolaire 1928-1929. (AN – AJ^{16} 6568).
[6] Dr René Mainot, « Les femmes médecins », *La Vie médicale*, 31 août 1927.
[7] Dr Lucien Nass, « Les femmes médecins », *La Vie médicale*, 2 novembre 1923
[8] Dr René Mainot, « Les femmes médecins », *La Vie médicale*, 31 août 1927.
[9] « Chronique du Provincial. Les étudiants étrangers », *La Science médicale pratique*, 1er mai 1931.
[10] « Sur l'accessibilité des étrangers aux différents concours des Hôpitaux de France », *La Science médicale pratique*, 15 avril-1er mai 1930.
[11] « La pléthore médicale ». (AN – AJ^{16} 6498).
[12] R. Chagneau, « Le 6 février au Quartier latin », *L'Etudiant socialiste*, mars 1935.
[13] Statistique des étudiants (BUS). Année scolaire 1932-33. (AN – 63 AJ 209).
[14] R. Dailly, « Les étudiants en médecine s'inquiètent », *Chantiers*, mars 1935.
[15] « La grève de médecine », *Brumaire*, 15 avril 1935.
[16] *La Science médicale pratique*, 1er février 1935.
[17] « La grève des étudiants », *Chantiers*, février 1935.
[18] *Ibidem*.
[19] *La Science médicale pratique*, 15 avril 1935.
[20] Dr F. Querrioux, « Sur 4 000 médecins exerçant dans la Seine, il y a un millier de métèques ! », *L'Etudiant français*, 25 mars 1935.
[21] Cité *in* H. Chrétien « De la "grève" au pogrom », *L'Etudiant d'Avant-Garde*, avril 1935.
[22] *Cf.* Léon Daudet, « Les Français expropriés par la République », *L'Etudiant français*, 10 février 1935.
[23] *Cf.* « La France aux Français », *La Science médicale pratique*, 15 février 1935.
[24] Ministère de l'Instruction publique. Direction de l'Enseignement supérieur. Année scolaire 1932-33, 31 juillet 1933. (AN – 63 AJ 209).
[25] « La France aux Français », *La Science médicale pratique*, 15 février 1935.
[26] « La grève des étudiants », *Chantiers*, février 1935.
[27] Chambre des députés. Annexe au procès-verbal de la séance du 10 janvier 1935. Proposition de loi présentée par M. René Dommange.
[28] Sénat. Annexe au procès-verbal de la séance du 28 mars 1935. Rapport fait par M. Le Gorgeu.
[29] *Cf.* Etudiants roumains. Note manuscrite, s.d. [accompagnant une lettre datée du 9 octobre 1923]. (AN – AJ^{16} 6498).
[30] Rapport du doyen de la faculté de médecine au recteur de l'Académie de Paris. Année scolaire 1929-30. (AN – AJ^{16} 6568).
[31] Rapport de M. Tiffeneau à M. le doyen de la faculté de médecine de Paris

sur le classement des étudiants juifs pour l'année 1941-1942, Paris, 11 novembre 1941. (AN – AJ^{16} 7141).

[32] Lettre de Fajwel K... à M. le doyen de la faculté de médecine de Paris, Paris, 19 novembre 1941. (AN – AJ^{16} 7141).

[33] *Cf.* Secrétariat d'Etat à l'Education nationale et à la Jeunesse. Direction de l'enseignement supérieur. Etudiants juifs [application de la loi du 21 juin 1941] et Ministère de l'Education nationale et de la Jeunesse. Direction de l'Enseignement supérieur. Effectif des étudiants – non juifs et juifs. Année scolaire 1941-42. (AN – AJ^{40} 564).

[34] C'est le 24 juillet 1941 qu'est constituée à la faculté de médecine cette commission composée des professeurs Tiffeneau, Lemaître, Mathieu, Binet et Bénard. Procès-verbaux du conseil de la faculté de médecine de Paris. Séance du 24 juillet 1941.(AN – AJ^{16} 6296).

[35] Procès-verbaux du conseil de la faculté de médecine de Paris. Séance du 6 novembre 1941. (AN – AJ^{16} 6296).

[36] *Cf.* CGQJ Lettre du directeur régional à M. le directeur du Statut des personnes. Toulouse, 7 octobre 1942. (AN – AJ^{38} 19).

[37] Le ministre secrétaire d'Etat à l'Education nationale à MM. les recteurs, Vichy, 30 septembre 1942. (AN – AJ^{16} 7129).

[38] Cité dans *Histoire des hôpitaux en France.*/ sous la direction de Jean Imbert. Toulouse: Privat, 1982, p. 422.

[39] «La grève des étudiants et la sélection. Position de l'Ordre national», *Le Caducée*, janvier 1970.

[40] Dr Ch.G. Valingot, «Etudiants et sélection», *L'Omnipraticien français*, novembre 1969.

[41] Dr B.C. Savy, «100 000 médecins», *Le Caducée*, février 1970.

[42] Georges Tchobroutsky et Olivier Wong, *Le métier de médecin.* Paris: P.U.F., p.42.

[43] Jacqueline Gottely et Annick Vilain, «Les médecins de demain», *Economie et Statistique*, n°274, 1994.

LA VIE ÉTUDIANTE

[1] Jacques Darfailles, *Un médecin raconte.* Chambéry: Editions Lire, 1947, p.21.

[2] Dr Cabanès, *La salle de garde. Histoire anecdotique des salles de garde des hôpitaux de Paris.* Paris: Montagu, 1917, p.102.

[3] «Les grands ancêtres de l'Internat avant 1802. Sketch joué par la salle de garde de l'hôpital Broussais le 3 octobre 1952», *L'Internat de Paris*, n°105, 1952.

[4] *Cf.* Jacques Fossard, *Histoire polymorphe de l'internat en médecine et chirurgie des hôpitaux et hospices civils de Paris.* Grenoble: CPBF, 1981, pp.69-76.

[5] *La Lettre de l'Internat*, septembre-octobre-novembre 1991.

[6] *La Lettre de l'Internat*, juillet-août-septembre 1993.

MAI 1968 : SOUS LES PAVÉS, LA MÉDECINE

[1] *Combat*, 19 mai 1968.

[2] Denis Labayle, *Mauvaise graine de mandarin, op.cit.*, pp. 32-33.

[3] Faculté de médecine. Tract s.l.n.d. (B.N. – 4° Lc^2 7339).

[4] A.G. des étudiants de la faculté de médecine de Paris, 17 mai 1968. (B.N. – 4 Lc^2 7339).

[5] Denis Labayle, *Mauvaise graine de mandarin, op.cit.*, p. 36.

[6] Motion présentée à l'assemblée générale extraordinaire du syndicat des chefs de clinique de la faculté de médecine de Paris, 14 mai 1968. (B.N. – 4° Lc^2 7339).

[7] Compte rendu de certaines interventions faites à l'A.G. nouvelle faculté, 15 mai après-midi. (B.N. – 4° Lc^2 7339).

[8] *Ibidem.*

[9] *Journal du Comité d'Information de la Faculté de Médecine de Paris*, 24 mai 1968. (B.N. – 4 Lc^2 7339).

[10] Motion présentée à l'assemblée générale extraordinaire du syndicat des chefs de clinique de la faculté de médecine de Paris, 14 mai 1968, *doc. cit.*

[11] *Journal du Comité d'Information de la Faculté de Médecine de Paris*, 30 mai 1968. (B.N. – 4° Lc^2 7339).

[12] *Cf.* Tract s.l.n.d. (B.N. – 4 Lc^2 7339).

[13] Motion présentée à l'assemblée générale extraordinaire du syndicat des chefs de clinique de la faculté de médecine de Paris, 14 mai 1968, *doc. cit.*

[14] Cité dans Alain Schnapp et Pierre Vidal-Naquet, *Journal de la commune étudiante*. Paris: Le Seuil, 1988, p. 658.

[15] *Cf.* Compte rendu de l'A.G. du 17 mai, 21 heures. (B.N. – 4° Lc^2 7339).

[16] *Journal de la commune étudiante, op.cit.*, pp.659-660.

[17] *Ibidem*, pp.661-662.

[18] *Journal du Comité d'Information de la Faculté de Médecine de Paris,* 23 mai 1968. (B.N. – 4° Lc^2 7339).

[19] *Journal du Comité d'Information de la Faculté de Médecine de Paris,* 26 mai 1968. (B.N. – 4° Lc^2 7339).

[20] Laurent Joffrin, *Mai 68. Histoire des événements*. Paris: Le Seuil, 1988, p.228.

[21] Denis Labayle, *Mauvaise graine de mandarin, op.cit.*, p. 37.

[22] *Journal du Comité d'Information de la Faculté de Médecine de Paris,* 24 mai 1968. (B.N. – 4° Lc^2 7339).

[23] B.N. – 4° Lc^2 7339.

[24] *Le Concours médical*, 15 juin 1968.

[25] *Le Concours médical*, 22 juin 1968.

[26] B.N. – 4° Lc^2 7339.

[27] *Le Concours Médical*, 22 juin 1968.

[28] Alain-Marie Guglielmi, « L'ANEMF en 1970 », *Le Nouvel Etudiant Français*, septembre-octobre 1970.

[29] *Journal de la commune étudiante, op.cit.*, éd. de 1968, p.662.

[30] *Idem*, p.668.

[31] Jean Lenègre, « Eloge de Pierre Soulié (1903-1972) », *Bulletin de l'Académie de Médecine*, séance du 27 juin 1972.

[32] Denis Labayle, *Mauvaise graine de mandarin, op.cit.*, p. 38.

[33] Bernard Kouchner, *Ce que je crois*. Paris: Grasset, 1995, pp.17-18.

[34] *Journal de la Commune étudiante, op.cit.,* éd. de 1988, p.828.

[35] *Cf.* Olgierd Lewandowski, « Différenciation et mécanismes d'intégration de la classe dirigeante », *Revue française de Sociologie*, tome XV, 1974, pp.64-65.

[36] *Cf. Cahiers de Sociologie et de Démographie médicales*, janvier-mars 1992.

[37] Eliot Freidson, *La profession médicale*. Paris: Payot, 1984, p.33.

S'INSTALLER

[1] *Cf.* Jacqueline Gottely et Annick Vilain, « Les médecins de demain », *Economie et Statistique*, n° 274, 1994, p.79.

[2] *Cf.* Sabine Bragadir, « Essai d'analyse de quelques facteurs d'implantation en médecine libérale », *Cahiers de Sociologie et de Démographie médicales*, janvier-mars 1975.

[3] Dr Gérard Debuigne, *Confessions d'un médecin de province*. Paris : France-Empire, 1976, pp.165-166.

[4] « Les raisons du choix du lieu d'installation », *Cahiers de Sociologie et de Démographie médicales*, avril-juin 1980 et *Cahiers de Sociologie et de Démographie médicales*, numéro spécial *« Les nouveaux médecins »*, janvier-mars 1981.

[5] « Un omnipraticien d'Alsace », *L'Omnipraticien français*, décembre 1977.

[6] Jean Rigaud, « Débuts... », *Angers-Etudiant*, février 1936.

[7] *Bulletin de l'Association des externes et anciens externes des Hôpitaux de Paris*, mai 1922.

[8] Dr Didier Caudron, « Implantations », *Le Médecin de France*, 29 avril 1976.

[9] Cité dans *Le Jeune Médecin*, 25 juin 1932.

[10] *Cf. Impact Médecin*, 2 février 1984.

[11] « Etude sur les cabinets de groupe. Réponse du Dr P.V. du Nord », *L'Omnipraticien français*, septembre 1963.

[12] *Cf.* Pr Marc Nédélec, *La médecine de groupe*. Paris : Le Seuil, 1970, 174 p.

[13] *Cf.* Sandrine Masse, « Groupe de Prades : Qui a dit que la médecine de groupe était malade ? », *Médecins de Groupe*, 13 février 1982.

[14] *Cf.* Martin Mathieu, « Trente-huit en un », *Médecins de Groupe*, 18 juin 1983.

[15] *Cf.* Dr Jean-Paul Anselin, « Flash sur la médecine de groupe en Alsace », *L'Omnipraticien français*, octobre 1974.

[16] Cité par Hervé Hamon, « Nos médecins se confessent », *Le Nouvel Observateur*, 3-9 décembre 1992.

[17] Témoignage du Docteur Paul Baron, cité dans Jean-Luc Catoir, *Divers aspects de la médecine de la fin du XIXe siècle à nos jours à travers l'étude d'une famille de médecins*. Nice, Thèse de médecine, 1984, p. 83.

[18] R. Giscard, A. Laugier, N. Peltier, J.-C. Chasteland et B. Calaque, « Les médecins de Saône-et-Loire 1830-1960 », *Cahiers de Sociologie et de Démographie médicales*, juin 1961.

[19] Dr Charles Fiessinger, *Souvenirs d'un médecin de campagne, op.cit.*, p.8.

[20] *Impact Médecin*, 21 octobre 1989.

[21] J. Bui-Dang-Ha Doan et O. Schneider-Maunoury, « Démographie et écologie des nouveaux médecins spécialistes », *Cahiers de Sociologie et de Démographie médicales*, avril-juin 1967.

[22] Jean Terquem, *Les Médecins dans la société française*. Paris : Economica, 1992, p.118.

[23] Dr Marcel Dessert, *Au fil de mes jours*. Moulins : Cahiers du Bourbonnais, 1966, p.160.

[24] Fédération des internats des hôpitaux des villes de faculté, *Neuvième Congrès national, op.cit.*, pp.53 et 57.

[25] *Cf.* Jean Terquem, *op.cit.*, p.118.

[26] André Dépaillat, *Le médecin de campagne. Allocution prononcée à la Salpêtrière le 4 octobre 1953*. Paris ; Laboratoires Debat, 1954, p.9.

[27] Dr E. Hulot-Piétri, *La médecine malgré elle*. Paris : L'Harmattan, 1989.

[28] Dr Ludovic O'Followell, *Déshabillez-vous... ou soixante ans de la vie d'un médecin*. Largentière: Humbert et Fils, 1951, p.184.

[29] *Cf.* Isabelle Baszanger, « La socialisation professionnelle des étudiants en médecine », *Revue française de Sociologie*, avril-juin 1982, p.241.

[30] Hervé Gourville, « La petite entreprise médicale », *Autrement*, mars 1985, p.79.

[31] *Le Monde*, 17 novembre 1995.

[32] *Jean Maes Chirurgien d'Abbeville de 1933 à 1970*. Abbeville: Imprimerie F. Paillart, 1973, pp.18 et 22.

[33] *Le Jeune Médecin*. numéro spécial « Comment m'installer ? », 25 juin 1934.

[34] *Cf. Cahiers de Sociologie et de Démographie médicales*, numéro spécial « Les nouveaux médecins », janvier-mars 1981.

[35] Jean Vanier, *Le cœur et l'esprit*. Aurillac: Imprimerie Moderne, 1976, p.18.

[36] Intervention du Dr Nicole Renaud, *Revue française des Affaires sociales*, numéro spécial « La femme médecin », n°3, juillet-septembre 1982, p.68.

[37] Dr Marcel Dessert, *Au fil de mes jours*, *op.cit.*, p.130.

[38] Gérard Mérat, *Moi, un médecin*. Paris: Stock, 1975, p.107.

[39] Dr Jean-Louis Happert et Serge Grafteaux, *Médecin d'HLM*. Paris: Editions de Jour, 1976, p.57.

[40] Dr A. et E. Bidon, *Place aux vieux!* Lyon: Imprimerie Bosc, 1951, pp.127-128.

[41] *Impact Médecin*, 2 février 1984

[42] Dominique Mehl et Monique Dagnaud, « La maladie, une façon de parler », *Autrement*, n°68, mars 1985, p. 41

[43] Luc Chantereau, *Médecin des hommes*. Paris: Flammarion, 1949, pp.91-92.

[44] *Le Jeune Médecin*, novembre 1932.

[45] Dr Jean Frumusan, *Propos du médecin*. Paris: Editions de la Revue mondiale, 1930, p.149.

[46] Voir Bénédicte Vergez, *Internes et anciens internes des hôpitaux de Paris de 1918 à 1945*, *op.cit.*, p.149.

[47] *Cf. Cinquante ans d'exercice de la médecine en France*, *op.cit.*, p.141.

[48] Dr A. et E. Bidon, *Place aux vieux!*, *op.cit.*, p.128.

LES TRAVAUX ET LES JOURS

[1] *Cf.* Jean-Luc Catoir, *Divers aspects de la médecine de la fin du XIXe siècle à nos jours à travers l'étude d'une famille de médecins*, *op. cit.*, p. 47

[2] *Cf.* « L'activité professionnelle des médecins ruraux » *Cahiers de Sociologie et de Démographie médicales*, avril-juin 1980

[3] Témoignage du Dr Nicole Renaud, *Revue française des Affaires sociales*, numéro spécial « La femme médecin », juillet-septembre 1982, p.69.

[4]Jean-Luc Catoir, *Divers aspects de la médecine de la fin du XIXe siècle à nos jours à travers l'étude d'une famille de médecins*, *op. cit.*, p. 81.

[5] « Médecins de moyenne montagne », *Médecins de Groupe*, 3 décembre 1983.

[6] Denis Labayle, *Mauvaise graine de mandarin*. Paris: Editions du Centurion, 1988, p.11.

[7] « Les spécialistes: cinquante à soixante heures par semaine », *Le Monde*, 4 décembre 1974.

[8] *Cf. Cahiers de Sociologie et de Démographie médicales*, numéro spécial « L'activité professionnelle des médecins en 1977 », janvier-mars 1980.

[9] Cité par Hervé Hamon, « Nos médecins se confessent », *Le Nouvel Observateur*, 3-9 décembre 1992.

[10] Dr Pierre de La Gatte, *Porte entr'ouverte chez un médecin*. Lyon : Editions La Glaneuse, 1976, p.66.

[11] André Dufilho, *« Docteur, un cheval vous attend ». Souvenirs d'un médecin au pays basque*. Paris : La Table Ronde, 1979, pp.58-59.

[12] Dr Gérard Debuigne, *Confessions d'un médecin de province, op.cit.*, p. 188.

[13] Dr Jean-Louis Happert et Serge Grafteaux, *Médecin d'HLM*. Paris : Editions du Jour, 1976, p.128.

[14] Cité par Hervé Hamon, « Nos médecins se confessent », *Le Nouvel Observateur*, 3-9 décembre 1992.

[15] Dr R. Gamard, « M. le Président », *Le Concours médical*, 18 octobre 1958.

[16] Dr Adalbert, *Trente-cinq ans de médecine à la campagne comtoise*. Cité dans J.-L. Cariage, *L'exercice de la médecine en France à la fin du XIXe siècle et au début du XXe siècle. Honoraires, syndicats, éthique médicale*. Besançon : Imprimerie Néo-Typo, 1965, pp. 385-386.

[17] « L'automobilisme raisonné », *Le Concours médical*, 1897.

[18] Robert Jeudon, « Les médecins et la "petite reine" », *Histoire de la Médecine*, avril 1964, p. 17.

[19] *La Défense du Médecin*, juillet 1943.

[20] Léon Mousseau, *Le pont cassé. Souvenirs d'un médecin des bords de Loire*. Angers : SETIG, 1981, p.64.

[21] Lettre du Dr Desmoulins à Bernard Ménétrel, Saint-Georges d'Elle, 10 mars 1943. (AN – 2 AG 77).

[22] Dr Armand Vincent, *Le jardinier des hommes*. Paris : Le Seuil, 1945, p.49.

[23] *Cf.* Témoignage du dr Nicole Renaud dans *La Revue française des Affaires sociales*, juillet-septembre 1982.

[24] Dr André Dufilho, *Souvenirs d'un médecin au pays basque, op. cit.*, p.166.

[25] Dr Pierre Favard, « Le médecin de campagne, fleuron de la médecine », *L'Omnipraticien français*, avril 1977.

[26] *Cf.* Yves Fortat, « Médecine rurale », *Le Médecin de France*, 14 février 1976.

[27] *Cf.* Dr Didier Caudron, « Symptômes. Implantations », *Le Médecin de France*, 29 avril 1976.

[28] Dr Bernard Bros, « La médecine rurale en 1980 », *L'Omnipraticien français*, avril 1977.

[29] Voir Bénédicte Vergez, *Internes et anciens internes des hôpitaux de Paris de 1918 à 1945*, *op.cit.*, p.149.

[30] Dr André Dépaillat, *Le médecin de campagne*. Paris : Laboratoires Debat, 1954, p.12.

[31] Dr P. Favard, « Le médecin de campagne, fleuron de la médecine générale », *L'Omnipraticien français*, avril 1977.

[32] Enquête de la FNOF et du *Généraliste* citée dans *L'Omnipraticien français*, 12 novembre 1980.

[33] Dr A. et E. Bidon, *Place aux vieux !, op. cit.*, p.145.

[34] J.C. Micheleau, « L'omnipraticien. Son passé, son présent, son avenir », *L'Omnipraticien français*, juin-août 1953.

[35] *Cf. Praxis*, n° 52, 31 décembre 1968.

[36] Dr Jean-Louis Happert et Serge Grafteaux, *Médecin d'un HLM, op. cit.*, p.127.

[37] Témoignage du Dr M.-A. Puisségur. *Revue française des Affaires sociales*, juillet-septembre 1982.

[38] *Cf. L'Omnipraticien français*, 12 novembre 1980

[39] Dr. A. Thomas, « Ce que doit être un omnipraticien », *L'Omnipraticien français,* novembre 1954.

[40] Dr Dirand, « Le drame d'une époque. La disparition de l'omnipraticien en France », *L'Omnipraticien français,* novembre 1952.

[41] *L'Omnipraticien français,* 30 janvier 1980.

[42] Enquête du *Généraliste* citée dans *L'Omnipraticien français,* 14 mars 1979.

[43] E. Coulouma, « La médecine générale en crise », *L'Omnipraticien français,* 26 mars 1980.

[44] Dr Jean Terquem, *Les médecins dans la société française, op.cit.*, p.17.

[45] *Cf.* A. Monnier, « L'avenir professionnel des jeunes médecins tels qu'en eux-mêmes », *Cahiers de Sociologie et de Démographie médicales*, octobre-décembre 1968.

[46] *Cf. Impact Médecin*, 13 juin 1981.

[47] *Cf.* Dr V. Lafitte, « La médecine salariée », *Le Médecin de France*, 29 avril 1976.

[48] Dr Valette, « Rapports d'un médecin du travail à temps complet avec les médecins traitants », *Médecine et Collectivité*, novembre 1956.

[49] *Médecine et Collectivité*, septembre 1957, p.34.

[50] Dr M.-J. Nasse, « Réflexions d'un médecin du service de santé scolaire », *Médecine et Collectivité*, janvier-février-mars 1960.

[51] Dr Pierre Caillet, « Médecine des Mines. Le témoignage de ceux qui l'exercent », *Le Centre de Santé*, mai 1971.

[52] *Médecine et Collectivité*, janvier-février-mars 1980.

[53] Dr Paul Tassel, « Réflexions sur l'avenir du médecin de famille », *Le Nouvel Etudiant Médecin*, novembre-décembre 1970.

[54] « Editorial », *Médecine et Collectivité*, avril 1956.

[55] Dr Herman, « L'exercice quotidien dans les centres de santé. A propos d'une enquête auprès des médecins qui y travaillent », *Le Centre de Santé*, janvier 1976.

[56] *L'Omnipraticien français*, 1er trimestre 1979.

[57] Sondage IFOP pour *L'Usine nouvelle* et *Impact Médecin.* Cité dans *Médecine et Travail*, 2e trimestre 1990.

[58] Dr Valette, « Rapports d'un médecin du travail à temps complet avec les médecins traitants », *Médecine et Collectivité*, novembre 1956.

[59] *Cf.* J.-B. Bouvier, « La médecine à plein temps dans les hôpitaux », *Droit social*, février 1955.

[60] François Steudler, « L'évolution de la profession médicale : essai d'analyse sociologique », *Cahiers de Sociologie et de Démographie médicales*, avril-juin 1973.

[61] *Cf.* « Décloisonner l'hôpital », *Le Monde*, 13 avril 1989.

[62] Suzanne Marchand, « La démographie médicale de l'Assistance publique de Paris », *Cahiers de Sociologie et de Démographie médicales*, juillet-septembre 1979.

[63] *Cf.* Janine Ferry-Pierret, « Rôles et représentation des rôles dans l'équipe médicale hospitalière », *Cahiers de Sociologie et de Démographie médicales,* octobre-décembre 1975.

[64] Denis Labayle, *Mauvaise graine de mandarin, op. cit.*, p.16.

[65] *Cf.* Isabelle Baszanger, *art. cit.*, p.241.

[66] Jean-Louis Happert et Serge Gafteaux, *Médecin de HLM, op. cit.*, p.201.

[67] « La peau de chagrin », *L'Omnipraticien français*, 28 mai 1980.

LE « DOCTEUR » ET SES « PATIENTS »

[1] *La Science médicale pratique*, 15 décembre 1931.

[2] Dr E. Hulot-Piétri, *La médecine malgré elle*. Paris : L'Harmattan, 1989, p. 175.

[3] Sondage Sofres-*La Croix* cité dans *L'Omnipraticien français*, 8 octobre 1980.

[4] Dr Jean-Louis Happert et Serge Grafteaux, *Médecin d'HLM, op. cit.*, p.77.

[5] Dr Emmanuel Bron, *La vie bouleversante d'un médecin de campagne*. Paris : Debresse, 1958, p.89.

[6] *Médecins de Groupe. Lettre Hebdomadaire*, 22 octobre 1983.

[7] Dr Jean Frumusan, *Propos du médecin, op.cit.*, p.179.

[8] « Les besoins réels du grand public en matière d'information sur les problèmes de santé », *L'Omnipraticien français*, novembre 1973.

[9] Dr Raymond Latarjet, *D'abord vivre*. Paris : Buchet-Chastel, 1982, p.84.

[10] Dr Ludovic O'Followell, *Déshabillez-vous... ou soixante ans de la vie d'un médecin, op. cit.*, p.175.

[11] Dr Christian Brissac, *Si j'étais médecin*. Paris : La Pensée Universelle, 1978, p.4.

[12] Dr Jean Frumusan, *Propos du médecin*. Paris : Editions de la Revue mondiale, 1930, p. 153.

[13] Dr P.-A. Créhange, *Scènes de La Vie médicale*. Paris : Dorbon-Aîné, 1939, pp. 10-11.

[14] Dr Emmanuel Bron, *La vie bouleversante d'un médecin de campagne, op.cit.*, p. 35.

[15] Dr Marcel Dessert, *Au fil de mes jours, op.cit.*, p.134.

[16] *Cf.* « Les besoins réels du grand public en matière d'information sur les problèmes de santé », *L'Omnipraticien français*, novembre 1973.

[17] Jean Hamburger, *Conseils aux étudiants de mon service, op. cit.*, pp.17 et 21.

[18] Georges Duhamel, *Les excès de l'étatisme et les responsabilités de la médecine*. Paris : CSMF, 1934, pp. 6 et 16.

[19] *Cf. Impact Médecin*, 6 avril 1984.

[20] « Au banc des accusés », *Impact Médecin*, décembre 1976.

[21] *Cf. Impact Médecin,* 6 avril 1984.

[22] *Cf.* C. Sicot, « La lettre du Sou Médical. Dix ans de mise en cause de la responsabilité médicale », *Le Concours Médical*, 11 novembre 1995.

[23] Léon Schwartzenberg, *Face à la détresse*. Paris : Fayard, 1994, p.10.

[24] *Cf.* Dominique Thouvenin, « Les enjeux des lois bioéthiques », *Jurisanté Actualités*, septembre 1995.

[25] *Cf. Impact Médecin*, 6 avril 1984.

[26] Dr Pierre Lassieur, *La médecine à tombeau ouvert*. Paris : Jacques Grancher, 1979, p.8.

[27] Jean Hamburger, *La puissance et la fragilité. Vingt ans après*. Paris : Flammarion, 1990, p.77.

[28] François Regnier, « Aspects socio-économiques de l'information médicale », *Cahiers de Sociologie et de Démographie médicales*, juillet-septembre 1972.

LES MÉDECINS SE COMPTENT

[1] Dr Boiden, « Réflexion d'un profane sur les méthodes et les sujets de démographie médicale et sanitaire », *L'Omnipraticien français*, mai 1970.

[2] Jacqueline Pincemin et Alain Laugier, « Les intellectuels dans la société française contemporaine. Les médecins », *Revue française de Science politique*, n°4, décembre 1959.

[3] F. Tonnelier, *Solidarité Santé. Etudes Statistiques*, n°3, 1991.

[4] Cité dans *Esprit*, février 1957.

[5] Dr J.Vincent, *La médecine. Son rôle dans la famille et la société, op. cit.*, p.243.

[6] Jacques Boudard, *De l'envahissement du corps médical français par certains éléments "nés" en Pologne et Roumanie*. Thèse pour le doctorat en médecine. Paris : Lucien Cario, 1939, p.29.

[7] Dr Lemaître (Reims), « Sur la création d'une commission de démographie médicale », *Le Concours Médical*, 6 mars 1948.

[8] Dr Desage, « En prévision de l'avenir », *Le Concours Médical*, 11 novembre 1950.

[9] *Cf.* Pierre Darmon, *La vie quotidienne du médecin parisien en 1900, op.cit.*, p.132.

[10] *Cf.* R. Giscard, A. Laugier, N. Peltier, J.-C. Chasteland et B. Calaque, « Les médecins de Saône-et-Loire 1830-1960 », *Cahiers de Sociologie et de Démographie médicales*, juin 1961.

[11] *Cf.* A. Rosier, « Avons-nous trop de médecins ? », *Le Médecin Français*, 25 décembre 1945.

[12] *Cf.* Jacqueline Gottely et Annick Vilain, « Les médecins de demain », *Economie et Statistiques*, n°274, 1994.

[13] Dr Paul Cibrie, *Syndicalisme médical*. Paris : CSMF, 1954, p.43.

[14] Jean Terquem, *Les médecins dans la société française, op.cit.*, p.12.

[15] J. Bui Dang Ha Doan, « Situation actuelle du peuplement médical en France », *Cahiers de Sociologie et de Démographie médicales*, juillet-septembre 1963.

[16] Dr Jouannin, « Le problème des effectifs médicaux en France », *Le Caducée*, septembre 1965.

[17] Jean-Jacques Gillon, « Médecine et santé. Transformations dans ces vingt dernières années », *Cahiers de Sociologie et de Démographie médicales*, octobre-décembre 1966.

[18] Jacqueline Gottely et Annick Vilain, « Les médecins de demain », *Economie et Statistiques, art.cit.*

[19] « Démographie », *Le Médecin de France*, 29 octobre-5 novembre 1992.

[20] Lettre du Dr Echilley à Bernard Ménétrel, Valence, 23 octobre 1942. (AN – 2 AG 77).

[21] Pierre Babin, *Etude statistique sur la profession médicale*. Paris : Vigot Frères, 1939, pp. 37 et 38.

[22] *Ibidem*, pp. 13-14.

[23] A.Rosier, « Avons-nous trop de médecins ? », *Le Médecin Français*, 25 décembre 1945.

[24] S.L., « Le chômage des diplômés. L'opinion de M.A. Rosier, directeur du Bureau universitaire de statistique », *Etudiants*, 15 février 1936.

[25] Respectivement un médecin pour 1 180 habitants en Italie, pour 1 220 en Suisse, pour 1 370 en Allemagne. Le cas extrême est représenté par la Hongrie : un pour 950 et un pour 256 à Budapest, après la réduction du territoire et les migrations des réfugiés. (*cf.* Maria M. Kovacs, « Luttes professionnelles et antisémitisme : chronique de la montée du fascisme dans le corps médical hongrois 1920-1944 », *Actes de la Recherche en Sciences Sociales*, n° 56, mars 1985, p. 33).

[26] *Cf.* Yves Ternon et Socrate Helman, *Les médecins allemands et le national-socialisme. Les métamorphoses du darwinisme.* Paris: Casterman, 1973, p. 83.

[27] *Cf.* Olivier Faure, « La médicalisation de la société dans la région lyonnaise au 19e siècle », *L'Information Historique,* n° 52, février 1990, p. 7.

[28] *Le Jeune Médecin,* juillet 1934.

[29] « L'évolution du corps médical français depuis le début du siècle », *Cahiers de Sociologie et de Démographie médicales,* octobre 1961.

[30] J. Lichere, « Analyse de l'évolution démographique spontanée », *L'Omnipraticien français,* 13 février 1980.

[31] *Impact Médecin,* 13 juin 1981.

[32] Cité par Hervé Hamon, « Nos médecins se confessent », *Le Nouvel Observateur,* 3-9 décembre 1992.

[33] *Ibidem.*

[34] *Cf.* Dr Hulot-Pietri, *La médecine malgré elle, op.cit.*, p.50.

[35] *Cf.* Jean Terquem, *Les médecins et la société française, op.cit.*, p.81.

[36] « Une implantation irrégulière », *Le Monde,* 7 septembre 1977.

[37] *Cf.* « Démographie. Médecins », *Le Médecin de France,* 29 avril-6 mai 1993.

[38] *Cf. ibidem.*

L'EXCLUSION : LE DISCOURS ENTRE DANS LES FAITS

[1] Lettre de Jacques B... à Raoul P..., Issy, 28 juillet 1936.

[2] Conseil d'administration, séance du 5 juillet 1938. *SMS,* septembre 1938.

[3] L. Frigaux, « Un danger », *Le Médecin,* juin 1933.

[4] « Correspondance. A propos de l'invasion judéo-allemande nous recevons la lettre suivante », *Le Médecin,* juillet-août 1933.

[5] Jean Turlais, « L'antijudaïsme. Point de vue d'un étudiant », *Brumaire,* 1er mars 1939.

[6] CGQJ. Conversation avec M. le secrétaire général à la Santé et M. le Dr Aublanc du 23 avril 1941. (AN – AJ38 66).

[7] Lettre du Dr Poirel à M. le préfet d'Eure-et-Loir, 18 octobre 1940. Citée par Daniel Cordier, *Jean Moulin l'inconnu du Panthéon.* Paris: Lattès, 1989, p.431.

[8] Pierre Cahen, *Le médecin malgré eux.* Paris: Librairie Arnette, 1972, p. 40.

[9] Lettre du commandant de la Sicherheitspolizei et du SD à M. le commissaire général aux Questions juives, Paris, 17 février 1943. (AN – AJ38 146).

[10] « L'élimination des médecins étrangers ». AFIP 3255, 14 mai 1941. (AN – 72 AJ 1837).

[11] P.R., « Le scandale du centre de transfusion sanguine de Saint-Antoine », *Au Pilori,* 19 juin 1941.

[12] CGQJ. Conversation avec M. le secrétaire général à la Santé et M. le dr Aublanc du 23 avril 1941, *doc. cit.*

[13] Mathieu Delan, « M. Huart *(sic)*, à l'action ! », *Révolution nationale,* 15 mars 1942.

[14] « Israël chez Esculape », *Paris-Midi,* 8 mai 1941.

[15] *Cf.* « Questions relatives aux médecins juifs », *Bulletin de l'Ordre des médecins,* août 1942.

[16] « Sur la pléthore médicale », *Bulletin de l'Ordre des médecins,* août 1941.

[17] Lettre du Dr Perrot à M. le ministre secrétaire d'Etat à l'Intérieur, Oran, 24 octobre 1940. (AN – AJ38 1146).

[18] Lettre du Dr Fernand Querrioux à M. le commissaire général aux Questions Juives, Paris, 17 juin 1941. (AN – AJ^{38} 1146).

[19] Lettre du dr Prébois à Léon Daudet reproduite dans *L'Action Française*, 18 septembre 1940.

[20] *Cf.* « L'élimination des médecins étrangers ». AFIP 3255, 14 mai 1941. (AN – 72 AJ 1837).

[21] *Cf.* R. Loffet, « Situation légale des juifs en France. Les professions libérales », *Les Temps Nouveaux*, 14 novembre 1941.

[22] *Cf.* fiches individuelles des médecins juifs autorisés à exercer dans la Seine à titre militaire jointes à la lettre du Dr Regaud, secrétaire général du conseil départemental de la Seine de l'Ordre des médecins, à M. le commissaire général aux Questions juives, Paris, 2 mars 1943 et Département de la Seine. Liste récapitulative des médecins israélites interdits, 1er décembre 1942. (AN – AJ^{38} 150).

[23] Lettre du préfet d'Eure-et-Loir à M. le procureur de la République, Chartres, 21 juin 1941.

[24] Lettre de Mme V... à M. le préfet d'Eure-et-Loir, 3 juillet 1941.

[25] *Cf.* Charles-Robert Ageron, « Les juifs d'Algérie de l'abrogation du décret Crémieux à son rétablissement », *Yod*, n°15-116, 1982, p.161.

[26] « Le dernier conseil confédéral », *Le Concours Médical*, 20 octobre 1962.

[27] *Cf. Le Concours Médical*, 1er septembre 1962.

[28] *Cf.* « Communiqués », *Le Concours Médical*, 20 octobre 1962.

[29] « Lettre à la direction. L'aide sanitaire à l'Algérie », *Le Concours Médical*, 15 septembre 1962.

[30] « Témoignage du professeur Mireille Brochier », *Revue Française des Affaires Sociales*, juillet-septembre 1982.

[31] *Cf.* Jean Terquem, *Les médecins et la société française, op. cit.*, p.71.

[32] Alain Haertig, « Hôpitaux : danger ! », *L'Internat de Paris*, janvier 1995.

ARGENT QUI HONORE, ARGENT QUI FAIT VIVRE

[1] Cité dans *Le Médecin de France*, 29 octobre-5 novembre 1992.

[2] Cité par J.-L. Cariage, *L'exercice de la médecine en France à la fin du XIXe siècle et au début du XXe siècle. Honoraires, syndicats, éthique médicale*. Besançon : Imprimerie Néo-Typo, 1965, p.145.

[3] *Ibidem*, p.146.

[4] *Ibidem*, p.147.

[5] *Ibidem*, p.148.

[6] Dr Jean Frumusan, *Propos du médecin, op.cit.*, p.153.

[7] D'après Pierre Darmon, *La vie quotidienne du médecin parisien en 1900, op.cit.*, pp.145 *et sq*.

[8] *Cf. Les fortunes françaises au XIXe siècle.*/ sous la direction d'Adeline Daumard. Paris-La Haye : Mouton, 1973, pp. 148, 196 et 220.

9 *Cf. Cinquante ans d'exercice de la médecine en France, op.cit.*, pp.30 *et sq.*

[10] Lettre du Dr A.R... au Dr Regaud, Nancy, 18 juin 1936.

[11] *Cf.* Bui Dang Ha Doan, « Note sur la mortalité chez les médecins », *Cahiers de Sociologie et de Démographie médicales*, avril-juin 1977.

[12] Dr Charles Fiessinger, *Souvenirs d'un médecin de campagne*. Paris : Alexis Redier Editeur, 1933, p. 189.

[13] *Cf. Association française des Femmes médecins*, janvier-mars 1938.

[14] Lettre du Dr R.-A. C... à Bernard Ménétrel, Pau, 21 avril 1941. (AN – 2 AG 77).

[15] Lettre du Dr R.-A. C... à Bernard Ménétrel, Pau, 3 avril 1944. (AN – 2 AG 77).

[16] Lettre du Dr R.-A. C... à Bernard Ménétrel, Pau, 19 juillet 1944. (AN – 2 AG 77).

[17] Dr André Dufilho, *Souvenirs d'un médecin au pays basque, op.cit.*, p.136.

[18] « A bas l'inquisition fiscale », *Le Médecin Français*, n°12, s.d. [1er trimestre 1942].

[19] « Les médecins et le fisc », note de 4 pages, s.d. (A.N. – 2 AG 78).

[20] *Ibidem*

[21] R-G. Albessard, « Vox clamans », *La Défense du Médecin*, février 1943.

[22] R. de Lusignan, « Réalités », *La Défense du Médecin*, nº128, août 1943. (Éd. Z.S.).

[23] *Cf.* la lettre du Dr Joseph A..., secrétaire du Conseil départemental de l'Ordre des médecins de l'Indre, au Dr Louis M..., Châteauroux, 16 janvier 1943. (A.N. 2 AG 77).

[24] R-G. Albessard, « Prélude à l'action », *La Défense du Médecin,* juin 1943.

[25] *Esprit*, février 1957, p. 198.

[26] *Ibidem.*

[27] Philippe Michaux, « Le revenu du groupe médical », *Revue Economique*, janvier 1959.

[28] « Réponse d'un médecin de campagne à MM. Texier et Michel », *Le Concours Médical*, 24 janvier 1948.

[29] « L'avant convention. Témoignage du Dr Jean Robin », *Le Médecin de France*, 29 octobre-5 novembre 1992.

[30] *Cf.* « Tables rondes. Le revenu du médecin », *Le Caducée*, octobre 1970. Les chiffres sont fournis par le CREDOC.

[31] *Cf.* Gaston Banderier et Pierre Ghigliazza, *Les revenus des ménages en 1970*. Paris : les Collections de l'INSEE, décembre 1974, p. 119.

[32] « Jusqu'à quand ? », *Impact Médecin*, novembre 1976.

[33] Dr Gérard Mérat, *Moi, un médecin, op.cit.*, p.174.

[34] « 12 800 francs par mois, selon une étude du CREDOC », *Le Monde*, 20 avril 1977.

[35] « Les spécialistes : 50 à 60 heures par semaine », *Le Monde*, 4 décembre 1974.

[36] *Cf. Le Monde*, 30 mars 1976.

[37] *Cf.* SESI, *Le revenu des médecins libéraux et ses déterminants*. Paris : La Documentation française, 1994, p.10.

[38] *Cf.* CERC, « L'évolution récente de revenus en France », *Problèmes Economiques*, 7 août 1991, p.3.

[39] *Cf. Médecin Maintenant*, janvier 1984.

[40] *Cf.* Jean Terquem, *Les médecins dans la société française, op.cit.*, p.118.

[41] *Cf.* « Honoraires par médecin », *Le Médecin de France*, 29 avril-6 mai 1993.

[42] *Cf.* « Emoluments des praticiens hospitaliers », *Les Médecins des Hôpitaux Publics*, janvier-février 1982.

[43] *Cf.* « Emoluments des praticiens hospitaliers en avril 1990 », *Les Médecins des Hôpitaux publics*, mai-juin 1990.

[44] *Cf.* « Salaires des médecins du travail », *Médecin et Travail,* 1er trimestre 1990.

[45] Pr Antoine Gosset, *Chirurgie, chirurgiens.* Paris : Gallimard, 1941, p.108.

[46] Pr Jean Hamburger, *La puissance et la fragilité. Vingt ans après*. Paris : Flammarion, 1990, p.97.

[47] Henri Hatzfeld, *Le grand tournant de la médecine libérale*. Paris: Editions Ouvrières, 1963, p.289.

[48] Dr Etienne de Véricourt, *Votre médecin. Ce que vous pouvez pour lui, ce qu'il peut pour vous*. Paris: PUF, 1941, p.28.

[49] Dr René-A. Gutmann, « Le prestige du médecin diminue-t-il? », *La Revue des Deux Mondes*, 1er mai 1964, p.80.

[50] Dr J. Vincent, *Le médecin. Son rôle dans la famille et la société, op.cit.*, p.208.

[51] Dr Gérard Mérat, *Moi, un médecin, op.cit.*, pp.15-16.

[52] Jean-Luc Catoir, *Divers aspects de la médecine..., op.cit.*, p.55.

[53] Dr Armand Vincent, *Le jardinier des hommes*. Paris: Le Seuil, 1945, p. 49.

[54] *Cf.* « Les Français et leur médecin », *Le Concours Médical*, 6 juin 1959.

[55] Pr Léon Schwartzenberg, *Changer la mort*. Paris: Albin Michel, 1977, p. 123.

[56] « Lettre du dr Desjardins, de Massy », *Le Monde*, 6-7 août 1975.

[57] « Sondage: toujours inquiets, mais... », *Impact Médecin*, 6 avril 1984.

[58] Cité par Hervé Hamon, « Nos médecins se confessent », *art.cit.*

L'ÉTAT, UNIQUE OBJET...

[1] Jean-Jacques Gillon, « Médecine et santé. Transformations de ces vingt dernières années », *Cahiers de Sociologie et de Démographie médicales*, octobre-décembre 1966.

[2] Cité par Pierre Darmon, *La vie quotidienne du médecin parisien en 1900, op.cit.*, p.155.

[3] Lucien Nass, « Mauvaise presse », *La Vie médicale*, 11 février 1921.

[4] *Ibidem.*

[5] *Cf.* Alain Barjot, La sécurité sociale *in: Histoire économique de la France entre les deux guerres* / Alfred Sauvy (dir.). Paris: Fayard, 1972, pp. 372-374.

[6] « Groupe médical interparlementaire. Projet de loi sur les assurances sociales », *La Vie médicale*, 24 mars 1922.

[7] Ce projet préconise en outre l'égalité de la participation financière entre patrons et salariés, la non-intervention de l'Etat. Il distingue des assurés obligés et des assurés facultatifs. (*cf.* Dr Marcel Martiny, « Projet de loi présenté le 31 janvier 1923 par le député Edouard Grinda sur les Assurances sociales », *Histoire des Sciences Médicales*, tome XIII, n° 4, 1979, p. 364).

[8] « Mouvement professionnel: au groupe médical parlementaire », *La Vie médicale*, 18 avril 1924.

[9] Conférence Laënnec, Brochure 1928. (Centre Laënnec).

[10] L. Frigaux, « L'Ordre, l'Etat et nous », *Le Médecin*, juin 1929.

[11] Albert Garrigues, « Dans l'attente des jours meilleurs », *La Vie médicale*, 10 mai 1931.

[12] « L'Union », *Le Jeune Médecin*, février 1934.

[13] *Carnet Médical Français*, février 1934.

[14] *Ibidem.*

[15] *Ibidem.*

[16] *La Vie médicale*, 24 octobre 1924.

[17] Henri Hatzfeld, *Du paupérisme à la Sécurité sociale, op. cit.*, p. 289.

[18] « De la profession médicale, par le Dr Henri Grenet, médecin de l'hôpital Bretonneau », *Cahiers Laënnec*, juillet-septembre 1937.

[19] Paul Guérin, *L'Etat contre le médecin, op. cit.*, p. 2.

[20] « Avis aux futurs médecins », *Les Etudiants de France,* 15 mars 1933.

[21] « Discours du Dr Fumouze au banquet de l'A.E. du 23 mars 1931 », *La Science médicale pratique,* 1er juin 1931.

[22] Dr Barbet, « Les Amis de Laënnec. 1928 », *Brochure 1928.* (Centre Laënnec).

[23] *Cf. La Revue des Deux Mondes,* 15 mai 1934 ; « Conférence faite à Laënnec le 5 novembre 1934 », *Cahiers Laënnec,*5 novembre 1934.

[24] G. Duhamel, « Les excès de l'étatisme et les responsabilités de la médecine », *Cahiers Laënnec,* septembre 1935.

[25] « Avis aux futurs médecins », *Les Etudiants de France,* 15 mars 1933.

[26] R.L., « Phalanges de Paris. Aux étudiants en médecine », *Les Etudiants de France,* février 1933.

[27] Lettre du Dr Joseph A... à Bernard Ménétrel, Châteauroux, 16 janvier 1943, *doc. cit.*

[28] Cité par Henri Hatzfeld, *Le grand tournant de la médecine libérale, op.cit.*, p.71.

[29] Cité *in ibidem*, p.77.

[30] Philippe Michaux, « Le revenu du groupe médical », *art. cit.*, p.107.

[31] Dr Desage, « En prévision de l'avenir », *Le Concours Médical*, 11 novembre 1950.

[32] Cité par *Le Médecin français*, 29 octobre-5 novembre 1992.

[33] Jean-Jacques Dupeyroux, « Pour une démystification du problème », *Droit social*, juillet-août 1966.

[34] Clément Michel, « L'évolution du régime des conventions entre les médecins et l'assurance-maladie », *Droit social*, janvier 1977.

[35] Jean-Jacques Dupeyroux, « Pour une démystification du problème », *art.cit.*

[36] *Le Figaro*, 12 septembre 1970.

[37] « Lettre du Dr J. Bruno », Orléans, *Le Caducée*, novembre 1970.

[38] *Le Caducée*, octobre 1964.

[39] « Jusqu'à quand ? », *Impact Médecin*, novembre 1976.

[40] « Lettre du Dr F. Basch du Bas-Rhin », *L'Omnipraticien français*, 2 janvier 1980.

[41] « Lettre ouverte », *Le Quotidien du Médecin*, 27 juin 1980. Cité par Patrick Hassenteufel, *op.cit.*, p. 254.

[42] Dr François Douchain, « La colère », *Les Médecins des Hôpitaux publics*, mars-avril 1990.

[43] Louis Dubouis, « La cinquième convention médicale nationale : la crise du système conventionnel », *Revue de Droit Sanitaire et Social*, n°2, 1990, p.317.

[44] Anne-Marie Brocas, « La convention médicale de 1993 », *Droit social*, avril 1994.

[45] « M. Chirac prône des "réformes profondes" pour sauver la Sécurité sociale », *Le Monde*, 6 octobre 1995.

[46] *Cf.* l'interview des présidents de la CSMF et de MG France sur Europe I le 4 janvier 1996.

[47] « 1960. Pourquoi l'UNAM ? », *Le Caducée*, novembre 1970.

[48] Georges Malignac, « L'économie politique contre la médecine », *Cahiers de Sociologie et de Démographie médicales*, juillet-septembre 1971.

VOIX AUTORISÉES DU CORPS MÉDICAL

[1] Cité par Marc Nédélec, *La médecine de groupe, op.cit.*, pp.26-27.

[2] Dr Margueritte, *Le Concours Médical*, n°8, 1880. Cité par Patrick Hassenteufel, *La Profession médicale face à l'Etat...* Thèse pour le doctorat en science politique. Paris I, 1994, p. 53.

[3] « A l'Union des Syndicats médicaux », *La Vie médicale*, 6 janvier 1921.

[4] « Au Syndicat des médecins de la Seine », *La Vie médicale*, 17 décembre 1920.

[5] Dr Sorel, « Assemblée générale de l'Union. 3-4 décembre 1926 », *Le Médecin Syndicaliste*, 15 février 1927. Cité par Patrick Hassenteufel, *op.cit.*, p. 55.

[6] Patrick Hassenteufel, *op.cit.*, p. 75.

[7] Cité par Patrick Hassenteufel, *op.cit.*, p. 77.

[8] « Intérêt professionnel. Fédération corporative de médecins de la Région Parisienne », *La Vie médicale*, 11 février 1927.

[9] « A la Fédération corporative des médecins de la Région parisienne », *La Vie médicale*, 31 mars 1927.

[10] *Cf.* Patrick Hassenteufel, *op.cit.*, p. 78.

[11] *La Science médicale pratique*, 1er mars 1932.

[12] Albert Garrigues, « Dans l'attente des jours meilleurs », *La Vie médicale*, 10 mai 1931.

[13] La CGT et la médecine, d'après les notes prises en séance par Regaud, s.d.

[14] *Ibidem*.

[15] Dr Hollier, Ordre du jour du syndicat médical de Seine-et-Oise, 9 juillet 1940. (AN – 2 AG 78).

[16] *Cf.* la lettre du président du syndicat national des médecins électrologistes et radiologistes, au MBF Chef, Paris, 12 décembre 1940 et la traduction de la décision de transformation qui l'accompagne. (AN – AJ40 551).

[17] Dr Paul Cibrie, *Syndicalisme médical, op.cit.*, p.23.

[18] « Discours de M. le Dr S. Huard, secrétaire d'Etat à la Famille et à la Santé, prononcé à la réunion d'Aix-les-Bains, le 14 septembre 1941 », *Bulletin de l'Ordre des Médecins*, octobre 1941.

[19] Dr Paul Cibrie, *Syndicalisme médical, op.cit.*, p.128

[20] Dr Ch.-G. Valingot, « 1951-1973 », *L'Omnipraticien français*, décembre 1973.

[21] *Cf.* « Le rapport de forces », *Impact Médecin*, 1er juillet 1989.

[22] *Cf. Impact Médecin*, 13 juin 1981.

[23] Dr Paul Cibrie, *Syndicalisme médical, op.cit.*, p.16.

[24] Cité par Patrick Hassenteufel, *op.cit.*, p. 257.

[25] *Cf.* Patrick Hassenteufel, *op.cit.*, p. 456.

[26] Jean-François Lemaire, « La laborieuse naissance de l'Ordre des médecins », *La Revue des Deux Mondes*, juin 1991, p.72.

[27] Dr F. Helme, « Pourquoi l'Ordre des médecins ? », *La Vie médicale*, 4 mai 1923.

[28] Paul Guérin, *L'Etat contre le médecin, op.cit.*, p.264.

[29] *La Vie médicale*, 4 mai 1923.

[30] Dr F. Helme, « A propos de lettres et remarques sur l'Ordre des Médecins », *La Vie médicale*, 8 juin 1923.

[31] *La Vie médicale*, 24-31 août 1923.

[32] Lettre du Dr J. Bréhant au dr Regaud, Oran, 17 octobre 1938.

[33] Henri Hatzfeld, *Du paupérisme à la Sécurité sociale, op. cit.*, p. 291.

[34] Moisès N. Valdivia, *La défense des titres médicaux.* Thèse pour le doctorat

d'université soutenue devant la faculté de médecine de Paris. Paris: Louis Arnette, 1928, p. 38.

[35] Dr Paul Oudiette, «Les anciens et les nouveaux», *La Vie médicale*, 10 novembre 1927.

[36] Syndicat médical de Seine-et-Oise, Ordre du jour du 9 juillet 1940, *doc.cit.*

[37] Professeur Balthazard, «Le désordre dans l'ordre», *L'Informateur Médical*, 15 septembre 1941.

[38] *Cf.* la lettre du Dr Daniel Mahoudeau à Bernard Ménétrel, Loches, 20 mars 1942. (AN – 2 AG 78).

[39] «Ordre national des médecins. Cahiers de doléances et de vœux présentés à la réunion des Conseils départementaux le 25 janvier 1942 à Paris», *Journal de Médecine de Bordeaux*, 15 mars 1942.

[40] Respectivement article 56 du Code Civil, décret du 16 octobre 1936, loi du 25 octobre 1919 et décret du 16 octobre 1935.

[41] Décret-loi du 29 juillet 1939.

[42] «Le secret professionnel. Doctrine de l'Académie de Médecine. Communication de M. Balthazard», *Bulletin de l'Académie de Médecine*, tome 126, séance du 10 février 1942.

[43] André Limouzin-Lamothe, *Vues sur la profession médicale*, p.30.

[44] Allocution radiodiffusée du Dr Raymond Grasset, secrétaire d'Etat à la Santé, 18 juillet 1942. (AN – 2 AG 78).

[45] *Ibidem.*

[46] Lettre du Dr Mahoudeau à Bernard Ménétrel, Vichy, 24 décembre 1942. (AN – 2 AG 77).

[47] R-G. Albessard, «Vote ou plébiscite?», *La Défense du Médecin*, n°124, avril 1943 (éd. ZS).

[48] R-G. Albessard, «Doctrine», *La Défense du Médecin*, n°133, janvier 1944 (éd. ZS).

[49] Lettre du professeur Leriche, président du conseil supérieur de l'Ordre à Joseph A..., secrétaire du Conseil départemental de l'Ordre, Paris, 15 janvier 1943. (AN – 2 AG 77).

[50] R-G. Albessard, «Doctrine», *art. cit.*

[51] R-G. Albessard, «Mercuriale», *La Défense du Médecin*, n°130, octobre 1943. (éd. ZS).

[52] R. de Lusignan, «Tous rideaux baissés», *La Défense du Médecin*, n°133, janvier 1944 (éd. ZS).

[53] R. de Lusignan, «Eléphants sous l'orage», *La Défense du Médecin*, n°134, février 1944 (éd. ZN).

[54] «Les Médecins contre les négriers», *La France*, n°2, 15 août 1943.

[55] *Ibidem*

[56] Dr Raymond Grasset, «Santé publique», *La vie en France sous l'occupation.* Tome 2/ Institut Hoover. Paris: Plon, 1957, p.898.

[57] *Ibidem.*

[58] Le chef du gouvernement. Secrétariat général. Note sur la déclaration des soins donnés aux blessés par armes à feu ou explosifs, Vichy, 2 mai 1944. (AN – AJ[41] 49).

[59] *Ibidem.*

[60] «Devoir médical et patriotique», *Le Médecin Français*, n°25, juin 1944.

[61] *Cf.* Noël Fiessinger, «A propos du secret médical», *Bulletin de l'Académie de Médecine*, tome 128, séance du 3 octobre 1944.

[62] Cette expression est utilisée par Marc Patin, « Le maintien de l'Ordre », *Autrement, op.cit.*, p.197.

[63] J. Garrigue, « Ordre d'hier et de demain », *Le Médecin Français,* 25 décembre 1944.

[64] « Clartés nécessaires », *Le Médecin Français,* 25 octobre 1944.

[65] Dr C. Valingot, « Commentaires sur les premières années d'existence de l'Ordre des médecins », *Le Concours Médical*, 25 novembre 1950.

[66] *Cf.* H.-C. Galant et A. Laugier, « Conseil de l'Ordre et syndicats médicaux. Etude démographique des dirigeants », *Cahiers de Sociologie et de Démographie médicales*, octobre-décembre 1967.

[67] Dr Robert Dirand, « Doit-on supprimer l'Ordre des médecins ? », *Médecine et Collectivité*, octobre 1956.

[68] « Interruption de la grossesse. Position du Conseil national de l'Ordre », *Le Concours Médical*, 12 décembre 1970.

[69] Cité par Pierre Guillaume, *Médecins, Eglise et foi.* Paris : Aubier, 1990, p.209.

[70] Elie Alfandari, « Faut-il, au nom des droits de l'homme, supprimer l'Ordre des médecins ? », *Droit sanitaire et social*, janvier-mars 1977.

[71] *Ibidem.*

[72] *Ibidem.*

[73] « La remise en question de l'Ordre en France », *Le Quotidien du Médecin*, 23 avril 1975.

[74] Dr Claude Bronn, « Réflexions d'un omnipraticien, membre d'un conseil départemental de l'Ordre », *L'Omnipraticien français*, 6 juin 1979.

[75] *Cf.* Patrick Hassenteufel, *op.cit.*, p.109.

[76] Cité par Pierre Guillaume, *Médecins, Eglise et foi, op.cit.*, p.210.

[77] « Les contestataires bousculent les syndicats », *Impact Médecin*, 9 septembre 1989.

Épilogue : Dans la cité

[1] Dr Jean-Louis Happert et Serge Grafteaux, *Médecin d'HLM, op.cit.*, pp.190-191.

CHRONOLOGIE

1892 Loi sur la profession médicale (30 novembre)

1893 Loi sur l'assistance médicale gratuite (5 juillet)
Création de la première société mutuelle d'assurance et de défense des médecins

1894 Léon Daudet publie *Les morticoles*

1897 L'usage de la radiologie s'implante en France
Le « tarif Jeanne » propose une unification des honoraires médicaux sur des bases de calcul communes

1898 Loi sur les accidents du travail (9 juillet)

1899 Introduction de l'aspirine dans la thérapeutique

1900 Apparition des examens cliniques

1907 Le prix Nobel de médecine est décerné à Alphonse Laveran pour ses travaux sur le paludisme

1912 Le prix Nobel de médecine est décerné à Alexis Carrel pour ses travaux sur la greffe humaine et la conservation des tissus vivants

1913 Le prix Nobel de médecine est décerné à Charles Richet pour ses travaux sur l'anaphylaxie

1917 Georges Duhamel publie *Vie des martyrs*

1918 Le chirurgien Samuel Pozzi est abattu par un patient insatisfait

1919 Loi sur la gratuité des soins médicaux et pharmaceutiques en faveur des victimes de guerre (31 mars)

1921 Début de la diffusion de la vaccination par le BCG

1924 Jules Romains publie *Le Dr Knock ou le triomphe de la médecine*

1925 Scission de l'Union des syndicats médicaux de France

1927 Charte médicale énonçant les principes de la médecine libérale

1928 Création de la Confédération des syndicats médicaux français (CSMF)
Première loi sur les assurances sociales (5 avril)
Le prix Nobel de médecine est décerné à Charles Nicolle pour ses travaux sur le typhus exanthématique

1929 Le Conseil d'Etat reconnaît l'exercice de la médecine sous forme salariée (décision du 30 janvier)

1930 Deuxième loi sur les assurance sociales (30 avril)
Création du ministère de la Santé

1934 La loi Armbruster interdit l'installation de nouveaux médecins étrangers
Un médecin des hôpitaux de Paris fait grève (12 février)

1935 La loi Cousin-Nast limite les avantages consentis aux étudiants en médecine étrangers
Premières utilisations des sulfamides
Alexis Carrel publie *L'homme cet inconnu*

1938 Création du groupe médical de Sablé

1940 Loi interdisant l'exercice de la médecine aux médecins « nés de père étranger » (16 août)
Le premier statut des juifs élimine les Français juifs des postes publics (3 octobre)
Création de l'Ordre des médecins et dissolution des syndicats médicaux (7 octobre)

1941 Premier numéro du journal clandestin *Le Médecin français* (15 mars). Création du Front national des médecins
Ediction par l'Ordre du code de déontologie des médecins (avril)

Le second statut des juifs instaure un *numerus clausus* de 2 % dans la profession médicale et 3 % parmi les étudiants en médecine (2 juin)
La loi hospitalière ouvre les hôpitaux publics aux malades payants (13 juillet)
Nouvelle loi sur l'Ordre des médecins supprimant sa mission de « garde des intérêts du corps médical » (31 décembre)

1942 Instauration de la Relève médicale devant permettre le retour des médecins prisonniers en Allemagne en échange de l'envoi de médecins volontaires
Loi relative à l'Ordre des médecins et à l'organisation des professions médicale et dentaire (10 septembre)
Création du Service de santé de la Résistance

1943 Loi sur la protection sanitaire de la main-d'œuvre en Allemagne permettant la réquisition des médecins et des étudiants en médecine (28 avril)
Election des membres des conseils de l'Ordre des médecins par les médecins français (22 mai)
Le Comité français de la libération nationale envoie en métropole un délégué à l'organisation du service de santé civil et militaire.
Création du Comité médical de la Résistance

1944 Les autorités militaires allemandes en France exigent, sous peine de mort, que les médecins signalent les patients soignés pour blessure par arme à feu ou explosif. L'Académie de médecine puis l'Ordre des médecins refusent cette violation du secret médical
Dissolution des conseils de l'Ordre « au titre d'institutions vichyssoises » (27 août)
Les armées alliées introduisent la pénicilline en France
Création d'une commission nationale de reconstitution des syndicats médicaux (ordonnance du 15 décembre)

1945 La CSMF est autorisée à se reconstituer en vertu d'une décision de la commission nationale de reconstitution des syndicats médicaux (25 mars). Le CSMF réunit son bureau et reprend possession de ses locaux
Ordonnance refondant l'Ordre des médecins (24 septembre)
Création de la Sécurité sociale (4 et 18 octobre)
Première assemblée générale de la CSMF reconstituée (5-7 octobre)
Début des collectes de sang à grande échelle
Perfectionnements de l'anesthésie et de la réanimation

1946 Loi instituant la médecine du travail (11 octobre)

1949 Loi restreignant l'exercice de la médecine par les étrangers (9 juin)
André Soubiran publie *Les hommes en blanc*
Les efforts de l'industrie pharmaceutique dans la recherche de nouvelles molécules conduisent en quelques années à l'abandon des prescriptions magistrales au profit des produits manufacturés

1950 La vaccination par le BCG devient obligatoire

1956 Le projet Gazier de convention entre médecins et caisses d'assurance-maladie se heurte à l'opposition des organisations professionnelles de médecins

1958 Ordonnance relative à la création, à la réforme de l'enseignement et au développement de la recherche médicale (30 décembre)

1960 Réglementation des conventions entre les caisses d'assurance-maladie et les médecins (décret du 12 mai)
Décret relatif au statut des praticiens à plein temps, des personnels médicaux des CHU et des hôpitaux non universitaires (24 septembre)

1961 Scission de la CSMF

1962 Les médecins français quittent l'Algérie pour se réinstaller en France

1965 Le prix Nobel de médecine est décerné à André Lwoff, Jacques Monod et François Jacob pour leurs travaux sur le fonctionnement des gènes et le mécanisme régulateur des cellules vivantes

1967 La loi Neuwirth légalise la contraception
Généralisation et rééquilibrage financier de la Sécurité sociale (loi du 22 juin et ordonnance du 21 août)

1968 Grève des facultés de médecine et projets de réforme des études médicales

1969 Suppression de l'externat. Enseignement clinique à l'hôpital pour tous les étudiants à partir de la troisième année (décret du 7 janvier)
Grève des étudiants en médecine contre la réforme des examens entraînant la mise en place d'une sélection entre la première et la seconde année d'études

1971 Loi sur la convention nationale

Instauration d'un barrage entre la première et la deuxième années d'études médicales, sur la base d'un *numerus clausus* (loi du 12 juillet)
Première convention nationale entre les caisses d'assurance-maladie et les médecins (3 juillet)

1975 Loi Veil légalisant l'interruption volontaire de grossesse
Un seul syndicat représentatif suffit dorénavant pour signer la convention nationale (10 juillet)
Introduction du scanner dans les hôpitaux

1976 Grève des laboratoires d'analyses et des médecins biologistes pour réclamer une revalorisation de leurs tarifs (15 et 16 septembre)
Le droit d'exercer la médecine en France est accordé à tous les ressortissants de l'Union européenne. Les médecins français ont le droit d'aller exercer dans tous les pays de l'Union

1979 Loi permettant de fixer directement le nombre d'entrées en deuxième année d'études de médecine « en fonction des besoins de santé de la population »
Plan d'austérité déclenchant la grève des praticiens (23 octobre)

1980 Le prix Nobel de médecine est décerné à Jean Dausset
Renouvellement de la convention nationale avec création du secteur d'honoraires libres

1981 La suppression de l'Ordre des médecins figure parmi les « 110 propositions » de François Mitterrand

1983 Grève de trois mois des étudiants des CHU puis des internes des hôpitaux

1985 Création de la dotation globale pour les hôpitaux publics

1990 Grève des urgences hospitalières

1991 Suppression des certificats d'études spécialisées ouverts aux non-internes des hôpitaux

1992 Introduction d'un enseignement de culture générale en première année de faculté de médecine (arrêté du 18 mars)

1995 Plan de réforme de la Sécurité sociale

Bibliographie et sources

Ouvrages et articles sur les médecins et la profession médicale.

ALFANDARI (Elie). – « Faut-il, au nom des droits de l'homme, supprimer l'Ordre des médecins ? », *Droit Sanitaire et Social*, janvier-mars 1977, pp.1-9.

ARMENGAUD (André). – « Enquête sur les étudiants en médecine ». – *Annales ESC*, n° 6, novembre-décembre 1967, pp.1340-1341.

BABIN (Pierre). – *Etude statistique sur la profession médicale.* Thèse pour le doctorat en médecine. – Paris : Vigot Frères, 1939. – 40 p. – Bibliogr.

BAILLET (Pierre). – « L'intégration des rapatriés d'Algérie en France », *Population*, mars-avril 1975, pp.303-313.

« Les rapatriés d'Algérie en France », *Notes et Etudes documentaires*, 29 mars 1976.

BARIETY (Maurice) et COURY (Charles). – *Histoire de la médecine.* – Paris : PUF, 1971. – 128 p. – Bibliogr.

BASZANGER (Isabelle). – « La socialisation professionnelle des étudiants en médecine », *Revue française de Sociologie*, avril-juin 1982, pp.223-245.

BLAISE (Henry). – « Les rapports entre le corps médical et la Sécurité sociale. Analyse de la convention nationale du 29 mai 1980 », pp. 55-70 *in* : *Etudes de droit et d'économie et de la santé.* – Paris : Economica, 1982.

BOUDARD (Jacques). – *De l'envahissement du corps médical français par certains éléments « nés » en Pologne et Roumanie.* Thèse pour le doctorat en médecine. – Paris : Lucien Cario, 1939. – 86 p.

BOUVIER (J.-B.). – « La médecine à plein temps dans les hôpitaux », *Droit social*, février 1955, pp.114-118.

BROCAS (Anne-Marie). – « La convention médicale de 1993 », *Droit social*, n°4, avril 1994, pp.422-426.

CAHIERS DE SOCIOLOGIE ET DE DÉMOGRAPHIE MÉDICALES. – 1961-1994.

CARIAGE (J.-L.). – *L'exercice de la médecine en France à la fin du XIX*e *siècle et au début du XX*e *siècle. Honoraires, syndicats, éthique médicale.* – Besançon: Imprimerie Néo-Typo, 1965. – 434 p. – Index.

CATOIR (Jean-Luc). – *Divers aspects de la médecine de la fin du XIX*e *siècle à nos jours à travers l'étude d'une famille de médecins.* Thèse pour le doctorat en médecine. – Nice, 1984. – 141 ff. multigr. – Bibliogr.

CHAUVENET (Antoinette). – «Idéologies et statuts professionnels chez les médecins hospitaliers». – *Revue française de Sociologie*, numéro spécial, 1973, pp.61-76.

CIBRIE (P.). – *Syndicalisme médical.* – Paris: C.S.M.F., 1954. – 128 p.

CLARK (Terry N). – «Le patron et son cercle de l'Université française». – *Revue Française de Sociologie*, volume XII, n°1, janvier-mars 1971, pp.19-39.

DARMON (Pierre). – *La vie quotidienne du médecin parisien en 1900.* Paris: Hachette, 1988. – 330 p.

DAUSSET (Jean). – «Pierre Mendès France initiateur de la grande réforme de la médecine 1955-1958», pp.453-455 *in*: *Pierre Mendès France et le mendésisme.*/ François Bédarida et Jean-Pierre Rioux (dir.) – Paris: Fayard, 1985.

DEBRE (Robert). – *Médecine, santé publique, population.* – Paris: Editions du Médecin français, 1945. – 102 p.

DEPAILLAT (André). – *Le médecin de campagne.* – Paris: Laboratoires Debat, 1954. – 28 p.

DUBOUIS (Louis). – «La cinquième convention nationale médicale: la crise du système conventionnel», *Revue de Droit Sanitaire et Social*, n°2, 1990, pp. 310-317.

DUHAMEL (Pierre). – *Histoire des médecins français.* – Paris: Plon, 1993. – 393 p. – Bibliogr.

DUPEYROUX (Jean-Jacques). – «Nouvelles remarques sur la réforme du 12 mai 1960», *Droit social*, n°11, novembre 1960, pp.567-572.

«Pour une démystification du problème», *Droit social*, n°7-8, juillet-août 1966, pp. 453-455.

DURAND (Isabelle). – *Les médecins ministres dans les gouvernements français de 1871 à 1958.* – Thèse pour le doctorat en médecine. – Paris: Université René Descartes, 1985. – 232 p. multigraph.

ESPRIT. Numéro spécial «Les médecins vous parlent de la médecine», février 1957.

FESTY (Patrick). – «Applications de l'analyse démographique à la population médicale française», *Population*, n°3, mai-juin 1969, pp. 550-552.

FOSSARD (Jacques). – *Histoire polymorphe de l'internat en médecine et en chirurgie des hôpitaux et hospices civils de Paris.* 2 tomes. – Grenoble: C.P.B.F., 1982. – 156 et 169 p. – Index. – Bibliogr.

FREIDSON (Eliot). – *La profession médicale.* – Paris : Payot, 1984. – 369 p.
GARNAL (Paul). – *Les excès de l'étatisme, les responsabilités de la médecine et les moyens d'y remédier.* – Cahors : Imprimerie Coueslant, 1935. – 63 p.
GOTTELY (Jacqueline) et VILAIN (Annick). – « Les médecins de demain », *Economie et Statistique*, n°274, 1994, pp.71-87.
GREMION (Pierre). – « Les administrations de tutelle comme représentantes des groupes d'intérêt en France ». – *Problèmes politiques et sociaux*, n° 511, 3 mai 1985, pp.20-21.
GUILLAUME (Pierre). – *Médecins, Eglise et foi. XIX*e*-XX*e *siècles.* – Paris : Aubier, 1990. – 270 p. – Index. – Bibliogr.
Le rôle social des médecins depuis deux siècles (1800-1945). – Paris – Association pour l'étude de l'histoire de la sécurité sociale, 1996. – 319 p. Index. – Bibliogr.
GUTMANN (René-A.). – « Le prestige du médecin diminue-t-il ? », *La Revue des Deux Mondes*, 1er mai 1964, pp.78-83.
HALL (Oswald). – « Les étapes d'une carrière médicale », pp.209-223 *in* : *Médecine, maladie et société.*/ Claudine Herzlich (dir.). – Paris-La Haye : Ecole Pratique des Hautes Etudes-Mouton, 1970. – 318 p. – Index.
HAMBURGER (Jean). – *La puissance et la fragilité. Vingt ans après.* – Paris : Flammarion, 1990. – 209 p. – Index.
HAMON (Hervé). – « Nos médecins se confessent », *Le Nouvel Observateur*, 3-9 décembre 1992, pp.8-29.
HASSENTEUFEL (Patrick). – *La profession médicale face à l'Etat. Une comparaison France/Allemagne. Institutionnalisation de la représentation et politique de la Santé.* – Thèse pour le doctorat en sciences politiques, Paris I, 1994. – 462 ff. multigr. – Bibliogr.
HATZFELD (Henri). – *Du paupérisme à la Sécurité sociale. 1850-1940.* – Paris : Armand Colin, 1971. – 348 p. – Bibliogr.
Le grand tournant de la médecine libérale. – Paris : Editions Ouvrières, 1963. – 311 p. – Bibliogr.
HERZLICH (C.) *et alii.* – *Cinquante ans d'exercice de la médecine en France. Carrières et pratiques des médecins français. 1930-1980.* – Paris : INSERM – Doin, 1993. – 274 p. – Bibliogr.
IMBERT (Jean). – *Histoire des hôpitaux en France.*-Toulouse : Privat, 1982. – 559 p. – Index. – Bibliogr.
JAMOUS (Haroun). – *Sociologie de la décision. La réforme des études médicales et des structures hospitalières.* – Paris : Editions du CNRS, 1969. – 257 p.
JUDET (Jean) et VILAIN (Raymond). – *Le pouvoir médical.* – Paris : Arthaud, 1986. – 230 p.
LASSIEUR (Pierre). – *La médecine à tombeau ouvert.* – Paris : Jacques Grancher, 1979. – 237 p.
L'externat et l'internat. – Paris : Le Concours Médical, 1956. – 78 p.

Le Monde. Dossiers et documents, n°50, avril 1978.

LEMAIRE (Jean-François). – « La laborieuse naissance de l'Ordre des médecins », *La Revue des Deux Mondes*, juin 1991, pp.67-77.

LEONARD (Jacques). – *La médecine entre les pouvoirs et les savoirs.* – Paris : Aubier-Montaigne, 1981. – 386 p.

« Les médecins. Etats d'âme, états d'urgence », *Autrement*, n°68, mars 1985. – 226 p.

MEYNAUD (Jean). – « Les groupes de pression sous la Cinquième République », *Revue française de Science politique*, n°3, septembre 1962, pp.672-697.

MICHAUX (Philippe). – « Le revenu du groupe médical », *Revue économique*, janvier 1959, pp.93-108.

MICHEL (Clément). – « A propos du décret du 12 mai sur les honoraires médicaux », *Droit social*, n°11, novembre 1960, pp.556-559.

« L'évolution du régime des conventions entre les médecins et l'assurance maladie », *Droit social*, n°1, janvier 1977, pp. 50-57.

« Missions et pouvoirs de l'Ordre national des médecins », *Droit social*, avril 1955, pp.201-206.

NEDELEC (Marc). – *Essai sur la réforme de la médecine.* – Paris : Julliard, 1944. – 230 p.

La médecine de groupe. – Paris : Le Seuil, 1970. – 174 p.

« Observations du Dr P.-A. Debuire », *Droit social,* n°11, novembre 1960, pp.559-567.

PINCEMIN (Jacqueline) et LAUGIER (Alain). – « Les intellectuels dans la société française contemporaine. Les médecins ». – *Revue française de Science politique*, n°4, décembre 1959, pp.881-900.

PINELL (Patrice). – « Fléau moderne et médecine d'avenir : la cancérologie française entre les deux guerres ». – *Actes de la Recherche en Sciences sociales*, n° 68, juin 1987, pp. 45-76.

REVUE FRANÇAISE DES AFFAIRES SOCIALES. Numéro spécial « La femme médecin », juillet-septembre 1982.

RULLIERE (Roger). – *Abrégé d'histoire de la médecine.* – Paris : Masson, 1981. – 376 p.

SAUVAT (Jean-François). – « Origines socio-professionnelles des internes des hôpitaux de Paris ». – *L'Hôpital à Paris*, n°59, septembre-octobre 1980, pp.389-395.

SCHNAPP (Alain) et VIDAL-NAQUET (Pierre). – *Journal de la commune étudiante. Textes et documents. Novembre 1967-juin 1968.* – Paris : Le Seuil, 1988. – 886 p. – Index. – Bibliogr.

SESI. – *Le revenu des médecins libéraux et ses déterminants.* – Paris : La Documentation Française, 1994. – 354 p.

SILMAN (Robert). – « Comment on fabrique un médecin », *Les Temps Modernes*, n°306, janvier 1972, pp.1110-1129.

SOLLER (Charles) et GASTINE (Louis). – *Défends ta peau contre ton médecin.* – Paris : Librairie indépendante, 1907. – 420 p.

SOURNIA (Jean-Charles). – *Histoire de la médecine et des médecins.* – Paris : Larousse, 1991. – 585 p. – Index. – Bibliogr.
STEUDLER (François). – « Hôpital, profession médicale et politique hospitalière ». – *Revue française de Sociologie*, numéro spécial, 1973, pp.13-40.
TCHOBROUTSKY (Georges) et WONG (Olivier). – *Le métier de médecin.* – Paris : P.U.F., 1993. – 128 p.
TERQUEM (Jean). – *Les médecins dans la société française.* – Paris : Economica, 1992. – 233 p. – Bibliogr.
THELOT (Claude). – *Tel père, tel fils ? Position sociale et origine familiale.* – Paris : Dunod, 1982. – 249 p. – Index. – Bibliogr.
THOUVENIN (Dominique). – « Les enjeux des lois bioéthiques », *Jurisanté*, n°11, septembre 1995, pp.4-9.
VERGEZ (Bénédicte). – *Internes et anciens internes des hôpitaux de Paris.* Thèse de l'IEP Paris. – Paris, 1995. – 604 p. – Index. – Bibliogr.
WEISZ (George). – « Les transformations de l'élite médicale en France ». – *Actes de la Recherche en Sciences Sociales*, n°74, septembre 1988, pp.33-46.

Témoignages, récits et souvenirs de médecins

BERNARD (Jean). – *C'est de l'homme qu'il s'agit.* – Paris : Odile Jacob, 1988. – 300 p.
Mon beau navire. – Paris : Editions Buchet-Chastel, 1980. – 249 p.
BRISSAC (Christian). – *Si j'étais médecin.* – Paris : La Pensée universelle, 1978. – 283 p.
BRON (Emmanuel). – *La vie bouleversante d'un médecin de campagne.* – Paris : Debresse, 1958. – 190 p.
CABANES (Dr). – *La salle de garde. Histoire anecdotique de la salle de garde des hôpitaux de Paris.* – Paris : Montagu, 1917. – 182 p.
CHANTEREAU (Luc). – *Médecin des hommes.* – Paris : Flammarion, 1949. – 236 p.
COUVELAIRE (Roger). – *Un chirurgien contre le vent.* – Paris : Editions Pygmalion-Gérard Watelet, 1979. – 253 p.
CREHANGE (P.-A.). – *Scènes de La Vie médicale.* – Paris : Dorbon-Ainé, 1939. – 99 p.
DARFAILLES (Jacques). – *Un médecin raconte.* – Chambéry : Editions Lire, 1947. – 214 p.
DAUDET (Léon). – *Les morticoles.* – Paris : Fasquelle, 1925. – 358 p.
DEBRE (Robert). – *L'honneur de vivre. Témoignage.* – Paris : Hermann-Stock, 1974. – 462 p.
DEBUIGNE (Gérard). – *Confessions d'un médecin de province.* – Paris : France-Empire, 1976. – 221 p.
DESSERT (Marcel). – *Au fil de mes jours.* – Moulins : Cahiers Bourbonnais, 1966. – 290 p.

DOLTO (Françoise). – *La cause des enfants.* – Paris : Robert Laffont, 1985. – 427 p.
DUFILHO (André). – *« Docteur, un cheval vous attend ». Souvenirs d'un médecin au pays basque.* – Paris : La Table Ronde, 1979. – 235 p.
FIESSINGER (Charles). – *Souvenirs d'un médecin de campagne.* – Paris : Alexis Redier Editeur, 1933. – 251 p.
FRUMUSAN (Jean). – *Propos du médecin.* – Paris : Editions de la Revue mondiale, 1930. – 221 p.
GILLET (Roger). – *Vues sur les études médicales (aujourd'hui et demain).* Thèse pour le doctorat en médecine. – Paris : Imprimerie R. Foulon, 1942. – 27 p.
GOSSET (Professeur Antoine). – *Chirurgie, chirurgiens.* – Paris : Gallimard, 1941. – 262 p.
GUERIN (Paul). – *Contribution à la défense de la profession médicale. L'Etat contre le médecin. Vers une renaissance corporative.* – Thèse pour le doctorat en médecine. – Paris : Norbert Maloine, 1928. – 310 p.
HAMBURGER (Jean). – *Conseils aux étudiants de mon service.* – Paris : Flammarion, 1963. – 93 p.
HAPPERT (Jean-Louis) et GRAFTEAUX (Serge). – *Médecin d'HLM* – Paris : Editions du Jour, 1976. – 219 p.
HULOT-PIETRI (E.). – *La médecine malgré elle. Témoignage sur l'idéologie médicale française.* – Paris : L'Harmattan, 1989. – 187 p. – Bibliogr.
Jean Maës chirurgien à Abbeville de 1933 à 1970. – Abbeville : Imprimerie F. Paillart, 1973. – 87 p.
JUDET (Jean). – *Chirurgien de père en fils.* – Paris : Arthaud, 1982. – 203 p.
KOUCHNER (Bernard). – *Ce que je crois.* – Paris : Grasset, 1995. – 289 p.
LABAYLE (Denis). – *Mauvaise graine de mandarin.* – Paris : Editions du Centurion, 1988. – 208 p.
LATARJET (Raymond). – *D'abord vivre.* – Paris : Buchet-Chastel, 1982. – 214 p.
LE GENDRE (Paul). – *La vie du médecin. Déontologie et technique professionnelles.* – Paris : Editions Médicales Norbert Maloine, 1931. – 592 p. – Index.
LERICHE (René). – *Souvenirs de ma vie morte.* – Paris : Le Seuil, 1956. – 253 p.
MAURIAC (Pierre). – *La médecine et l'intelligence 1840-1940.* – Bordeaux : Delmas, 1949. – 269 p.
MERAT (Gérard). – *Moi, un médecin.* – Paris : Stock, 1975. – 291 p.
MERLE D'AUBIGNE (Robert). – *Une trace.* – Paris : La Table Ronde, 1987. – 293 p.
MILLIEZ (Paul). *Ce que je crois.* – Paris : Bernard Grasset, 1986. – 218 p.
Ce que j'espère. – Paris : Odile Jacob, 1989. – 213 p.
MINKOWSKI (Alexandre). – *Le mandarin aux pieds nus.* – Paris : Le Seuil, 1975. – 243 p.

Mémoires turbulents. – Paris : Plon, 1990. – 215 p.
Un juif pas très catholique. – Paris : Ramsay, 1980. – 292 p.
MOUSSEAU (Léon). – *Le pont cassé. Souvenirs d'un médecin des bords de Loire.* – Angers : SETIG, 1981. – 198 p.
O'FOLLOWELL (Ludovic). – *Déshabillez-vous... ou soixante ans de la vie d'un médecin.* – Largentière : Humbert et Fils, 1951. – 394 p.
QUENU (Jean). – *Notre internat.* – Paris : Doin, 1971. – 376 p. – Index.
SCHWARTZENBERG (Léon) et VIANSSON-PONTE (Pierre). – *Changer la mort.* – Paris : Albin Michel, 1977. – 261 p.
Face à la détresse. – Paris : Fayard, 1994. – 256 p.
La société humaine. – Paris : Belfond, 1988. – 187 p.
SOUPAULT (Robert). – *Chirurgie mon métier.* – Paris : Plon, 1966. – 346 p.
Récits d'un docteur. – Paris : Editions du Scorpion, 1966. – 217 p.
VERICOURT (Etienne de). – *Votre médecin. Ce que vous pouvez pour lui, ce qu'il peut pour vous.* – Paris : PUF, 1941. – 64 p.
VINCENT (Armand). – *Le jardinier des hommes.* – Paris : Le Seuil, 1945. – 193 p.
VINCENT (J.). – *Le médecin. Son rôle dans la famille et la société.* – Paris : Beauchesne, 1911. – 422 p.

Périodiques

Association française des Femmes médecins (1933-1940). *Bulletin de l'Académie nationale de Médecine* (1940-1995). *Bulletin de l'Ordre des médecins* (1941-1944). *Cahiers Laënnec* (1934-1941). *Impact Médecin* (1976-1989). *L'Omnipraticien français* (1951-1982). *La Défense du Médecin* (1936-1944). *La Lettre de l'Internat* (1992-1993). *La Science médicale pratique* (1926-1939). *La Vie médicale* (1920-1934). *Le Caducée* (1966-1976). *Le Centre de Santé* (1960-1979). *Le Concours médical* (1946-1995). *Le Jeune Médecin* (1927-1934). *Le Médecin* (1928-1933). *Le Médecin de France* (1976-1992). *Le Médecin français* (1944-1945). *Le Nouvel Etudiant Médecin* (1970-1971). *Le Quotidien du Médecin.* Edition hebdomadaire internationale. (1975-1977). *Les Médecins des hôpitaux publics* (1962-1990). *Médecin Maintenant* (1982-1987). *Médecine et Collectivité* (1954-1975). *Médecine et Travail* (1961-1992). *Médecins de Groupe. Lettre hebdomadaire* (1981-1985).

Archives

Archives nationales : 2 AG 77, Secrétariat particulier du maréchal Pétain. Correspondance de Bernard Ménétrel avec des médecins (1940-1944). AJ^{16} 6272 à 6298, Faculté de médecine de Paris. Procès verbaux des séances du conseil et de l'assemblée des professeurs (1913-1946). AJ[16] 7129 et 7141, Faculté de médecine de Paris. Application du statut des juifs. Etudiants israélites (1940-1943). AJ[38] 66, 146, 150 **et** 1146, Commissariat général aux Questions Juives. Professions médicales (1940-1944). 63 AJ 134 à 136, Bureau universitaire de statistiques. Effectif des étudiants (1927-1940). 72 AJ 1837, Agence française d'information et de presse. Mesures contre les juifs (1940-1943).

Bibliothèque nationale: 4 Lc[2] 7339, Tracts et documents de mai 1968 à la faculté de médecine de Paris.

Index

La photocomposition de cet ouvrage
a été réalisée par TOURNAI GRAPHIC

Achevé d'imprimer
en août 1996
sur les presses
de l'imprimerie Campin
en Belgique (CEE)

En illustration de couverture :
Dessin de Serre,
extrait de *Humour noir et hommes en blanc*
© Glénat, 1977

SA Diffusion Promotion Information
24, rue de Bosnie
1060 Bruxelles

n° 650